किशोरों का अद्‌भुत संसार

BYWORD
BOOKS™

पाठकों से अनुरोध है कि किसी भी प्रकार की स्व-चिकित्सा न करें। इस पुस्तक में दी गई औषधियों का उपयोग करने से पहले औषधियों पर लिखे गए आदेश/नियम को पढ़ें तथा चिकित्सक की सलाह लें। चिकित्सा-विज्ञान में रोज़ हो रहे शोधों के चलते न केवल औषधियों के सेवन-क्रिया में बदलाव आ रहे हैं बल्कि नए परिणाम भी सामने आ रहे हैं। इसलिए संभव है कि हमारे अथक प्रयास के बावजूद कोई त्रुटि रह गई हो।

प्रथम प्रकाशन 2009

10 9 8 7 6 5 4 3 2 1

ISBN 978-81-8193-038-5

प्रकाशक

बाईवर्ड बुक्स प्राईवेट लिमिटेड

विराट भवन, मुखर्जी नगर कमर्शियल कॉम्प्लैक्स

दिल्ली 110009

ईमेल: bywordbooks@gmail.com

वेबसाईट: www.bywordbooks.in

मुद्रक: गोपसंस पेपर्स लि., नोएडा 201301, भारत

DOCTOR NDTV

DoctorNDTV.com दल के सदस्य

पारुल चोपड़ा
रागेश्री नियोगी
गौरी कटूयाल
भावना आर्य
मनीशा गोयल
पंकज माटा
सुरजीत बिष्ट
मुमताज़ हक़

डॉ अनुराग कृष्ण
डॉ शिरीष कुमार
डॉ अनुज शर्मा
डॉ समीरन नंदी

सम्पादन सलाहकार

डॉ स्वाति वाई भावे
परामर्शक, इंद्रप्रस्थ अपोलो अस्पताल, नई दिल्ली
कार्यकारी निदेशक, एसोसिएशन ऑफ एडोलसेंट एंड चाइल्ड केयर (एएसीसीआई)

डॉ संजय चुघ
वरिष्ठ मनोचिकित्सक, नई दिल्ली

विशेषज्ञ

डॉ एस. आनंदलक्ष्मी
शिशु विकास एवं शिक्षा सलाहकार, चेन्नई

डॉ रेनू किशोर
रीडर, मनोविज्ञान विभाग, दिल्ली विश्वविद्यालय, दिल्ली

किशोरावस्था

डॉ हंसा कानूनगो
मनोचिकित्सक सलाहकार, मुम्बई

हिन्दी रूपांतरण: सुश्री नलिनी बंसल

सहयोग

डॉ शिरीष कुमार
श्री अवधेश पाण्डेय
श्री शैलेश मिश्रा

प्रस्तावना

जब हमने **Sex, Child Development** और **Pregnancy** विषयों पर **DoctorNDTV.com** की पुस्तक शृंखला की पहली तीन पुस्तकों का प्रकाशन करने का निर्णय लिया, तो हमें यह आभास भी न था कि वह इतनी सफल रहेंगी। ग्यारह महीनों में ही पहले संस्करण की सभी प्रतियाँ बिक गईं, और इन्हें न केवल देश के कोने-कोने में भेजा गया, बल्कि 300 सैट घाना में भी भेजे गए। **Child Development** के हिन्दी, बंगाली और तमिल रूपांतरण तैयार हैं और आगे गुजराती तथा अन्य भारतीय भाषाओं में रूपांतरण प्रकाशित करने की भी योजना है।

अगली तीन पुस्तकों के लिए हमने **HIV and AIDS, Adolescence** तथा **Skin and Hair Care** विषयों को चुना है, क्योंकि हमारे विचार से यह पिछले प्रकाशनों की शृंखला के अगले पड़ाव हैं। इसके अतिरिक्त, इन विषयों पर हमें प्रतिदिन अनेक प्रश्न प्राप्त होते हैं। हमें आशा है कि पाठकों के लिए ये पुस्तकें लाभदायक सिद्ध होंगी।

हमारी वेबसाइट की लोकप्रियता भी निरन्तर बढ़ रही है। प्रतिमाह 45 लाख लोग इसे खोलते हैं और हम प्रतिदिन लगभग 200 प्रश्नों का उत्तर देते हैं। हमारी मूल टीम में कुछ परिवर्तन हुए हैं और नेहा के जाने के बाद भावना, मनीशा और मुमताज़ ने यह काम सँभाला है। पारुल (जिन्होंने हाल ही में एक शिशु को जन्म दिया है) और सुरजीत अभी भी काम कर रहे हैं।

अपनी पुस्तकों की अगली शृंखला पर अभी विचार चल रहा है और इस संबंध में हमारी वेबसाइट **www.DoctorNDTV.com** पर आपके सुझावों का स्वागत है। इस परियोजना में आपकी रुचि और सहयोग के लिए हम आभारी हैं, जिसके कारण हमें यह आशातीत सफलता प्राप्त हुई।

समीरन नंदी
प्रमुख सम्पादक
DoctorNDTV.com

दिसम्बर 2008

शृंखला की प्रस्तावना

अप्रैल 2000 में एक रविवार की ख़ुशनुमा दोपहर को रॉय परिवार के साथ भोजन के दौरान हम इस बात पर चर्चा कर रहे थे कि भारत में रहने वाले अधिकांश लोगों को स्वास्थ्य संबंधी सूचनाएँ क्यों नहीं मिल पातीं। पश्चिमी देशों, विशेष रूप से संयुक्त राज्य अमेरिका के विपरीत, जहाँ न्यूयॉर्क टाइम्स जैसे महत्त्वपूर्ण समाचारपत्र में प्रत्येक मंगलवार को स्वास्थ्य से संबंधित एक विशेष संस्करण का प्रकाशन किया जाता था, भारत में ऐसी सूचनाएँ उपलब्ध नहीं थीं। उस समय समाचारपत्रों और प्रमुख टेलीविज़न चैनलों में स्वास्थ्य संबंधी समाचारों को बहुत कम स्थान दिया जाता था। इसका परिणाम यह होता था कि प्रत्येक बीमार व्यक्ति को अपने इलाज के लिए अपने पुराने ख़ानदानी चिकित्सक पर निर्भर रहना पड़ता था। अपने काम में व्यस्त चिकित्सक अक्सर अपने मरीज़ के प्रश्नों का विस्तार से उत्तर देने से बचता था और "अधिक सवाल पूछ कर परेशान करने वाले" रोगी से चिढ़ जाता था। रोगी भी यह सोचकर, कि डॉक्टर का समय बर्बाद होगा, उससे अधिक प्रश्न पूछने में हिचकिचाता था।

किन्तु, दो घटनाक्रमों ने इस देश में "डॉक्टर–मरीज़" के संबंधों को बदल दिया। पहली घटना थी, उपभोक्ता सुरक्षा अधिनियम, जिसने 1995 में चिकित्सा व्यवसाय को इस अधिनियम के दायरे में लाकर जवाबदेह बना दिया। इस अधिनियम ने रोगियों को ऐसे मामलों को अदालत में ले जाने का अधिकार दे दिया, जिन्हें वे या उनके रिश्तेदार डॉक्टरों की लापरवाही या दुराचार समझते थे। चिकित्सा सेवाओं के प्रति असंतोष का कारण अक्सर डॉक्टर और मरीज़ के बीच परस्पर बातचीत की कमी होना अथवा रोगी की अपने चिकित्सक से आवश्यकता से अधिक अपेक्षाएँ रखना था। इलाज में लापरवाही के मामले कदाचित बहुत कम होते थे, जैसाकि चिकित्सकों के ख़िलाफ़ दिए गए निर्णयों की संख्या से पता चलता है।

दूसरी घटना थी, इंटरनेट पर स्वास्थ्य संबंधी वेबसाइटों का आगमन। इन्होंने इंटरनेट पर बड़ी संख्या में हमला बोल दिया, जिनमें अधिकांश को, स्पष्ट रूप से व्यावसायिक इरादे से उतारा गया था और इनमें खुलकर अस्पतालों, डॉक्टरों या दवाओं का प्रचार किया जाता था। यह अंतर कर पाना कठिन होता था कि इनमें दी जाने वाली सूचनाएँ विश्वसनीय भी हैं या नहीं। तब भी, ये वेबसाइटें अत्यधिक लोकप्रिय हो गईं। एक अनुमान के अनुसार, वर्ष 2000 में 40% से अधिक

अमेरिकी स्वास्थ्य संबंधी जानकारी के लिए नेट का प्रयोग कर रहे थे। दुर्भाग्यवश, ये वेबसाइटें पाश्चात्य देशों के निवासियों की आवश्यकताओं को ध्यान में रखकर बनाई गईं थीं और इनमें ऐसी जानकारी बहुत कम मात्रा में थी, जो भारतीय मरीज़ों के लिए लाभदायक हो, क्योंकि हमारी बीमारियाँ, उपलब्ध तकनीक और हमारी सामाजिक परिस्थितियाँ पाश्चात्य देशों से बहुत भिन्न थीं।

उस दोपहर, हमने भारत में स्वास्थ्य से संबंधित एक ग़ैर-लाभकारी वेबसाइट आरंभ करने का निर्णय लिया जो पूर्ण रूप से केवल भारतीयों के लिए ही होगी और जिसमें ऐसी विश्वस्त सूचनाएँ उपलब्ध की जायेंगी जो उनकी सामाजिक और आर्थिक स्थिति के अनुकूल हों। यह वेबसाइट अंतर्राष्ट्रीय स्तर की होते हुए भी सभी जानकारी पूरी तरह निःशुल्क प्रदान कराएगी।

प्रारंभ में, हमने लगभग 100 मित्रों और उन जानकारों को ईमेल भेजीं जो भारत और विदेशों में चिकित्सा के क्षेत्र में विख्यात थे। हमने उन्हें अपनी वेबसाइट DoctorNDTV में सम्मिलित होने के लिए आमंत्रित किया और उन्हें बताया कि उन्हें भारत में पाए जाने वाले साधारण और दुर्लभ रोगों के बारे में एक मानक प्रश्नोत्तरी के रूप में छोटे लेख लिखने होंगे, हमारे दल द्वारा तैयार की जाने वाली सामग्री का पुनरीक्षण करना होगा और ईमेल से हमें प्राप्त प्रश्नों का उत्तर देना होगा। यह काम कोई पारिश्रमिक दिए बिना कराने की आशा थी और हमें यह जानकर सुखद आश्चर्य हुआ कि 90% विशेषज्ञ इस प्रयोग में शामिल होने के लिए तैयार थे।

DoctorNDTV.com को नवंबर 2000 में शुरू किया गया और पहले वर्ष में ही, प्रति माह लगभग 5000 लोगों ने इसे खोल कर देखा और प्रतिदिन हमें लगभग 10 प्रश्न मिलने लगे (जिनमें सभी का उत्तर 2 घंटों के भीतर दे दिया गया)। अब यह स्वास्थ्य से संबंधित सामान्य जनता की प्रमुख वेबसाइट है और हर माह लगभग 40 लाख लोग इसे खोलते हैं। आज इसमें विश्व भर के 290 विशेषज्ञ शामिल हैं जो एक दिन में लगभग 120 प्रश्नों का उत्तर देते हैं (इस समय लगभग 90% प्रश्नों का उत्तर दे दिया जाता है – और इस संख्या को देख कर हम अभिभूत हैं)। इन प्रश्नों में से हम प्रतिदिन सबसे प्रासंगिक और उपयोगी 5–7 उत्तरों को अपने संग्रह में जमा कर लेते हैं ताकि वेबसाइट के दर्शक उन्हें आसानी से देख सकें।

प्रश्नोत्तरों के इस संग्रह को व्यापक जनता – और उन लोगों तक पहुँचाने के लिए, जिनके पास कम्प्यूटर नहीं हैं या जिनका स्थानांतरण होता रहता है, हमने इन प्रश्नोत्तरों को अलग-अलग विषयों के अनुसार (एनडीटीवी से प्राप्त सहायिकी के आधार पर कम मूल्य पर उपलब्ध कराने के लिए) एक पुस्तक के रूप में प्रकाशित करने का निश्चय किया। भेजे गए प्रश्नों का विश्लेषण करने पर हमने देखा कि अधिकांश प्रश्न यौन, गर्भावस्था और बच्चों के विकास से संबंधित थे। अतः, हमने इन्हीं तीन विषयों पर पुस्तकों की एक श्रृंखला अंग्रेज़ी में प्रकाशित की।

हमें आशा है कि DoctorNDTV श्रृंखला की पुस्तकें पढ़ने के बाद, अगली बार आप जब भी अपने डॉक्टर से परामर्श करेंगे तो उनकी कही बातों को ज़्यादा अच्छी तरह समझ सकेंगे, और एक सुविज्ञ व्यक्ति के नाते अपनी स्वास्थ्य संबंधी चिंताओं एवं स्वास्थ्यवृद्धि के संबंध में स्पष्ट रूप से बात कर सकेंगे।

समीरन नंदी
प्रमुख सम्पादक
DovtorNDTV.com

मई 2007

परिचय

किसी किशोरवय बच्चे का अभिभावक होने से अधिक कठिन सम्भवतया, स्वयं किशोर होना है। विश्व स्वास्थ्य संगठन (WHO) की परिभाषा के अनुसार, परिवर्तन का यह दौर 10 से 19 वर्ष की आयु के बीच होता है। किशोरावस्था, अनूठे और उत्तेजनापूर्ण परिवर्तन का समय है और यदि अभिभावकों द्वारा ठीक ढंग से न सँभाला गया तो यह अनोखे वर्ष असहाय हो सकते हैं। इन दुःखद अनुभवों की कटुता संभवतः जीवन भर नहीं जाती। किशोरों के साथ सम्पर्क करने वाले प्रत्येक उस व्यक्ति – माता–पिता, अध्यापकों, चिकित्सकों और अन्य सामुदायिक कार्यकर्त्ताओं को यह सुनिश्चित करना चाहिए कि सभी किशोरों के जीवन का यह दौर सुखद अनुभवों से भरपूर हो ताकि भविष्य में वे देश के ज़िम्मेदार नागरिक बन सकें।

किशोरावस्था के महत्त्वपूर्ण चरण में प्रवेश करते समय बच्चे में जीवन के हर पहलू का सामना करने की क्षमता होनी चाहिये। इसके लिए आवश्यक है कि उसके शारीरिक, मानसिक, नैतिक-मूल्य और सामाजिक-पहचान जैसे लक्षणों का बहुस्तरीय विकास हो। इस अवस्था में उसके भीतर होने वाली उथल-पुथल की केवल कल्पना ही की जा सकती है। यौवनारंभ के साथ ही उत्पन्न होते हैं शरीर में परिवर्तन, मस्तिष्क में अपनी पहचान बनाने का संघर्ष, माता–पिता के अधिकार और अपनी स्वतंत्रता के बीच असमंजस की स्थिति और जीवन में मित्रों का प्रमुख स्थान। इन दुविधाओं में उलझे कुछ किशोर समस्याग्रस्त हो सकते हैं जिसके कारण उनमें अवसाद, स्वयं को हानि पहुँचाने की प्रवृत्ति, नशीले पदार्थों का दुर्व्यसन या किशोर गर्भावस्था जैसी घटनाएँ देखने को मिलती हैं। इसी अवधि में आत्म-सम्मान, समझौता, हिंसक प्रवृत्ति, उग्र व्यवहार और विद्रोह जैसी भावनाएँ पनपने लगती हैं।

यह दौर माता–पिता के लिए भी कम चुनौतीपूर्ण नहीं होता क्योंकि उन्हें भी अनेक संघर्षों का सामना करना पड़ता है, विशेष रूप से तब जब स्वयं उनकी व्यक्तिगत समस्याएँ हों। यदि माता–पिता दोनों नौकरी करते हों, तो उनके लिए अपने किशोर बच्चों पर उतना ध्यान देना कठिन हो जाता है जितनी की उन्हें आवश्यकता है। परिणामस्वरूप, माता–पिता अपनी चिन्ताएँ या तनाव बच्चों के सामने प्रकट करने लगते हैं। सफलता और उन्नति की दौड़ में माता–पिता, अनजाने ही अपने सपनों को अपने बच्चों के माध्यम से पूरा करना चाहते हैं और इस प्रक्रिया में अपनी महत्त्वाकांक्षाएँ, विचार और इच्छाएँ उन पर थोपने लगते हैं।

इस पुस्तक का उद्देश्य लोगों को किशोरों और उनकी आवश्यकताओं के प्रति संवेदनशील बनाना है। हर माता–पिता का प्रयास अपने बच्चों की भलाई की दिशा में होता है जिनके लिए वे सर्वश्रेष्ठ सुविधाएँ जुटाने में लगे रहते हैं। किन्तु किशोरावस्था के काल में समस्याएँ उठती ही हैं जिनका इस पुस्तक में समाधान किया गया है।

यहाँ यह कहना ज़रूरी है कि पुस्तक में दिए गए सभी उत्तर केवल मौलिक दिशानिर्देश हैं, जिन्हें अंतिम समाधान मानने की गलती न करें। प्रत्येक व्यक्ति अलग होता है, उसकी समस्याएँ भी भिन्न होती हैं और उनकी बारीकियों पर अधिक ध्यान देने की आवश्यकता होती है। इस पुस्तक में पाठकों को किशोरों को नई दृष्टि से देखने का संदेश दिया गया है जिससे न केवल माता–पिता अपने बच्चों के प्रति संवेदनशील होंगे, अपितु वे अपने जीवन की गुणवत्ता को सुधार पाने में भी समर्थ होंगे।

इस पुस्तक में प्रकाशित प्रश्न हमारी वेबसाइट DoctorNDTV.com पर पाठकों द्वारा पूछे गए वास्तविक प्रश्न हैं। इनके उत्तर विशेषज्ञों के एक पैनल द्वारा दिए गए हैं। उत्तरों का सम्पादन करने और उन्हें पाठकों की आवश्यकताओं के अनुरूप उचित प्रारूप में श्रेणीकृत करने में हमने काफ़ी मेहनत की है। हमें आशा है कि पाठकों के लिए यह पुस्तक उपयोगी और लाभदायक सिद्ध होगी।

स्वाति वाई. भावे
संजय चुघ
सम्पादन सलाहकार

विषय सूची

प्रश्न-सूची

अनिश्चितता के वर्ष (11 से 15 वर्ष)

विकास एवं यौवनारंभ

आचरण दोष

DOCTOR NDTV

आत्म–सम्मान

यौन समस्याएँ

पोषण/आहार/मोटापा

स्वास्थ्य/चिकित्सा

अध्ययन संबंधी समस्या/इंटरनेट

नवयुवक (16 से 19 वर्ष)

विकास

आत्म–सम्मान

यौन समस्याएँ

आचरण दोष

शराब एवं नशीले पदार्थों की लत

पोषण/आहार/मोटापा/व्यायाम

स्वास्थ्य/चिकित्सा

संधि शोथ (आर्थराइटिस) एवं आमवातिक ज्वर (र्‌यूमैटिक फ़ीवर)

स्त्री रोग/प्रसूति

कान/आँख के रोग

अध्ययन संबंधी समस्याएँ/इंटरनेट

अनिश्चितता के वर्ष (11 से 15 वर्ष)

- विकास एवं यौवनारंभ
- आचरण दोष
- आहार में दोष
- परीक्षा का तनाव
- स्कूलों में यौन शिक्षा
- मधुमेह
- मिरगी
- तम्बाकू का सेवन व लत

- विकास/यौवनारंभ
- व्यवहार संबंधी समस्याएँ
- आत्म-सम्मान
- यौन समस्याएँ
- पोषण/आहार/मोटापा
- स्वास्थ्य/चिकित्सा
- जोड़ों में सूजन (आर्थराइटिस) और आमवातिक ज्वर (र्‍यूमैटिक फ़ीवर)
- दाँतों की समस्याएँ
- तंत्रिका रोग
- नेत्र रोग
- अस्थि रोग
- अध्ययन समस्याएँ/इंटरनेट

विकास एवं यौवनारम्भ*

माता–पिता के लिए यह जानना ज़रूरी है कि यौवनारंभ या प्यूबर्टी क्या है और इस दौरान बच्चे के शरीर में क्या परिवर्तन होते हैं ताकि वे बच्चों द्वारा अन्य स्रोतों से गलत जानकारियाँ एकत्र करने से पहले ही, उन्हें इस बारे में सही शिक्षा दे सकें।

यौवनारम्भ या प्यूबर्टी क्या है ?

यौवनारंभ या तारुण्य काल जीवन का वह दौर है जब शरीर में गौण लैंगिक लक्षण प्रकट और परिपक्व होने लगते हैं और प्रजनन क्षमता का विकास होता है। लड़कियों में, स्तनों का विकास होने लगता है तथा बगल और जनन रोम फूटने लगते हैं। लड़कों में, अण्डग्रंथि और लिंग का आकार बढ़ने लगता है तथा जनन रोम, बगल और चेहरे के बाल उगने लगते हैं।

शरीर में यौवनारंभ की प्रक्रिया का नियंत्रण कैसे होता है ?

यौवन के आरंभ और विकास को "हाइपोथैलेमिक-पिट्यूटरी-गोनेडल एक्सिस" नियंत्रित करता है। इस प्रक्रिया को प्रेरित करने में मस्तिष्क में स्थित हाइपोथैलेमस प्रमुख भूमिका निभाता है। उपयुक्त आयु में, हाइपोथैलेमस से एक हॉर्मोन का स्राव होता है जिसे गोनैडोट्रॉफिन-रिलीज़िंग-हॉर्मोन (जीएनआरएच) कहा जाता है। तत्पश्चात्, यह मस्तिष्क में स्थित पिट्यूटरी ग्रन्थि को हॉर्मोन (गोनैडोट्रॉफिन) के स्राव के लिए उत्तेजित करता है। लड़कियों में यह हॉर्मोन अण्डकोषों (ओवरी) को मादा हॉर्मोन, एस्ट्रोजन का स्राव करने के लिए उत्प्रेरित करते हैं; और लड़कों में, यह हॉर्मोन अण्डग्रंथियों (टैस्टिस) को नर हॉर्मोन, टैस्टेस्टेरोन स्रवित करने के लिए उत्प्रेरित करते हैं। एस्ट्रोजन और टैस्टेस्टेरोन गौण लैंगिक लक्षणों को जन्म देते हैं। अधिकांश लड़कियों और लड़कों में यह प्रक्रिया निर्धारित सोपानों में पूरी होती है और यौवनावस्था का प्रारंभ सामान्य रूप में होता है। इस प्रक्रिया में किसी असामान्यता का संदेह होने पर, चिकित्सक रक्त में मौजूद हॉर्मोन के स्तर से यौवनारंभ के सही विकास का पता लगाते हैं।

मस्तिष्क की संरचनाओं (हाइपोथैलमस और पिट्यूटरी ग्रन्थि) तथा अण्डाशय या अण्डकोष में कोई असामान्यता होने पर यौवन का आरंभ भी असामान्य हो जाता हैः इसमें विलम्ब हो सकता है या यह जल्दी आरंभ हो जाता है। यौवनारंभ जल्दी होने की अवस्था को "कालपूर्व-पक्वता" (Precocious puberty) कहा जाता है। मोटे बच्चों में यौवनारंभ के लक्षण जल्दी दिखाई देने लगते हैं, जबकि कुपोषण से ग्रस्त बच्चों में यह देर से शुरू होते हैं।

यौवनारंभ की प्रणाली क्या है ?

लड़कियों में यौवनारंभ का विकास लड़कों से भिन्न होता है।

लड़कियों में, यौवन के लक्षणों का प्रारंभ लगभग 10 वर्ष की आयु (सामान्य सीमा 8–12 वर्ष)

*** एएसीसीआई एफएक्यू फॉर पेरेंट्स ऑफ एडोलेसेंट्स की अनुमति से प्रकाशित। भावे एसवाई (एड)। मुम्बईः प्रियदर्शिनी अकेडमी, 2007।**

में होने लगता है और यह प्रक्रिया लगभग 5 वर्ष में पूरी होती है। सबसे पहले स्तनों का विकास (थेलर्चे) होता है जिसके बाद जनन रोम (प्यूबर्चे) उगते हैं और इसके बाद मासिक धर्म (मिनर्चे) आरंभ होता है। मिनर्चे अक्सर थेलर्चे के 2½ वर्ष बाद होता है। अतः, लड़कियों को 9–10 वर्ष की आयु से ही गौण लैंगिक लक्षणों और मासिक धर्म के बारे में शिक्षित करना ज़रूरी है। पहले कुछ वर्ष तक, जब तक कि डिम्बक्षरण (ओव्यूलेशन) का चक्र नियमित नहीं हो जाता, मासिक धर्म अनियमित रहता है। मासिक धर्म प्रारंभ होने के बाद लड़कियाँ गर्भवती हो सकती हैं।

लड़कों में, लगभग साढ़े ग्यारह वर्ष (सामान्य सीमा 8–12 वर्ष) की आयु में अण्डग्रंथियों का आकार बढ़ने लगता है। इसके बाद लिंग का आकार बढ़ता है और जनन रोम उगने लगते हैं। अधिकांश लड़कों में 14 वर्ष की आयु में वीर्य (स्पर्मर्चे) बनने लगता है। अतः, लड़कों को इस आयु से पहले उनके शरीर में होने वाले परिवर्तनों के बारे में बता देना चाहिए ताकि वे रात को सोते समय होने वाले वीर्यपात या वीर्यस्खलन से घबराएँ नहीं। स्पर्मर्चे की अवस्था आने के बाद, उनमें किसी महिला को गर्भवती बनाने की क्षमता विकसित हो जाती है।

यौवनारंभ की आयु भिन्न-भिन्न होती है। इसका तात्पर्य है कि किसी श्रेणी में सभी बच्चों की आयु समान होने के बावजूद, उनमें यौवन के विकास के लक्षण भिन्न-भिन्न हो सकते हैं। जिन बच्चों में यौवन का विकास कम आयु में हो जाता है, उन्हें "अर्ली ब्लूमर" कहा जाता है और जिन बच्चों में यौवन का विकास देर से होता है उन्हें "लेट ब्लूमर" कहा जाता है। अर्ली ब्लूमर और लेट ब्लूमर अपने समआयु के बच्चों से भिन्न दिखाई देते हैं और भिन्न महसूस करते हैं, जिससे उनमें तनाव उत्पन्न हो सकता है और कुछ मामलों में, उनका यौन व्यवहार जोखिमपूर्ण हो सकता है।

जिन लड़कों में यौवन का आरंभ जल्दी हो जाता है, उन्हें यह लाभ होता है कि वे शारीरिक आकार में बड़े होने और अधिक शक्तिशाली हो जाने के कारण अपनी आयु के दूसरे लड़कों के बीच लीडर बन जाते हैं और उन पर धौंस जमाते हैं। इसके अतिरिक्त, उनमें कम आयु में ही यौन संबंध बनाने की उत्कंठा जागृत हो जाती है। दूसरी ओर, कम आयु में यौवन प्राप्त कर लेने वाली लड़कियों को इससे कुछ हानि हो सकती है। कम आयु में स्तनों का आकार बढ़ जाने से वे भद्दापन और संकोच महसूस करती हैं। इसके अतिरिक्त, मानसिक रूप से अपरिपक्व होने के कारण, विशेष रूप से प्रौढ़ आयु के पुरुषों की कामुक हरकतों को समझ नहीं पातीं और उनके यौन-शोषण का ख़तरा बना रहता है।

जिन लड़कों में यौवन का आरंभ देर से होता है, उन्हें कई समस्याओं का सामना करना पड़ता है, क्योंकि वे अपने साथियों से छोटे और अपरिपक्व दिखाई देते हैं। उनके साथी उन्हें चिढ़ाते और उन पर धौंस जमाते हैं और वे अपने से अधिक शक्तिशाली लड़कों की समलैंगिक हरकतों का शिकार हो सकते हैं। देरी से तरुणाई में कदम रखने वाली लड़कियों को स्वयं में कमी नज़र आने लगती है और उन्हें लगता है कि उनमें यौनाकर्षण की कमी है। इससे उनमें हीनता की भावना उत्पन्न होने लगती है और स्वयं को आकर्षक सिद्ध करने के लिए वह उत्तेजक व्यवहार करने लगती हैं, जो उनके लिए जोखिमपूर्ण हो सकता है।

माता–पिता, अध्यापकों और समाज को किशोरों के साथ उनकी वास्तविक आयु के अनुसार नहीं, अपितु उनकी शारीरिक परिपक्वता के अनुसार व्यवहार करना चाहिए। कम आयु में यौवन में प्रवेश कर लेने वाले बच्चों को अधिक ज़िम्मेदारी सौंपी जाने लगती है और उनसे अधिक परिपक्व व्यवहार की आशा की जाती है, जबकि देर से यौवन में प्रवेश करने वाले बच्चों से शिशुओं-सा व्यवहार किया जाता है। दोनों ही तरीके किशोरवय बच्चों के मानसिक विकास के लिए हानिकारक होते हैं।

यौवनारंभ के दौरान विकास की तीव्र गति

यौवनारंभ के दौरान, लड़के और लड़कियों, दोनों में शारीरिक विकास बहुत तेज़ी से होता है। यौवनारंभ के दौरान होने वाले विकास की तीव्र गति जननग्रन्थि में उत्पन्न होने वाले स्टीरॉयडों (गोनेडल स्टीरायडों) से प्रभावित होती है। इस अवस्था में अस्थियों, पेशियों की स्थूलता और आँतों की सामान्य विकास दर में भी वृद्धि होती है।

लड़कियों में, स्तन का उभार प्रकट होने से कुछ पहले ही उनकी ऊँचाई बढ़नी शुरू हो जाती है। अण्डाशय से स्रावित होने वाला एस्ट्रेडियोल हॉर्मोन स्तन के उभार और वृद्धि हॉर्मोन के स्राव को उत्प्रेरित करता है, जिससे सामान्य विकास में तेज़ी आती है। इस अवधि के दौरान, लड़कियों की ऊँचाई में प्रतिवर्ष 9–10 सेमी. वृद्धि हो सकती है। मासिक धर्म आरंभ होने के बाद, लड़की की ऊँचाई में केवल 5–6 सेमी. वृद्धि हो पाती है।

लड़कों में किशोरकालीन विकास अण्डग्रंथियों के आकार में वृद्धि से आरंभ होता है। इस अवधि में लड़कों की ऊँचाई में प्रतिवर्ष 10.5 सेमी. वृद्धि हो सकती है। लड़कों की ऊँचाई में 18 वर्ष, या कभी-कभी 21 वर्ष की आयु तक वृद्धि हो सकती है।

- लड़कों की ऊँचाई में औसतन 27–29 सेमी. की वृद्धि होती है, जबकि लड़कियों में यह वृद्धि 24–26 सेमी. होती है।
- 10½ वर्ष की आयु या कक्षा पाँच में, लड़कों और लड़कियों की ऊँचाई बराबर होती है।
- 11 तथा 12½ वर्ष की आयु के बीच, लड़कों की तुलना में लड़कियों की ऊँचाई अधिक होती है, क्योंकि उनकी ऊँचाई पहले बढ़नी शुरू हो जाती है। अतः, कक्षा छः और सात में, सामान्यतया लड़कियाँ लड़कों से बड़ी दिखाई देती हैं।
- लड़कों की ऊँचाई 14 से 16 वर्ष की आयु में बढ़नी शुरू होती है और उनकी ऊँचाई 5–12 सेमी तक बढ़ जाती है, अतः बड़ी कक्षाओं में वे लड़कियों से अधिक ऊँचे हो जाते हैं।
- अस्थियों का लगभग आधा विकास किशोरावस्था में ही होता है। अतः, प्रौढावस्था में अस्थि-छिद्रिलता (ऑस्टियोपोरोसिस) से बचाव के लिए, किशोरावस्था में कैल्सियम खाना बहुत ज़रूरी होता है।

वसा और पेशियों की स्थूलता लड़के और लड़कियों में भिन्न होती है

किशोरावस्था में, लड़के और लड़कियों में वसा और चरबी रहित दैहिक स्थूलता (बॉडी मास)

समान होती है। किंतु, किशोरावस्था के दौरान लड़कों में चरबी रहित दैहिक स्थूलता (बॉडी मास) में लड़कियों से दोगुनी वृद्धि होती है। लड़कियों में वसा का अंश अधिक होता है जो लड़कों के शारीरिक भार के 18% के विपरीत, लड़कियों में लगभग 25% होता है। लड़कों के कंधों का अधिक विकास होता है जबकि लड़कियों में कूल्हों का विकास अधिक होता है। लड़कों का कुल शारीरिक विकास, केवल कूल्हों के आकार को छोड़कर, लड़कियों की तुलना में अधिक होता है, जो लड़कियों में अधिक चौड़े होते हैं।

शीघ्र या कालपूर्व–पक्वता क्या होती है ?

कालपूर्व-पक्वता या समय से पूर्व यौवनारंभ का तात्पर्य है, यौन-लक्षणों का अपरिपक्व आयु में प्रकट होना, जो लड़कियों में 8 वर्ष से कम आयु में और लड़कों में 9 वर्ष से कम आयु में विकसित होने लगते हैं। यह स्थिति लड़कों की तुलना में, सामान्यतया लड़कियों में अधिक पाई जाती है। संयुक्त राज्य अमेरिका में, जहाँ यौवनारंभ काफ़ी कम आयु में शुरू हो जाता है, हाल ही में यौवनारंभ की न्यूनतम आयु, श्वेत बच्चों के लिए 7 वर्ष और अफ़्रीकी-अमरीकी बच्चों के लिए 8 वर्ष निर्धारित की गई है। समय से पहले यौवन के लक्षण आरंभ हो जाने पर बालरोग विशेषज्ञ और अंतःस्राविका विशेषज्ञ (एण्डोक्रिनोलॉजिस्ट) से सलाह लेना ज़रूरी होता है। इसके कारणों का पता लगाने और बच्चे का उचित उपचार करने के लिए अनेक प्रकार के रक्त परीक्षण, पेट का अल्ट्रासाउंड तथा मस्तिष्क का सीटी स्कैन/एमआरआई जाँच की जाती हैं।

क्या कोई भिन्न गौण लैंगिक लक्षण भी होते हैं ?

हाँ, हो सकते हैं। इन्हें यौवनारंभ का अधूरा रूप कहा जाता है और इसके कारणों का पता लगाने तथा उचित उपचार करने के लिए परीक्षण कराने ज़रूरी होते हैं। कई बार केवल स्तनों का विकास (थेलर्चे) होता है और तरुणावस्था के अन्य कोई लक्षण प्रकट नहीं होते। अथवा, स्तनों का विकास और मासिक धर्म प्रारंभ हुए बिना, केवल जनन रोम और मुँहासे निकलते हैं। यौवनावस्था के अन्य लक्षण प्रकट हुए बिना, केवल मासिक धर्म और योनि से रक्तस्राव होने पर जाँच कराना ज़रूरी होता है।

यौवनारंभ में विलंब

लड़कों में, 14 वर्ष की आयु तक यौवन के आरम्भिक लक्षण प्रकट न होने को यौवनारम्भ में विलंब कहा जाता है। सामान्य रूप से, लड़कों में यौवन के लक्षणों का देर से प्रकट होना आम बात है। अधिकांश मामलों में, इसे असामान्यता नहीं माना जाता और इसे जन्मजात कहा जाता है। केवल इस पर नज़र रखने की आवश्यकता होती है। यौवनारम्भ में विलंब का कारण आनुवंशिक हो सकता है।

लड़कियों में 13 वर्ष की आयु तक गौण लैंगिक लक्षणों का विकास न होने तक अथवा 16 वर्ष की आयु तक या यौवन के लक्षण प्रारंभ होने के 5 वर्ष बाद तक मासिक धर्म (मेनर्चे) न होने को यौवनारंभ में विलंब कहा जाता है। इसके लिए विस्तृत जाँच कराने की आवश्यकता होती है और इसका उपचार कारणों पर निर्भर करता है।

आचरण–दोष*

आचरण-दोष, एक रोग-विषयक शब्द है जो बच्चों और किशोरों में लगातार गैर-सामाजिक कार्य करने की प्रवृत्ति को दर्शाता है। सम्भवतया, इसका मूल कारण मनोविकृति है, जिससे मस्तिष्क की कार्यक्षमता के एक या अधिक क्षेत्रों में विशिष्ट कमियाँ उत्पन्न होने लगती हैं। इसके लक्षण चार प्रमुख क्षेत्रों में दिखाई देते हैं: लोगों और पशुओं पर आक्रमण करना, सम्पत्ति को नष्ट करना, धोखाधड़ी और चोरी करना तथा नियमों का गंभीर उल्लंघन करना।

यह समस्या कितनी सामान्य है ?

आचरण-दोष, एक मानसिक रोग है जिसका चिकित्सक सबसे अधिक संख्या में निदान और उपचार करते हैं। अनुमानतः, 1.5% और 3.4% के बीच बच्चे और किशोर आचरण-दोष से ग्रस्त हैं। पुरुष और महिलाओं का अनुपात 5:1 और 3:1 के बीच होता है, किंतु सभी आयुवर्गों में आचरण-दोष से ग्रस्त पुरुषों की संख्या महिलाओं की तुलना में अधिक होती है। अनुमान है कि 13 से 40 लाख तक बच्चे और किशोर आचरण-दोष से ग्रस्त होते हैं।

आचरण–दोष का निदान कैसे किया जाता है ?

क. किसी व्यक्ति का निरंतर और बार-बार दोहराया जाने वाला ऐसा व्यवहार, जिससे अन्य लोगों के मूल अधिकारों का, या उपयुक्त आयु के अनुकूल निर्धारित प्रमुख सामाजिक सिद्धांतों या नियमों का उल्लंघन होता हो, तथा जो पिछले 12 महीनों की अवधि में निम्नलिखित में किन्हीं तीन (या अधिक) लक्षणों के रूप में अभिव्यक्त हुआ हो, और कम-से-कम एक लक्षण पिछले 6 माह में अभिव्यक्त हुआ हो, आचरण-दोष कहलाता है।

लोगों और पशुओं पर आक्रमण

- अक्सर दूसरों पर धौंस जमाना, धमकाना या डराना
- अक्सर दूसरों से मार-पीट करना
- किसी हथियार (जैसे, बल्ला, ईंट, टूटी हुई बोतल, चाकू, बंदूक) का प्रयोग करना, जिससे दूसरे लोग गंभीर रूप से घायल हो सकते हैं।
- लोगों के प्रति शारीरिक क्रूरता बरतना
- पशुओं के प्रति शारीरिक क्रूरता बरतना
- किसी व्यक्ति को धमकाकर धन छीनना (जैसे, लूटना, पर्स छीनना, धमकी देकर धन लूटना, हथियारबंद डकैती)
- किसी के साथ ज़बरदस्ती संभोग करना

सम्पत्ति की तोड़–फोड़

- गंभीर हानि पहुँचाने के इरादे से जानबूझकर आग लगाना
- दूसरों की सम्पत्ति को जानबूझकर नुक्सान पहुँचाना (आग लगाने के अतिरिक्त)

*संयोजनः डॉ. संजय चुघ

धोखाधड़ी या चोरी

- किसी व्यक्ति के घर, मकान या कार में ज़बरदस्ती घुसना
- कोई वस्तु या समर्थन लेने के लिए या किसी का आभार लेने से बचने के लिए अक्सर झूठ बोलना (अर्थात्, दूसरों को ठगना)
- किसी को धमकाए बिना बहुमूल्य वस्तुओं की चोरी करना (जैसे, उठाईगीरी, किसी घर या दुकान में सेंध लगाए बिना चोरी करना, धोखाधड़ी)

नियमों का गंभीर उल्लंघन

- माता–पिता की निषेधाज्ञा के बावजूद, 13 वर्ष का होने से पहले अक्सर रात भर घर से बाहर रहना
- माता–पिता के घर से या माता–पिता के किसी घनिष्ठ संबंधी के घर से कम-से-कम दो बार भागकर रात-रात भर घर से बाहर रहना (या कभी एक बार लम्बे समय तक घर लौटकर नहीं आना)
- 13 वर्ष का होने से पहले, स्कूल की अक्सर नागा करना

ख. व्यवहार में कोई दोष होने पर सामाजिक, शैक्षणिक या व्यावसायिक आचरण में चिकित्सीय दृष्टि से विशिष्ट कमी उत्पन्न हो जाती है।

ग. यदि व्यक्ति की आयु 18 वर्ष या अधिक हो, तो इन मानदंडों को "गैर-सामाजिकतापूर्ण व्यक्तित्व दोष" नहीं माना जाता।

इसका उपचार क्या है ?

आचरण-दोष से ग्रस्त बच्चों का उपचार एक जटिल और चुनौतीपूर्ण प्रक्रिया है। आचरण में दोष की गंभीरता के आधार पर अनेक तरीकों से उपचार किया जा सकता है। बच्चों द्वारा सहयोग न देने, डरने और बड़ों पर भरोसा न करने से उनके इलाज की चुनौती अधिक बढ़ जाती है। उपचार की एक व्यापक योजना बनाते समय बाल एवं किशोर मनोवैज्ञानिक को दोष का कारण समझने के लिए बच्चे, उसके परिवार, अध्यापकों तथा अन्य विशेषज्ञ चिकित्सकों से अधिक जानकारी प्राप्त करनी चाहिए।

बच्चों में क्रोध की अभिव्यक्ति और उसके नियंत्रण के लिए अक्सर व्यवहार चिकित्सा और मनोचिकित्सा की आवश्यकता होती है। सीखने की क्षमता में कमी से ग्रस्त बच्चों को विशेष शिक्षा दी जाती है। माता–पिता को घर और स्कूल में ऐसे बच्चों को सँभालने के विशेष तरीके सीखने और शिक्षा के विशेष कार्यक्रम तैयार करने के लिए विशेषज्ञों की सहायता की आवश्यकता होती है। ऐसे बच्चे जो ध्यान केंद्रित करने, आवेग में आकर कुछ भी कर देने या अवसाद की समस्या से ग्रस्त हों, उनके इलाज के लिए दवाओं की आवश्यकता भी हो सकती है।

आहार–संबंधी विकार*

आहार-संबंधी विकार अक्सर दीर्घकालिक रोग हैं, जिनके लिए लम्बे समय तक उपचार की आवश्यकता होती है। इसके अतिरिक्त, आहार-संबंधी विकार, अक्सर अन्य मानसिक दोषों, जैसे अवसाद, नशीली दवाओं के सेवन और दुश्चिंता संबंधी विकारों के साथ उत्पन्न होते हैं। इन विकारों का निदान और उपचार जितना जल्दी हो जाये, रोगमुक्त होने के अवसर उतने ही अधिक होते हैं।

आहार–संबंधी विकारों की समस्या कितनी सामान्य है ?

कई लोग आहार-संबंधी विकारों का इलाज नहीं कराते; कुछ को यह भी पता नहीं होता कि उन्हें कोई रोग है। खाने-पीने से संबंधित विकार पुरुषों की अपेक्षा महिलाओं में अधिक होते हैं; यद्यपि पुरुषों की समस्या को भी अनदेखा नहीं किया जा सकता। अनुमान है कि क्षुधा-अभाव (एनोरेक्सिया) से ग्रस्त प्रत्येक 4 महिलाओं की तुलना में 1 पुरुष इस विकार से ग्रस्त होता है और प्रत्येक 8–11 महिलाओं की तुलना में 1 पुरुष बुलिमिया (क्षुधातिशयता या अधिक खाना) का शिकार होता है। पुरुषों में आहार-संबंधी दोष, महिलाओं की तुलना में अक्सर अधिक बड़ी आयु में उत्पन्न होते हैं, और आनुवंशिक मोटापे से ग्रस्त पुरुषों में भी यह विकार उत्पन्न होने की अधिक सम्भावना होती है। पुरुषों, विशेष रूप से एथलीटों और पहलवानों में बुलिमिया और आहार-संबंधी विकार काफ़ी संख्या में दिखाई देते हैं, जो अपनी शारीरिक बनावट को सर्वश्रेष्ठ बनाने की चिन्ता में अधिक खाते रहते हैं।

छोटी आयु के लड़कों, विशेष रूप से 5–12 वर्ष आयु के लड़कों में भी आहार-संबंधी विकार का जोखिम बना रहता है। कम आयु के लड़कों और लड़कियों में खाना न खाना, वज़न कम करना और अपने वज़न तथा भोजन के बारे में निरंतर चिंतित रहना, इस विकार के सामान्य लक्षण हैं।

आहार–संबंधी विकारों का कारण क्या है ?

आहार-संबंधी विकारों के कई कारण हो सकते हैं। पारिवारिक समस्याओं, जीवन में हुआ कोई बड़ा परिवर्तन, सामाजिक समस्या, प्रेम-प्रसंग, किसी काम, स्कूल या प्रतियोगिता में असफलता अथवा यौन या शारीरिक उत्पीड़न जैसी मानसिक आघात पहुँचाने वाली घटनाएँ, इत्यादि सभी के कारण आहार-संबंधी विकार उत्पन्न हो सकते हैं। इसके अतिरिक्त, आहार-संबंधी विकारों से ग्रस्त एक-तिहाई से लेकर आधे रोगियों का कहना है कि खान-पान संबंधी विकार उत्पन्न होने से पहले वे अवसाद तथा/अथवा दुश्चिंता के शिकार हुए थे।

इसके लक्षण क्या हैं ?

- क्षुधा अभाव (एनोरेक्सिया नर्वोसा) से ग्रस्त व्यक्ति जानबूझकर दुबले होने के लिए कम भोजन खाते हैं और अपने शरीर के भार, भोजन और भोजन की मात्रा के प्रति विशेष रूप से सजग रहते हैं, खाने के प्रति एक विशेष व्यवहार दर्शाते हैं, मोटा हो जाने और शारीरिक

*संयोजनः डॉ. संजय चुघ

छवि बिगड़ने के भय से त्रस्त रहते हैं। इसके कारण लड़कियों में मासिक रक्तस्राव अवरुद्ध हो जाता है। इस विकार से ग्रस्त लगभग आधे से अधिक लोग तेज़ी से वज़न घटाने के लिए अपने भोजन की मात्रा काफ़ी कम कर लेते हैं और कुछ लोग कठोर व्यायाम करना शुरू कर देते हैं। शेष आधे लोग खाना-पीना छोड़ देते हैं और फिर भूख लगने पर नियंत्रण खोकर खूब खाते हैं और बार-बार खाली पेट रहने और फिर बहुत अधिक खाने के चक्र से गुज़रते रहते हैं। कुछ रोगी नियमित रूप से, थोड़ा खाकर अधिक समय तक भूखे पेट रहते हैं।

- अधिक भूख लगने या बुलिमिया (अधिक खाने की लालसा) को अधिकांश व्यक्तियों द्वारा समान परिस्थिति और समान अवधि में खाए जाने वाले भोजन की तुलना में अधिक भोजन खाने और अपनी खुराक पर नियंत्रण खो देने के रूप में परिभाषित किया जाता है। जब, अपेक्षाकृत सामान्य भार या कुछ अधिक भार के ऐसे व्यक्तियों में बुलिमिया या अधिक खाने की लालसा उत्पन्न होती है, जो अपने शरीर की बनावट और भार के प्रति आवश्यकता से अधिक चिंताग्रस्त रहते हैं और हमेशा अधिक भोजन से शरीर में जमा होने वाली कैलोरी को गिनते रहते हैं, तो इस स्थिति में उत्पन्न होने वाली खाने की लालसा को बुलिमिया नर्वोसा कहा जाता है।

इसका उपचार क्या है ?

- एनोरेक्सिया नर्वोसा (Anorexia nervosa) – एनोरेक्सिया के उपचार का पहला लक्ष्य यह सुनिश्चित करना है कि व्यक्ति शारीरिक रूप से स्वस्थ हो, जिसमें उपचार द्वारा उसके शरीर के स्वस्थ भार को लौटाया जाता है। इसके लिए उसे अस्पताल में भी भर्ती किया जा सकता है। शारीरिक दशा स्थिर हो जाने के बाद व्यक्ति की मनोचिकित्सा और पारिवारिक चिकित्सा की जाती है जिसमें माता–पिता अपने बच्चे की दोबारा ठीक ढंग से खाना खाने और स्वयं अपने भोजन की स्वस्थ आदतें बनाए रखने का तरीका सीखने में मदद करते हैं। व्यक्ति को भोजन की स्वस्थ आदतों की ओर लौटाने में व्यवहार चिकित्सा भी लाभदायक रहती है। इसके पश्चात्, इस चिकित्सा में सहायक दलों की सहायता ली जाती है। समुदायों में काम करने वाले स्वयंसेवी दल भी निरंतर सहायता एवं प्रोत्साहन प्रदान करते हैं।
- बुलिमिया नर्वोसा (Bulimia nervosa) – यदि कुपोषण की अवस्था गंभीर न हो, तो आहार-संबंधी विकार के निदान के समय, व्यक्ति में नशीले पदार्थों की लत पाई जाने पर, सबसे पहले उसका इलाज किया जाता है। अगले चरण में, व्यक्ति की बार-बार अधिक खाने और भूखा पेट रहने की आदत को कम या दूर करना होता है। इस लक्ष्य की प्राप्ति में व्यवहार-संबंधी उपचार अधिक लाभदायक सिद्ध होता है। आहार-संबंधी दोष को दोबारा पनपने से रोकने और इस विकार को उत्पन्न करने वाली समस्याओं को दूर करने में मनोचिकित्सा काफ़ी प्रभावकारी रहती है। एनोरेक्सिया के समान, बुलिमिया में भी पारिवारिक चिकित्सा का सुझाव दिया जाता है।

उपचार न कराने पर, गंभीर रूप में आहार-संबंधी विकार से ग्रस्त लगभग 20% लोगों की मृत्यु हो जाती है। उपचार करने से यह संख्या घटकर 2%–3% रह जाती है। उपचार से आहार-संबंधी विकार से ग्रस्त लगभग 60% लोग पूरी तरह और 20% आंशिक रूप से ठीक हो जाते हैं।

परीक्षा का तनाव*

यह याद रखना ज़रूरी है कि छात्रों को किसी कार्य के लिए प्रेरित करने और अधिक परिश्रम से पढ़ाई करने के लिए कुछ मात्रा में तनाव होना ज़रूरी है। इसे लाभदायक तनाव या यूस्ट्रैस **(Eustress)** कहा जाता है। यूस्ट्रैस में व्यक्ति तनाव के प्रति सकारात्मक प्रतिक्रिया दर्शाता है जो तनाव के परिणामस्वरूप, आत्मविश्वास के साथ काम करने, सफलता की अपेक्षा करने और उपयोगी परिणाम प्राप्त करने के लिए प्रेरित करता है।

किंतु, यदि तनाव आवश्यकता से अधिक हो जाये, तो यह मस्तिष्क को सुन्न कर देता है और व्यक्ति की कार्य-क्षमता नष्ट हो जाती है। अतः, परीक्षा, साक्षात्कार या खेलकूद में सफल होने के लिए तनाव के स्तर को सामान्य बनाए रखना ज़रूरी है। कई माता–पिता और अध्यापक परीक्षाओं को आपात्काल या संकटकालीन स्थिति मानने की भूल करते हैं, जिससे किशोर तनावग्रस्त रहने लगते हैं। यह सच है कि प्रतिस्पर्द्धा के इस दौर में किसी प्रतिष्ठित संस्थान में प्रवेश पाने के लिए एक-एक अंक बहुत महत्त्वपूर्ण होता है, किंतु माता–पिता और अध्यापकों को, जहाँ तक हो सके, इस अवधि को तनाव-मुक्त बनाए रखने का प्रयास करना चाहिए ताकि उनके किशोरवय बच्चे अधिक परिश्रम कर सकें।

माता–पिता और विद्यार्थियों को समझना चाहिए कि परीक्षाओं से डरना एक स्वाभाविक प्रक्रिया है, किंतु हमें इनका ठीक ढंग से सामना करने का तरीका सीखना होगा क्योंकि परीक्षाएँ छात्रों के जीवन का एक अभिन्न भाग हैं जिनका वे प्रतिवर्ष सामना करते हैं।

परीक्षाओं के दौरान तनाव कम करने में माता–पिता की भूमिका

- बच्चे कई व्यवहार अपने माता–पिता या अन्य रिश्तेदारों को देखकर सीखते हैं। इसलिए अपने बच्चों का आदर्श बनने के लिए, सबसे पहले स्वयं माता–पिता को तनाव का सामना करने का सही तरीका सीखना चाहिए।
- सभी अभिभावकों को समझना चाहिए कि वे अपने अधूरे सपनों और अभिलाषाओं को अपने बच्चों के माध्यम से पूरा करने की कोशिश न करें, विशेष रूप से तब, जब उनके बच्चे इसके लिए तैयार न हों। उदाहरण के लिए, यदि कोई माता या पिता डॉक्टर बनने की अपनी इच्छा को पूरा नहीं कर पाते, तो उन्हें, बच्चे की इच्छा के विरुद्ध, उस पर यह व्यवसाय थोपने का प्रयास नहीं करना चाहिए। इसी प्रकार, माता–पिता को अपने बच्चे को कोई विशेष व्यवसाय चुनने के लिए केवल इसलिए मजबूर नहीं करना चाहिए, क्योंकि वह चाहते हैं कि उनका बच्चा बड़ा होकर उनकी कंपनी या कारोबार में उनका हाथ बँटाए। अनिच्छा से, अपना नापसंद कोर्स लेना किशोरों में अत्यधिक तनाव उत्पन्न कर सकता है, जो इसके बाद न तो अच्छी तरह पढ़ पाते हैं और न ही अच्छे अंक ला पाते हैं।

*** किशोरों के माता–पिताओं के अक्सर पूछे जाने वाले प्रश्नों में से एएसीसीआई की अनुमति से प्रकाशित। भावे एसवाई (एड). मुम्बईः प्रियदर्शिनी अकेडमी, 2007।**

- माता–पिता को अपने बच्चे की क्षमता की वास्तविक स्थिति जानने के लिए उसके अध्यापकों से मिलकर उसकी शैक्षणिक योग्यताओं का वास्तविक मूल्यांकन कराते रहना चाहिए। मान लीजिए, किसी बच्चे में 50% अंक पाने की योग्यता है, तो माता–पिता की अत्यधिक सहायता, प्रेरणा या परिश्रम के बावजूद वह 98% प्राप्त नहीं कर सकेगा; हाँ, ऐसा करने से उसके अंक अधिक-से-अधिक 60%–70% तक बढ़ सकते हैं। यदि बच्चा महसूस करता है कि उसके माता–पिता यह समझते और मानते हैं कि वह भरपूर मेहनत करता है और वह उसके परिणामों के लिए उसे भला-बुरा नहीं कहेंगे, तो वह तनावमुक्त होकर पढ़ाई करता है।
- कुछ प्रतिभाशाली और मेहनती बच्चे परीक्षाओं में सर्वश्रेष्ठ प्रदर्शन नहीं कर पाते। परीक्षाओं में अच्छा प्रदर्शन करने के लिए उन्हें समय के प्रबंधन, पाठ याद रखने की कुशल विधा और तनाव का सामना करने के तरीके सीखने की आवश्यकता होती है। माता–पिता को स्वयं इन पक्षों के बारे में जानकारी प्राप्त कर लेनी चाहिए और इन्हें आत्मसात् करने में अपने बच्चों की सहायता करनी चाहिए।
- माता–पिता को अपने घर का वातावरण तनाव-मुक्त रखना चाहिए ताकि बच्चे अच्छी तरह पढ़ सकें। विद्यार्थी, जिनपर पहले ही शिक्षा और संगी-साथियों का गहरा दबाव बना रहता है, घर में शांत और सहयोगात्मक वातावरण की अपेक्षा करते हैं।

परीक्षाओं का तनाव का सामना करने के उपाय

- यह समझना कि तनाव क्या है
- तनाव के प्रारंभिक लक्षणों की जानकारी होना
- तनाव का सामना करने के उपाय सीखना

तनाव और दुश्चिंता

तनाव, किसी अप्रिय स्थिति के प्रति दर्शाई जाने वाली शारीरिक प्रतिक्रिया है। यह शारीरिक, मानसिक और भावनात्मक अनुभवों का मिलाजुला रूप है, जो दबाव, चिंता और परेशानी के कारण उत्पन्न होते हैं। परीक्षा से पहले और परीक्षा के दौरान बच्चों के मन में चिंता की अस्थायी भावनाएँ उत्पन्न होती हैं। उनके लिए तनाव का सामना करने के तरीके सीखना बहुत आवश्यक है, क्योंकि तनाव होने पर विषय का पूरा ज्ञान होने और कड़ी मेहनत के बावजूद विद्यार्थी अपने प्रश्नों को ठीक ढंग से हल नहीं कर पाते।

तनाव के लक्षण

तनाव के शारीरिक लक्षण

तनाव उत्पन्न होने पर, निम्नलिखित में से कोई एक या सभी लक्षण उत्पन्न हो सकते हैं: भूख में परिवर्तन – बहुत अधिक खाना या खाने की इच्छा न होना; नींद न आना; बार-बार पेशाब आना; बहुत अधिक पानी पीना; बार-बार शौच के लिए जाना या कब्ज़ होना; शरीर के किसी हिस्से में दर्द होना – सिरदर्द, पेटदर्द, मांसपेशियों में दर्द, शरीर में दर्द होना, साँस लेने में कष्ट होना – छाती में दबाव महसूस होना या जल्दी-जल्दी साँस लेना या दिल की धड़कन बढ़ जाना।

सरल शब्दों में, तनाव से ऐसे लक्षण उत्पन्न हो सकते हैं जिनसे व्यक्ति बीमार महसूस करने लगता है।

तनाव के मानसिक लक्षण

तनाव के प्रमुख मानसिक लक्षण हैं: ध्यान केंद्रित करने तथा हाथ के काम पूरे करने में असफल रहना। तनाव के अन्य मानसिक लक्षणों में डरना, लगातार घबराना, उदास, अवसादग्रस्त रहना, थकान या शक्तिहीन महसूस करना शामिल हैं। तनावग्रस्त व्यक्ति को अधिक क्रोध आता है और वह आक्रामक, चिड़चिड़ा तथा अशांत रहता है।

तनाव का सामना करने के उपाय

- गहरी साँस लें, श्वसन व्यायाम करें, मन को शांत करने वाले व्यायाम करने, ध्यान लगाने या योगाभ्यास करने का प्रयास करें। इन्हें नियमित रूप से करने पर आप तनावमुक्त रहेंगे। बाज़ार में यह तकनीकें सिखाने वाली अनेक पुस्तकें और ऑडियो/वीडियो कैसेट उपलब्ध हैं।
- तनाव दूर करने का सबसे अच्छा उपाय हँसना है। कोई कॉमिक या हास्य पुस्तक पढ़ें, कार्टून फ़िल्म देखें या मित्रों और परिवारजनों के साथ मिलकर चुटकुले सुनें-सुनाएँ।
- संगीत का मन पर शांतिकारक प्रभाव पड़ता है। कोई मनपसंद संगीत सुनें।
- अपने मन की भावनाएँ किसी ऐसे व्यक्ति को बतायें जिस पर आप विश्वास और प्रेम करते हों। यह व्यक्ति कोई मित्र या घर का सदस्य हो सकता है। अपने भय और भावनाओं को अभिव्यक्त करना, तनावमुक्ति का एक अच्छा उपाय है।
- कुछ न करें – यूँ ही बैठे रहें। समुद्र या सूर्यास्त अथवा कोई सुंदर चित्र देखें। किसी सुंदर झरने, बर्फ से ढकी पर्वतमालाओं या हरे-भरे मैदानों की कल्पना करें। इससे आपको शांति महसूस होगी।

परीक्षा के दिनों में क्या खाएँ

अधिकांश विद्यार्थी और अभिभावक यह नहीं जानते कि पढ़ाई और परीक्षा के दौरान अच्छा आहार लेना बहुत महत्त्वपूर्ण होता है। दूसरी ओर, अधिकांश विद्यार्थियों को परीक्षा के दौरान खाने की गलत आदतें लग जाती हैं, वह भूख न लगने के कारण खाना छोड़ देते हैं, या बार-बार खाते रहते हैं अथवा थोड़ी-थोड़ी मात्रा में उच्च कैलोरी युक्त जंक आहार (junk food) खाते रहते हैं।

याद रखने योग्य साधारण बातें

- सुबह का नाश्ता कभी न छोड़ें। यदि आप सुबह का नाश्ता नहीं खाते, तो दोपहर के भोजन के समय तक, आपको अपना अंतिम भोजन खाए 10–12 घंटे बीत चुके होते हैं। अधिक समय खाली पेट रहने से शरीर में रक्त-शर्करा का स्तर गिर जाता है और आपके शरीर का ऊर्जा-स्रोत खाली हो जाता है। अल्प रक्त-शर्करा या हाइपोग्लाइसीमिया होने से स्मरणशक्ति पर अस्थायी प्रभाव पड़ता है और ध्यान केंद्रित करने तथा प्रश्नों को हल करने में कठिनाई होती है।

- नाश्ते में उच्च-शर्करा युक्त खाद्य पदार्थ खाने से ऊर्जा के स्तर में अचानक वृद्धि हो जाती है, किंतु इसके बाद रक्त-शर्करा का स्तर शीघ्र गिर जाता है और आप थकान महसूस करने लगते हैं। शरीर में एक बार फिर उच्च-शर्करा युक्त भोजन की लालसा उत्पन्न होने लगती है और उच्च तथा निम्न शर्करा का दुष्चक्र चलने लगता है, जो ख़तरनाक होता है। अतः, ध्यान रखें कि आपके नाश्ते में जटिल कार्बोहाइड्रेट, जैसे अनाज (सीरियल) अवश्य मौजूद हों जो शरीर में काफ़ी समय तक रक्त-शर्करा का उचित स्तर बनाए रखने में मदद करते हैं ताकि दोपहर के भोजन के समय तक शरीर में ऊर्जा बनी रहे।
- अधिक वसायुक्त भोजन आलस्य उत्पन्न करते हैं और ध्यान केंद्रित करने की क्षमता को प्रभावित करते हैं।
- स्वस्थ और हल्का भोजन लें जिसमें बहुत-से ताज़े फल और सब्ज़ियाँ शामिल हों। फास्ट फूड से अच्छा पोषण नहीं मिलता, अपितु अधिक वसा, लवण और ज़्यादा कैलोरी प्राप्त होती हैं।

पर्याप्त नींद लेना भी अतिआवश्यक है

यदि आप एक या दो दिन कुछ कम नींद लेते हैं, तो आपका शरीर अगले दो दिनों में इस कमी को पूरा कर लेता है। किंतु, यदि आप लगातार कई दिनों तक कम सोते हैं, तो शरीर नींद की कमी के इन घंटों को ऋण के रूप में जमा कर लेता है और आप निद्रा-वंचन सिण्ड्रोम (स्लीप डेप्रिविएशन सिण्ड्रोम) से ग्रस्त हो जाते हैं। तब आप थकान, उनींदापन महसूस करते हैं तथा क्रोधी और चिड़चिड़े हो उठते हैं। सिरदर्द और शरीरदर्द होने लगता है, आपकी पाचनशक्ति ख़राब हो जाती है और आप ध्यान लगाकर नहीं पढ़ पाते। आपने अक्सर सुना होगा कि कई छात्र परीक्षा के दौरान सब कुछ भूल जाते हैं। इसका कारण यह है कि मस्तिष्क थका हुआ होता है और परीक्षा की नाज़ुक घड़ी में काम करना बंद कर देता है।

- अधिकांश विद्यार्थी देर रात तक पढ़ते रहते हैं और सोचते हैं कि ऐसा करने से उनके अच्छे अंक आयेंगे। शरीर और मस्तिष्क के लिए ऊर्जा संचित करने और स्वस्थ रहने के लिए 6 से 8 घंटे की नींद लेना बहुत ज़रूरी है।
- परीक्षाओं के दौरान और परीक्षाओं से पहले दो महीनों में रात-रात भर जागने और पाठ रटते रहने की तुलना में पूरी नींद लेना अधिक महत्त्वपूर्ण है। और, अच्छे परिणाम पाने के लिए, पूरे वर्ष ध्यान से की गई पढ़ाई अंतिम दो महीनों में की गई रटाई से कहीं अधिक लाभदायक होती है।

परीक्षाओं के दिनों में भरपूर नींद कैसे लें ?

- दोपहर में अधिक देर तक न सोएँ। कुछ देर की झपकी अधिक लाभदायक रहती है।
- जहाँ तक संभव हो, हर रात सोने का समय निर्धारित कर लें।
- सोने से एक घंटा पहले, अपनी संवेदन प्रणाली को उत्तेजित न करें, जैसे तेज़ संगीत न सुनें या अधिक टेलीविज़न न देखें। इसके अतिरिक्त, किसी बहस या लड़ाई-झगड़े में न पड़ें।
- सोने से तीन घंटे पहले, कोई ऐसा भोजन या पेय पदार्थ न लें जिसमें चॉकलेट या कैफ़ीन हो, सोडायुक्त पेय भी न लें।

- कैफ़ीन की अल्प मात्रा उद्दीपक का काम करती है और आपको जगाए रखती है, अतः, दिन में एक बार या थके होने पर एक कप कॉफ़ी लेना ठीक रहता है। बहुत अधिक कॉफ़ी पीने से इसकी लत लग जाती है और इसके दुष्प्रभाव, जैसे कँपकँपी, नब्ज़ की गति में वृद्धि, चिड़चिड़ापन, अम्लता और पेटदर्द हो सकते हैं।

पढ़ने का उचित समय क्या है ?

प्रत्येक व्यक्ति का शारीरिक कार्यचक्र भिन्न होता है। सबसे पहले अपने शरीर के कार्यचक्र को समझें।

- जो बच्चे सुबह जल्दी उठ जाते हैं और पढ़ने के लिए ताज़ा महसूस करते हैं, उन्हें लार्क (लवा चिड़िया) कहते हैं।
- जो बच्चे देर रात तक पढ़ सकते हैं, किंतु सुबह ताज़ा महसूस नहीं करते, उन्हें आउल (उल्लू) कहते हैं।

माता–पिता को अपने बच्चे का शारीरिक क्रियाचक्र समझना चाहिए और उन्हें अपनी शारीरिक प्रवृत्ति के विपरीत काम करने के लिए मजबूर नहीं करना चाहिए।

शारीरिक व्यायाम

जैसे शरीर और मस्तिष्क की तंदरुस्ती के लिए अच्छा पोषण और पर्याप्त नींद अनिवार्य है, उसी प्रकार, विशेष रूप से परीक्षाओं के तनावपूर्ण समय में, शारीरिक कार्य करना भी ज़रूरी होता है।

दुर्भाग्यवश, अधिकांश विद्यार्थी परीक्षाओं के दौरान समय की कमी के कारण सभी प्रकार के व्यायाम छोड़ देते हैं। छात्रों को लम्बा समय स्कूल में बिताने के बाद, अक्सर एक से दूसरी कोचिंग क्लास में दौड़ना पड़ता है। अधिकांश बच्चे कहते हैं कि परीक्षाओं के समय कम समय रहने के कारण वे पहले ही तनावग्रस्त रहते हैं और उनके पास व्यायाम के लिए समय नहीं होता। सत्य यह है कि परीक्षाओं के दौरान व्यायाम करना अधिक महत्त्वपूर्ण होता है, क्योंकि यह तनाव दूर करता है और स्वास्थ्य के लिए भी लाभकारी है। घर के भीतर बैठकर किए जाने वाले कामों, जैसे टेलीविज़न देखने, इलेक्ट्रोनिक गेम्स खेलने और कम्प्यूटर के सामने बैठने में कोई शारीरिक क्रिया नहीं होती।

- प्रत्येक छात्र को प्रतिदिन 60 मिनट और कम-से-कम 30 मिनट किसी शारीरिक गतिविधि या व्यायाम में बिताने चाहिए। वे घर से बाहर कोई खेल खेल सकते हैं, किसी इनडोर जिम्नेज़ियम में व्यायाम कर सकते हैं, रस्सी कूद सकते हैं या ऐराबिक व्यायाम अथवा योगाभ्यास कर सकते हैं। और कुछ नहीं, तो कम-से-कम म्यूज़िक लगाकर 30 मिनट तक एक ही स्थान पर जॉगिंग या डांस कर सकते हैं।
- व्यायाम न करने का तात्पर्य है कि आपके शरीर को "उचित देखभाल और पोषण" प्राप्त नहीं हो रहा है और आपके शरीर में कई समस्याएँ उत्पन्न हो सकती हैं। इनमें ऊर्जा की कमी होना, अधिक नींद आना, सिरदर्द, मांसपेशियों में दर्द, थकान और मानसिक समस्याएँ, जैसे उदासी या अवसाद (डिप्रेशन), ध्यान केंद्रित करने में असफलता और याददाश्त में कमी, इत्यादि शामिल हैं।

- नियमित रूप से ऐरोबिक या वायुजीवी व्यायाम करने से हमारे शरीर में एण्डोर्फिन नामक हॉर्मोनों का स्राव होता है। यह हॉर्मोन तनाव, अवसाद और चिंता की भावना दूर करते हैं जिन्हें परीक्षाओं के दिनों में सभी विद्यार्थी महसूस करते हैं, और व्यक्ति के मन में ख़ुशी की भावना का संचार करते हैं। यह मन में "प्राकृतिक सुखानुभूति" जगाते हैं जो काफ़ी समय तक बनी रहती है और नशीली दवाओं या कैफ़ीन जैसे उद्दीपकों की तुलना में अधिक सुरक्षित होते हैं।
- नियमित व्यायाम से आपको केवल परीक्षाओं के दौरान ही नहीं, अपितु शेष जीवन में भी लाभ होता है। जीवन लम्बा हो जाता है और मोटापे, उच्च रक्तचाप, दिल के दौरे, मधुमेह, कैंसर और अवसाद का जोखिम कम हो जाता है। व्यायाम से वज़न कम होने के कारण आपको अपने बारे में सुखद अनुभूति होती है।

पढ़ने की आदतें

- परीक्षण द्वारा स्वयं यह पता लगायें कि आपके लिए अधिक उपयुक्त क्या है और उसी के अनुसार अपनी पढ़ाई को सरल बनाएँ। इस पर कोई निश्चित नियम लागू नहीं होता। जो आदत आपकी अधिक-से-अधिक पढ़ाई करने में मदद करे, वही आदत आपके लिए सर्वश्रेष्ठ है।
- पता लगायें कि अपने घर या शयनकक्ष के किस स्थान पर आप सबसे अधिक ध्यान लगाकर पढ़ सकते हैं और सबसे कम बाधा उत्पन्न होती है। पढ़ाई के लिए वही स्थान चुनें।
- कुछ छात्रों के लिए एक ही स्थान पर बैठे रहना बहुत उबाऊ हो सकता है। ऐसा होने पर अपना स्थान बदलते रहें।
- कुछ छात्रों को धीमा संगीत शांतिदायक महसूस होता है और तनाव घटता है, जबकि कुछ को इससे अशांति महसूस होती है।
- कुछ छात्र 2 से लेकर 4 घंटे तक लगातार पढ़ सकते हैं। कुछ अन्य छात्र बीच-बीच में छोटे विराम लेकर अधिक अच्छी तरह पढ़ पाते हैं, जिसमें वे टेलीविज़न देखते हैं, कोई पेय या अल्पाहार लेते हैं या परिवार के सदस्यों से बातचीत करते हैं।
- पता लगायें कि आप किस समय – रात में या प्रातःकाल जल्दी उठकर अच्छी तरह पढ़ पाते हैं, और अपना पढ़ने का समय उसी के अनुसार निर्धारित करें।

अतिरिक्त सुझाव

- परीक्षा के लिए तैयारी करते समय एक टाइम टेबल बना लें जो आपकी परीक्षाओं के समय के अनुकूल हो। उदाहरण के लिए, यदि आपकी परीक्षाएँ दोपहर में होनी हों, तो दोपहर के समय में पूरी तरह सजग रहें और यह समय पढ़ने और प्रश्नपत्र हल करने में व्यतीत करें। इस समय सोएँ नहीं या आराम न करें।
- परीक्षा के लिए घर से निकलने से एक घंटे पहले ही भोजन कर लें ताकि आपका पेट न तो बहुत अधिक भरा हो और न ही आपको भूख लगी हो। यदि आवश्यक हो, तो घर से निकलने से पहले या रास्ते में अल्पाहार ले लें। ऐसा करने से आपका मस्तिष्क और शरीर दोनों सजग रहेंगे।

कुछ कुशल उपाय

- अच्छा टाइम टेबल बनाएँ और उसका पालन करें। सफलता के लिए समय का प्रबंधन बहुत महत्त्वपूर्ण है।
- ध्यान रखें कि आप सभी विषयों को ध्यान लगाकर पढ़ते हैं, किंतु उनकी प्राथमिकताएँ निर्धारित कर लें। उन विषयों को अधिक समय दें जिनमें आप कमज़ोर हैं। इन विषयों को उस समय पढ़ें, जब आपका मस्तिष्क तरोताज़ा महसूस कर रहा हो और थकान महसूस करने पर सरल विषयों को दोहराएँ।
- पढ़े हुए पाठों को दोहराते रहें, ताकि परीक्षा के समय आप इन्हें सरलता से याद रख पाएँ। अक्सर पाठ दोहराते रहने से परीक्षा में मदद मिलती है।
- छोटे वाक्य याद रखना आसान होता है।
- कठिन विषयों को समूह में बैठकर पढ़ने से लाभ होता है।

परीक्षा से पहले प्रयोग के लिए कुछ सुझाव

- परीक्षा से पहले दोहराने के लिए कुछ नोट तैयार कर लें, क्योंकि परीक्षा से पहली रात को सम्पूर्ण विषय सामग्री को दोहराने का प्रयास करना असम्भव होता है और इससे केवल थकान होती है। पढ़ते समय पिछली असफलताओं के बारे में सोचकर उदास न हों और अगले परिणामों की चिंता न करें।
- पाठ दोहराने का काम आख़िरी मिनटों के लिए नहीं छोड़ें। आख़िरी मिनटों में रटाई करने से आपका तनाव बढ़ेगा और तब, आप परीक्षा हॉल में जाने पर सब कुछ भूल भी सकते हैं।
- परीक्षा हॉल में जाने के बाद भी पढ़ते न रहें। गहरी श्वास लें और अपने मन को शांत होने दें।
- परीक्षा से पहली रात अच्छी तरह सो लें, क्योंकि इससे आपको प्रश्नपत्र अच्छी तरह हल करने में मदद मिलेगी। परीक्षा से पहली रात देर तक पढ़ने से केवल थकावट बढ़ती है और यदि आपने पूरे वर्ष ठीक ढंग से पढ़ाई की है और अब पूरी तैयारी कर ली है, तो देर रात तक जागने से कोई अंतर नहीं पड़ेगा।

माता–पिता की सहायक भूमिका

- माता–पिता को अपने बच्चों को अपनी पढ़ाई व्यवस्थित करने और टाइम टेबल बनाने में उचित मार्गदर्शन देना चाहिए।
- माता–पिता को अपने बच्चों को सही प्रकार की प्रेरणा और शांतिपूर्ण वातावरण उपलब्ध कराना चाहिए। उन्हें अपने बच्चे को प्रेरित करना चाहिए कि वे स्वयं में आत्मानुशासन और आत्मविश्वास के साथ-साथ उपलब्धि की भावना उत्पन्न करें।
- माता–पिता को अपने बच्चों को भावनात्मक सहयोग देने के लिए हमेशा उपलब्ध रहना चाहिए। ऐसा न करके, महँगे स्कूल और ट्यूशन पर बहुत अधिक धन ख़र्च करने से कोई लाभ नहीं होता।

- माता–पिता को अपने बच्चे का आत्मविश्वास बनाए रखने में मदद करनी चाहिए, विशेष रूप से तब, जब वह कम अंक या निम्न श्रेणी पाने पर हतोत्साहित हो गया हो।
- माता–पिता को अपने बच्चों के सामने अपनी चिंताएँ प्रकट नहीं करनी चाहिए। उन्हें तनावमुक्त रहने के उपाय सीखने चाहिए, ताकि वे स्वयं अपनी और अपने बच्चे की मदद कर सकें।
- माता–पिता को अपने बच्चे की क्षमता के अनुसार, यथार्थवादी दृष्टिकोण अपनाते हुए, उसके लक्ष्य वास्तविकता के आधार पर निर्धारित करने चाहिए।
- माता–पिता को शिक्षा संबंधी समस्याएँ पारिवारिक मतभेदों के साथ नहीं मिलाना चाहिए।
- माता–पिता को बच्चों के बारे में सकारात्मक बातें कहते हुए, अच्छे अंक लाने के लिए उन्हें प्रोत्साहित करना चाहिए।
- यदि माता–पिता को लगता है कि उनका बच्चा ठीक ढंग से नहीं पढ़ पा रहा है तो यह जानने के लिए कि उसमें सीखने में कमी जैसा कोई विकार नहीं है या वह किसी चिंता या अवसाद से ग्रस्त नहीं है, व्यावसायिक सहायता लेनी चाहिए।
- माता–पिता को बच्चे के साथ किचकिच नहीं करनी चाहिए या पिछले परिणामों को लेकर भला-बुरा नहीं कहते रहना चाहिए।
- माता–पिता को समझना चाहिए कि अधिक दबाव देने पर कुछ बच्चे सोचते हैं कि कोशिश करके असफल रहने से, कोशिश नहीं करना कहीं अधिक बेहतर होगा। तब बच्चा अच्छा न कहलाने की तुलना में, आलसी कहलाना अधिक पसंद करता है।
- माता–पिता को अपने बच्चे के सर्वश्रेष्ठ परिणामों के लिए घर का वातावरण हँसी-मज़ाक से परिपूर्ण और तनावमुक्त बनाए रखना चाहिए।

छात्रों को केवल उनके परिणाम ही नहीं, बल्कि उनके परिणामों पर माता–पिता, स्कूल और समाज की प्रतिक्रिया अधिक परेशान करती है।

बच्चों को सबसे अधिक यह प्रश्न परेशान करता है कि यदि उनका परिणाम अच्छा न रहा तो वे अपने परिवार की निराशा का सामना कैसे करेंगे। माता–पिता को अपने बच्चे द्वारा किए गए परिश्रम की प्रशंसा करनी चाहिए। उन्हें बच्चे को यह महसूस कराना चाहिए कि वे समझते हैं कि उसने कड़ी मेहनत की है और उसके अंक आशा के अनुकूल नहीं आए, तो उसका अपमान नहीं किया जायेगा और न ही उसका उपहास बनाया जायेगा। वास्तव में, ऐसे समय माता–पिता को उसे सहारा देना चाहिए और कोई वैकल्पिक कैरियर चुनने में मदद करनी चाहिए।

परीक्षाओं के परिणाम आने पर कई बच्चों द्वारा की जाने वाली आत्महत्याओं का कारण माता–पिता या स्कूल का दबाव, संगी-साथियों की प्रतिक्रिया और बच्चे में अपनी असफलता को सहन करने की अक्षमता होती है। यदि परिवार के सदस्य परिणामों पर वास्तविक स्थिति के आधार पर अपनी प्रतिक्रिया दर्शाएँ, तो इनसे बचा जा सकता है।

स्कूलों में यौन शिक्षा*

मिथकः यौन शिक्षा देने से किशोर की यौन सक्रियता में वृद्धि होती है।

वास्तविकताः यह भय माता–पिता और स्कूल प्राधिकारियों के मन में आमतौर से पाया जाता है। अधिकांश लोग यह महसूस करते हैं कि यौन शिक्षा देने का तात्पर्य बच्चों को स्वच्छंद बनाना है; यौन शिक्षा प्राप्त करने पर शायद वे सोचेंगे कि उन्हें यौन क्रिया की अनुमति मिल गई है और वे प्रयोग करने लगेंगे। वास्तव में, सच इससे विपरीत होता है। विश्व स्वास्थ्य संगठन (डब्ल्यूएचओ) द्वारा कई देशों में किए गए अनेक अध्ययनों में बार-बार यही पाया गया है कि यौन शिक्षा से स्कूली छात्र अपने यौन-व्यवहार के प्रति अधिक ज़िम्मेदार हो जाते हैं। सबसे अधिक महत्त्वपूर्ण बात यह होती है कि वे कम आयु में रतिक्रिया में लिप्त नहीं होते। जब भी वे रतिक्रिया करते हैं तो गर्भनिरोधकों का अधिक प्रयोग करते हैं जिससे किशोरावस्था में अनचाहे गर्भ और यौन संक्रमणों (एसटीआइ) की समस्या में कमी होती है, जिसमें एचआईवी/एड्स भी शामिल है। इसके लिखित प्रमाण मिलते हैं कि एचआईवी/एड्स के लगभग 50% मामले 15–24 वर्ष की आयुवर्ग में पाए जाते हैं।

मिथकः भारत में विवाह पूर्व संभोग के मामले नहीं होते।

वास्तविकताः यद्यपि, अनेक माता–पिता इस मिथक पर विश्वास करना चाहेंगे, किंतु भारत के अनेक राज्यों में जूनियर कॉलेजों में किए गए अध्ययनों में विवाहपूर्व यौन संबंधों की घटनाएँ 3%–27% तक पाई गईं। हमें इस बदलते परिवेश को स्वीकार करना होगा और एक वयस्क के रूप में यह समझना होगा कि किशोर युवाओं को इस बारे में आवश्यक जानकारी और अल्पायु में असुरक्षित यौन संबंधों के परिणामों से बचाव के लिए ज्ञान प्रदान करना हमारी ज़िम्मेदारी है।

यौन शिक्षा

हमें अपने बच्चों को न केवल संभोग, कण्डोम और यौन संक्रमणों के बारे में बताना होगा, बल्कि इससे आगे बढ़कर, हमें उनकी यौन आवश्यकताओं, नैतिक और पारिवारिक मूल्यों, वैवाहिक संबंधों, इत्यादि के बारे में भी शिक्षित करना होगा। "यौन शिक्षा" शब्द अधिकांश अभिभावकों और स्कूलों के प्रधानाध्यापकों के मन में विरक्ति उत्पन्न करने के अतिरिक्त, लोगों के मन में गलत भावनाएँ भी उत्पन्न करता है। इंडियन अकेडमी ऑफ पीडिएट्रिक्स द्वारा इसके लिए "पारिवारिक जीवन की शिक्षा" (एफएलई) शब्दावली का प्रयोग किया गया है। भारत सरकार ने किशोर शिक्षा कार्यक्रम (एडोलेसेंट एजुकेशन प्रोग्राम-एईपी) नाम से एक कार्यक्रम प्रारंभ किया है, जिसके एक भाग में यौन शिक्षा भी प्रदान की जाती है।

कुछ शब्दों की व्याख्या करना ज़रूरी है।

यौन एक जीव वैज्ञानिक शब्द है – जिससे यह पता चलता है कि कोई व्यक्ति जन्म के समय नर है या मादा।

***किशोरों के माता–पिताओं के अक्सर पूछे जाने वाले प्रश्नों में से एएसीसीआई की अनुमति से प्रकाशित। भावे एसवाई (एड). मुम्बईः प्रियदर्शिनी अकेडमी, 2007।**

लिंग शब्द से पता चलता है कि कोई व्यक्ति व्यवहार में अंतर, जैसे पोशाक पहनने के तरीके, कामकाज या समाज में उसकी हैसियत के आधार पर पुरुष है या स्त्री। ये विशेषताएँ संस्कृति पर निर्धारित के कारण विभिन्न संस्कृतियों में भिन्न-भिन्न हो सकती हैं।

लैंगिकता का तात्पर्य है कोई व्यक्ति अपने शरीर के बारे में कैसा महसूस करता है और अपनी मान्यताओं के आधार पर कैसा व्यवहार करता है। प्रत्येक व्यक्ति में व्यक्तिगत यौन प्रवृत्ति पाई जाती है। यौन प्रवृत्ति में सभी प्रकार के रिश्ते और स्वयं को यौन संदर्भ में अभिव्यक्त करने के तरीके शामिल होते हैं। यह हमारे व्यक्तित्व के विभिन्न भागों से मिलकर बनती है जिसमें हमारी संवेदनशीलता और पसंद-नापसंद शामिल होते हैं। हमारा लिंग और यौन प्रवृत्ति हमारी लैंगिकता के भाग हैं।

युवाओं को प्रजनन और लैंगिकता के बारे में शिक्षित करने की सही आयु क्या है ?

यौन शिक्षा 8वीं या 9वीं कक्षा से शुरू कर देनी चाहिए। शैशवकाल में यह शिक्षा घर पर ही प्रारंभ कर देनी चाहिए, उदाहरण के लिए बच्चे को शरीर के अंगों के नाम बताते समय हम जननेन्द्रियों के नाम छोड़ देते हैं या "शू-शू" "छी-छी" जैसे शब्दों का प्रयोग करते हैं। सबसे पहले हमें वयस्क के रूप में अपनी लैंगिकता के प्रति सहज महसूस करना होगा, ताकि हम "लिंग", "अण्डकोष" और "योनि" जैसे शब्दों को उसी सहजता से बोल सकें, जितनी सहजता से हम कान, नाक और आँख कहते हैं। बच्चे अपने जननांगों के बारे में उतना ही सामान्य महसूस करते हुए बड़े होने चाहिए जितना वे अपने शरीर के दूसरे अंगों के बारे में सहज महसूस करते हैं। यदि वे उत्सुकतावश कोई प्रश्न पूछते हैं तो उन्हें यह महसूस नहीं कराना चाहिए कि वे कोई शर्मनाक प्रश्न पूछ रहे हैं, अपितु साफ़–साफ़ बताना चाहिए कि लड़के और लड़कियों के जननांगों में अंतर होता है।

यदि बच्चा अन्य लोगों के सामने नग्नावस्था में आ जाता है, तो बड़े लोगों को उसका अपमान नहीं करना चाहिए, क्योंकि ऐसा करने से उनके मन में यह भावना घर कर जाती है कि जननांग गंदे होते हैं और उनके बारे में बात करना शर्मनाक होता है। बच्चे को जांघिया पहनने के लिए कहते समय उसे यह समझाना चाहिए, कि इन अंगों को इस लिए ढक कर रखना ज़रूरी होता है क्योंकि यह बहुत नाज़ुक होते हैं और इनकी सुरक्षा करना ज़रूरी होता है, इसलिए नहीं कि हमें इन पर शर्म आती है। बच्चे को अल्पायु में ही यह जता देना चाहिए कि गुप्तांगों को खुला छोड़ना या छूना ठीक नहीं होता, क्योंकि ऐसा करने से इनमें संक्रमण हो सकता है।

बच्चों को कुछ निर्देश भी देने चाहिए जिससे वे स्वयं को यौन उत्पीड़न या छेड़छाड़ से बचाए रख सकें। जब वे बड़े होते हैं तो उन्हें बता देना चाहिए कि उन्हें अपने जननांग, केवल कपड़े बदलने या सफ़ाई के लिए अपनी माँ या कुछ विश्वसनीय बड़े लोगों के अतिरिक्त, किसी अन्य बच्चे या बड़े को छूने नहीं देने चाहिए। बच्चे को ऐसे स्पर्श के लिए "ना" कहने और ऐसी कोई घटना होने पर अपनी माता को बता देने की शिक्षा देनी चाहिए। अतः, हमें अल्पायु से ही बच्चों के मन में "अच्छे स्पर्श" या "बुरे स्पर्श" की धारणा को मजबूत बना देना चाहिए।

यौन शिक्षा आयु के अनुकूल होनी चाहिए। उदाहरण के लिए, सभी लड़कियों को यौवनारंभ में होने वाले शारीरिक परिवर्तनों और मासिक धर्म के बारे में, यह परिवर्तन प्रारंभ होने से पहले ही, 9–10 वर्ष की आयु में बता देना चाहिए। यदि उसे इससे कम आयु में इन बातों की थोड़ी-बहुत जानकारी हो और वह इनके बारे में अधिक जानकारी पाना चाहती हो, तो सबसे पहले यह पता लगा लेना चाहिए कि उसे अधिक जानकारी की क्या आवश्यकता है और उसे पहले से क्या-क्या पता है। इसके बाद ही उसे आवश्यकतानुसार जानकारी देनी चाहिए। लड़की को पता होना चाहिए कि बलात्कार क्या होता है और वह इससे कैसे बच सकती है।

इसी प्रकार, लड़कों को यौवनावस्था के प्रारंभिक दौर में रात में होने वाले वीर्य पतन और इरेक्शन के बारे में बता देना चाहिए। यदि वे इससे पहले ही इस बारे में जानने की जिज्ञासा दर्शाते हैं, तो उनके प्रश्नों का सही उत्तर देना चाहिए, अन्यथा वे अन्य स्रोतों का आश्रय लेंगे और आधी-अधूरी जानकारी इकट्ठी कर लेंगे, जो उनके लिए ख़तरनाक हो सकती है। यदि वे पूछें, तो उन्हें हस्तमैथुन के बारे में भी बता देना चाहिए।

यदि माता–पिता अपने बच्चों के साथ सहज होकर बातचीत करते हैं, तो वे इन विषयों को सामान्य बातचीत में शामिल कर सकते हैं। उदाहरण के लिए, टेलीविज़न पर दिखाए जा रहे किसी दृश्य या समाचार पत्र में प्रकाशित समाचार, इत्यादि के आधार पर उन्हें उचित-अनुचित की जानकारी दे सकते हैं।

अधिकांश बच्चे संभोग के बारे में जानने पर अचंभित रह जाते हैं। यदि वे अपने माता–पिता के साथ काफ़ी खुलकर बात करते होंगे, तो वे अपनी माता से इस बारे में अवश्य प्रश्न पूछेंगे। उन्हें इसकी जानकारी बहुत साधारण और वैज्ञानिक तरीके से देनी चाहिए। यह जानने के लिए कि उन्हें इन प्रश्नों का उत्तर कैसे देना चाहिए या किन शब्दों का प्रयोग करना चाहिए, माता–पिता अपने मार्गदर्शन के लिए किसी अच्छी पुस्तक का सहारा ले सकते हैं। यदि माता–पिता को इस बारे में बात करने में संकोच हो रहा हो, तो उन्हें इस विषय की उपेक्षा नहीं करनी चाहिए, बल्कि बच्चे की जिज्ञासाएँ शांत करने के लिए, उसे किसी बालचिकित्सक या स्त्रीरोग विशेषज्ञ के पास ले जाना चाहिए।

वर्ष 2003 और 2004 में दिल्ली के विभिन्न सामाजिक-आर्थिक वर्गों के स्कूली बच्चों में किए गए दो सर्वेक्षणों से पता चला कि 97% लड़कों और 99% लड़कियों ने स्कूलों में यौन शिक्षा का समर्थन किया था। उनमें से अधिकांश चाहते थे कि उन्हें यह शिक्षा माता–पिता, अध्यापकों और अन्य एजेंसियों (अर्थात् डॉक्टर या कोई अन्य वयस्क व्यावसायिक) द्वारा दी जाये। बहुत कम बच्चे यह सूचनाएँ अपने मित्रों से प्राप्त करने के पक्ष में थे, किंतु यौन संबंधी समस्याओं पर वे अपने संगी-साथियों से ही चर्चा करना चाहते थे, जिनके साथ वे अधिक सहज महसूस करते थे।

माता–पिता, अध्यापकों और चिकित्सकों को किशोरों के साथ यौन विषयों पर बातचीत करने की ज़िम्मेदारी से बचना नहीं चाहिए। यदि हम अपने किशोर बच्चों को वैज्ञानिक जानकारी के

आधार पर यौन संबंधों तथा लैंगिकता के बारे में स्वस्थ्य प्रवृत्ति बनाए रखने की शिक्षा देंगे, तो हमारे बच्चे अपने संगी-साथियों, इंटरनेट और अन्य अश्लील स्रोतों से गलत सूचनाएँ एकत्र नहीं करेंगे।

क्या स्कूलों में कक्षाएँ लिंग के आधार पर विभाजित होनी चाहिए ?

अनेक अध्ययनों से पता चला है कि यौवनारंभ और लैंगिकता से संबंधित विषयों पर चर्चा करने के लिए, कक्षाओं को लिंग के आधार पर विभाजित करना अच्छा रहता है। यदि लड़कियों की कक्षा में महिला अध्यापिका और लड़कों की कक्षा में पुरुष अध्यापक हों, तो लड़कियाँ मासिक धर्म के बारे में और लड़के वीर्यपात के बारे में अधिक सहज होकर प्रश्न पूछते हैं। सह-शिक्षण संस्थानों की संख्या में लगातार वृद्धि होने और लड़के-लड़कियों के आपसी संबंधों में अधिक सहजता पनपने के कारण, निकट भविष्य में ऐसा समय भी आ सकता है, जब सह-शिक्षण संस्थानों में इन विषयों पर खुलकर बातचीत की जा सकेगी।

इन कक्षाओं का पाठ्यक्रम क्या होना चाहिए ?

यह पाठ्यक्रम नेशनल स्कूल एड्स एजुकेशन प्रोग्राम (एसएईपी) और एडोलसेंट एजुकेशन प्रोग्राग (एईपी) के दिशानिर्देशों के अनुरूप होना चाहिए। भारत सरकार ने सभी माध्यमिक और उच्चतर माध्यमिक स्कूलों में नेशनल स्कूल एड्स एजुकेशन प्रोग्राम (एसएईपी) को अधिक उन्नत बनाने और नेशनल पॉपुलेशन एजुकेशन प्रोग्राम, एडोलेसेंट रिप्रोडक्टिव एंड सेक्शुअल हेल्थ (अर्श) परियोजना के एक भाग के रूप में एडोलेसेंट एजुकेशन प्रोग्राम (एईपी) लागू करने का निर्णय लिया है।

एईपी एक शैक्षणिक कार्यक्रम है, जिसमें प्रजनन तथा लैंगिक स्वास्थ्य के बारे में विशुद्ध और उचित जानकारी प्रदान की जाती है तथा किशोरावस्था के दौरान होने वाली विकास प्रक्रिया पर, विशेष रूप से जैविक, मनोवैज्ञानिक, सामाजिक-आर्थिक और नैतिक आयामों के आधार पर ध्यान दिया जाता है। इस कार्यक्रम के उद्देश्य हैं: (1) किशोरावस्था में होने वाले विकास के बारे में जागरूकता उत्पन्न करना, (2) एचआईवी/एड्स और नशीले पदार्थों या दवाओं के सेवन पर सूचनाएँ प्रदान करना, तथा (3) जीवन क्षमता का विकास करना।

भारत में यौन शिक्षा किस प्रकार सफल हो सकती है ?

हमारा समाज अभी स्कूलों में यौन शिक्षा को स्वीकार करने के लिए तैयार नहीं है, अतः, हमें "यौन शिक्षा" के स्थान पर अधिक स्वीकार्य शब्दावली, जैसे "एईपी और एफएलई" का प्रयोग करना होगा। व्यापक स्तर पर सहमति प्राप्त करने के लिए, हमें जागरूकता फैलानी होगी और समुदायों तथा धार्मिक नेताओं का समर्थन प्राप्त करना होगा। यदि किशोरों की समस्याओं का समाधान करने वाले चिकित्सक, जैसे बालरोग विशेषज्ञ, स्त्रीरोग विशेषज्ञ, मनोचिकित्सक और अन्य डॉक्टर अध्यापकों और अभिभावकों के साथ मिलकर काम करेंगे, तो यौन शिक्षा को संभवतया अधिक स्वीकार्य बनाने में मदद मिलेगी।

मधुमेह*

मधुमेह या डायबिटीज़ मेलिटस (डीएम) **(Diabetes mellitus–DM)** एक दीर्घकालिक रोग है जिसमें रक्त और मूत्र में शर्करा का स्तर बढ़ जाता है, जिसे क्रमशः अतिग्लूकोसरक्तता (हाइपरग्लाइसीमिया) **(Hyperglycaemia)** और ग्लूकोसमेह (ग्लूकोसयूरिया) **(Glucosuria)** कहा जाता है। यह रोग शरीर में इन्सुलिन नामक हॉर्मोन के निस्राव में कमी होने से उत्पन्न होता है, जो रक्त-शर्करा को नियंत्रित करता है और यह अग्नाशय (पैनक्रियाज़) नामक ग्रन्थि की बीटा कोशिकाओं से स्रवित होता है।

मधुमेह जाँच करने के लिए, उसके रक्त में शर्करा के स्तर की दो बार जाँच की जाती है। रक्त का एक नमूना प्रातःकाल नाश्ता लेने से पूर्व लिया जाता है, जिसे फ़ास्टिंग ब्लड शुगर (एफबीएस) नमूना कहा जाता है। दूसरा नमूना 75 ग्राम ग्लुकोस पिलाने के बाद लिया जाता है और उसे पोस्ट प्रैण्डियल शुगर (पीपीएस) कहा जाता है।

- सामान्य एफबीएस <100 मिग्रा./डेली. और सामान्य पीपीएस <140 मिग्रा./डेली. होता है।
- यदि एफबीएस 110–125 मिग्रा./डेली. के बीच और पीपीएस 140–200 मिग्रा./डेली. के बीच हो, तो व्यक्ति में ग्लुकोस सहयता को असामान्य कहा जाता है, जो मधुमेह या डायबिटीज़ की प्रारंभिक अवस्था है। आहार नियंत्रण, व्यायाम और कुछ दवाएँ देकर रोगी को मधुमेह विकसित होने से बचाया जा सकता है।
- यदि एफबीएस 126 मिग्रा./डेली. से अधिक और पीपीएस 200 मिग्रा./डेली. से अधिक हो तो, रोगी को डायबिटीज़ मेलिटस नामक मधुमेह रोग से पीड़ित कहा जाता है और उसे नियमित उपचार देने तथा भावी जटिलताओं से बचाने के लिए निरंतर जाँच करने की आवश्यकता होती है।

रक्त-शर्करा के स्तर में एक बार असामान्यता आने का अर्थ यह नहीं होता कि व्यक्ति मधुमेह से ग्रस्त है। तनाव या कोई संक्रमण होने पर, अथवा कुछ दवाओं, जैसे स्टीरॉयडों के सेवन से रक्त-शर्करा में अस्थायी वृद्धि हो सकती है। ऐसी स्थिति में, यह पुष्टि करने के लिए कि व्यक्ति को मधुमेह है या नहीं, रक्त-शर्करा स्तर की दोबारा जाँच करानी चाहिए।

मधुमेह के प्रकार

- टाइप 1 डीएम (इन्सुलिन-डिपैंडेंट डीएम, अर्थात् आईडीडीएम, जिसे पहले जुवेनाइल या किशोरावस्था मधुमेह कहा जाता था) बीटा कोशिकाएँ नष्ट होने से उत्पन्न होता है जिसके परिणामस्वरूप शरीर में इन्सुलिन की कमी हो जाती है। बच्चों में पाए जाने वाले श्वसनी दमे (ब्रॉन्कियल एस्थमा) के बाद, यह दूसरा, सबसे अधिक होने वाला रोग है।
- टाइप 2 डीएम या मैच्योरिटी-ऑनसैट डायबिटीज़ (जिसे पहले नॉन-इन्सुलिन डिपैंडेंट डीएम,

*किशोरों के माता–पिताओं के अक्सर पूछे जाने वाले प्रश्नों में से एएसीसीआई की अनुमति से प्रकाशित। भावे एसवाई (एड). मुम्बईः प्रियदर्शिनी अकेडमी, 2007।

अर्थात् एनआईडीडीएम कहा जाता था) इन्सुलिन के प्रति प्रतिरोध होने या इन्सुलिन की अपेक्षाकृत कमी होने के कारण उत्पन्न होता है। इसके लक्षण अक्सर 40 वर्ष की आयु के बाद प्रकट होते हैं।

- किशोरों में टाइप 2 डीएम होने पर, उसे बच्चों में होने वाली मैच्योरिटी-ऑनसैट डायबिटीज या मोडी (**Maturity-onset diabetes–MODY**) कहा जाता है।
- गर्भवती महिलाओं में गर्भकालीन मधुमेह पाया जाता है जिसके शिशु पर अनेक दुष्प्रभाव पड़ सकते हैं। प्रायः, यह प्रसव के पश्चात् ठीक हो जाता है, किंतु कभी-कभी प्रसव के बाद भी रहता है।
- गौण या सैकेंडरी मधुमेह रोग अग्नाशय (पैनक्रियाज़) ग्रन्थि में कोई रोग, जैसे सिस्टिस फाइब्रोसिस, या एण्डोक्राइन रोग, जैसे कुँशिंग सिण्ड्रोम होने के बाद अथवा उच्च मात्रा में स्टीरॉयड देने के बाद अथवा कुछ औषधियाँ या विषाक्त पदार्थ (जैसे चूहे मारने की दवा, वैकर) खाने से उत्पन्न हो जाता है।
- डायबिटीज इनसिपिडस (**Diabetes insipidus**) या उदकमेह रक्त-शर्करा में या इन्सुलिन के स्राव में कोई असामान्यता होने पर उत्पन्न नहीं होता, अपितु यह मस्तिष्क में स्थित पिट्यूटरी ग्रन्थि का रोग है जिसमें रोगी अत्यधिक प्यास महसूस करता है और बार-बार मूत्र त्याग करता है (जिसमें शर्करा नहीं होती)।

टाइप 1 डायबिटीज़ मेलिटस

कुल मधुमेह रोगियों के 5%–10% रोगियों में यह रोग पाया जाता है। यह लगभग 5–7 वर्ष की आयु में वायरस संक्रमण के कारण, या यौवनारंभ के दौरान वृद्धि हॉर्मोन लैंगिक स्टीरॉयडों के स्तर में वृद्धि होने पर उत्पन्न होता है। भारत में इस रोग का धीरे-धीरे बढ़ने वाला रूप पाया जाता है।

टाइप 1 डीएम के कारण

आनुवंशिक कारण: किसी व्यक्ति में टाइप 1 डीएम उत्पन्न होने का ख़तरा पिता के रोगग्रस्त होने पर 7% और माता के रोगग्रस्त होने पर 4% होता है। यदि व्यक्ति का भाई या बहन इस रोग से ग्रस्त हो, तो रोग आरंभ होने के समय भाई या बहन की आयु के आधार पर यह ख़तरा 3% से 6% के बीच होता है।

पर्यावरण और अन्य कारण: विभिन्न कारणों से अग्नाशय (पैनक्रियाज़) की बीटा कोशिकाएँ नष्ट हो जाती हैं। इन कारणों में संक्रमणकारी एजेंट (वायरस, जैसे कनफेड़ का वायरस), पर्यावरण में पाए जाने वाले विषाक्त पदार्थ, पोषण-संबंधी कारण और तनाव शामिल हैं। बीटा कोशिकाएँ अग्नाशय के रोगों, जैसे सिस्टिक फाइब्रोसिस होने पर, कुछ औषधियों, जैसे इंटरफेरोन से तथा आनुवांशिक सिण्ड्रोम, जैसे डाउन सिण्ड्रोम (मंगोलिज़्म) के कारण भी नष्ट हो जाती हैं। शिशुओं को अल्प आयु में गाय का दूध पिलाने से दूध के प्रोटीनों से अग्नाशय में एलर्जी हो सकती है और अग्नाशय ख़राब हो सकता है। व्यक्ति की स्वप्रतिरक्षा शक्ति में दोष होने से अग्नाशय पर बुरा प्रभाव पड़ता है जिससे अन्य ग्रन्थियों, जैसे एड्रीनल और थॉयराइड को भी हानि पहुँचती है।

प्राकृतिक कारण

व्यक्ति में यह रोग आनुवंशिक भी हो सकती है, किंतु बीटा कोशिकाओं के क्षय की प्रक्रिया वातावरण से प्रेरित होती है। यह प्रक्रिया एक बार प्रारंभ हो जाने के बाद, निरंतर जारी रहती है। प्रारंभ में, इसके लक्षण कोई संक्रमण या तनाव होने पर ही दिखाई देते हैं। शरीर में 80% से अधिक बीटा कोशिकाएँ नष्ट हो जाने के बाद ये लक्षण निरंतर दिखाई देते हैं।

क्या टाइप 1 डीएम का इलाज सम्भव है ?

यह अवधारणा कि मधुमेह को दूर किया जा सकता है, केवल एक भ्रम है, क्योंकि मधुमेह जीवनपर्यंत रहने वाला रोग है। अनेक लोग मानते हैं कि मधुमेह का इलाज सम्भव है क्योंकि प्रारंभिक निदान के बाद अच्छा उपचार करने पर, धीरे-धीरे इन्सुलिन की आवश्यकता घटने लगती है। लगभग 40% रोगियों में, इन्सुलिन की ख़ुराक को कुछ सप्ताह से लेकर कुछ महीनों के लिए बंद कर दिया जाता है। इस प्रक्रिया के कारण, जिसे "हनीमून फिनोमेना" कहा जाता है, लोग यह मानने लगते हैं कि बच्चा रोगमुक्त हो गया है। किंतु, इस राहत के तुरंत बाद, रोग दोबारा तेज़ी से फ़ैलता है और बच्चे या किशोर को जीवन भर इन्सुलिन की दैनिक ख़ुराक के सहारे जीना पड़ता है।

टाइप 1 डीएम के लक्षण क्या हैं ?

टाइप 1 डीएम से ग्रस्त रोगियों में, अचानक मधुमेह के लक्षण, जैसे पॉलीयूरिया (जल्दी-जल्दी मूत्र त्यागने की इच्छा), पॉलीडिप्सिया (बार-बार प्यास लगना) और पॉलीफेजिया (अधिक भूख लगना) दिखाई देने लगते हैं। अधिकांश मामलों में, शरीर में कोई संक्रमण होने पर यह लक्षण बढ़ जाते हैं। यदि इन लक्षणों के साथ व्यक्ति का वज़न में तेज़ी से गिरावट आए, तो तत्काल उसकी मधुमेह संबंधी जाँच करा लेनी चाहिए। 40% रोगियों में, टाइप 1 डीएम का एक आपात्कालीन रूप भी पाया जाता है जिसे डायबिटीज़ कीटाएसिडोसिस (Diabetes ketoacidosis) कहते हैं, और जिसके लिए अस्पताल में भर्ती होने और गहन उपचार की आवश्यकता होती है।

नियंत्रण

यदि किसी बच्चे में टाइप 1 डीएम के लक्षण दिखाई दें, तो माता–पिता या बच्चे को निराश नहीं होना चाहिए। यद्यपि यह एक दीर्घकालिक और जीवनपर्यंत रहने वाला रोग है, किंतु, उचित उपचार के साथ-साथ चिकित्सक की सलाह का कठोरता से पालन करने और नियमित जाँच कराते रहने पर, व्यक्ति लगभग सामान्य जीवन जी सकता है।

इन्सुलिन चिकित्सा

टाइप 1 डीएम के उपचार में इन्सुलिन चिकित्सा नींव का पत्थर सिद्ध होती है। पहले प्रयोग की जाने वाली इन्सुलिन, मूल रूप से पशुओं से प्राप्त की जाती थी और उसके प्रयोग से कुछ जटिलताएँ उत्पन्न हो जाती थीं। नए प्रकार की इन्सुलिन मानवीय इन्सुलिन से अथवा डीएनए

की पुनर्संयोजी तकनीक से तैयार की जाती है और यह अधिक सुरक्षित है, हालाँकि यह काफ़ी अधिक महँगी है। इन्सुलिन की प्रतिक्रिया अवधि के आधार पर इसे विभिन्न श्रेणियों में वर्गीकृत किया गया है, जैसे – तीव्र क्रिया करने वाली या क्रिस्टेलाइन इन्सुलिन, धीमी क्रिया करने वाली या नियमित इन्सुलिन, मध्यम क्रिया दर्शाने वाली या **लैण्टे इन्सुलिन**, तथा दीर्घावधि तक सक्रियता दर्शाने वाली या **अल्ट्रा लैण्टे इन्सुलिन**। चिकित्सक रोगी को रोग की गम्भीरता के आधार पर विभिन्न संयोजनों में यह दवाएँ देते हैं। उपचार के दौरान, चिकित्सक के निर्देशों का कठोरता से पालन करना महत्त्वपूर्ण होता है।

इन्सुलिन देने का तरीका

रोगी को पारम्परिक इन्सुलिन सिरींजों से अध-स्त्वचीय (सब-क्यूटेनियस) इंजेक्शन दिया जा सकता है। बड़े बच्चों को माता–पिता की देखरेख में, स्वयं इंजेक्शन लेना सिखाया जा सकता है। अब कुछ सरल तरीके भी उपलब्ध हैं, जिनमें इन्सुलिन पैन, जैट इंजेक्टर और इन्यूज़न पम्प शामिल हैं।

इन्सुलिन चिकित्सा लेने पर, दिन में कम-से-कम दो बार रक्त-शर्करा और मूत्र शर्करा के स्तर की जाँच करनी चाहिए। अब ग्लूकोमीटर भी उपलब्ध हैं जिनसे रक्त-शर्करा के स्तर की सरलता से जाँच की जा सकती है और यूरीन डिप-स्टिक्स का प्रयोग करके मूत्र-शर्करा का पता लगाया जा सकता है। बाज़ार में रक्त ग्लुकोस की निरंतर जाँच करने वाले उपकरण भी उपलब्ध हैं, जिन्हें हाल ही में विकसित किया गया है।

ग्लाइकेटिड हीमोग्लोबीन (एचबीए 1 सी) एक ऐसा परीक्षण है जिससे यह पता चलता है कि पिछले 2–3 महीनों में रक्त-शर्करा का स्तर कितना नियंत्रित हुआ है। यह स्तर सामान्य होने से पता चलता है कि रोग पूरी तरह नियंत्रण में है।

यूरीन कीटोन: डायबिटिक कीटोएसिडोसिस का शीघ्र पता लगाने के लिए डिप-स्टिक विधि द्वारा मूत्र में मौजूद कीटोनों की जाँच की जाती है। डायबिटिक कीटोएसिडोसिस होने पर व्यक्ति की भूख-प्यास कम हो जाती है, पेट दर्द होता है, साँस फूलती है, बुख़ार होता है, शरीर में जल की कमी हो जाती है और संवेदन तंत्र प्रभावित हो जाते हैं।

इन्सुलिन देने के लिए चिकित्सक के निर्देशों का सावधानीपूर्वक पालन करना चाहिए। इन्सुलिन को किसी ठंडे स्थान पर, 4–8 डिग्री से. तापमान पर, रैफ्रिजरेटर में, अथवा रैफ्रिजरेटर न होने पर मिट्टी के घड़े में या कमरे में किसी ठंडे स्थान पर रखना चाहिए। *फ्रीज़र में रखने से इन्सुलिन जम जाती है और सक्रिय नहीं रहती, अतः इसे फ्रीज़र में नहीं रखना चाहिए।* रैफ्रिजरेटर में रखने पर इंजेक्शन की शीशी को खोलने के तीन महीने के भीतर और सामान्य तापमान पर रखने पर एक महीने के भीतर प्रयोग कर लेना चाहिए। इन्सुलिन की अतिरिक्त शीशियाँ तत्काल उपलब्ध रहनी चाहिए ताकि इसकी नियमित खुराक में कोई बाधा न आए।

टाइप 1 डीएम से ग्रस्त रोगियों का आहार

इन रोगियों के लिए आहार बहुत महत्त्वपूर्ण होता है क्योंकि वयस्क रोगियों के विपरीत, बच्चों में आहार रक्त-शर्करा को नियंत्रित रखने के साथ-साथ शरीर की विकास संबंधी आवश्यकताओं को भी पूरा करता है।

रोगी के लिए आवश्यक कुल कैलोरी की मात्रा किसी सामान्य व्यक्ति के लिए आवश्यक मात्रा के समान होती है। किंतु, कैलोरी की यह मात्रा जटिल कार्बोहाइड्रेटों, जैसे – अनाज (गेहूँ, मकई और जौ), आलू और चावल द्वारा पूरी की जानी चाहिए। इन वस्तुओं का ग्लाइसीमिक इंडेक्स कम होता है, जिसका तात्पर्य है कि यह रक्त संचार में शर्करा को बहुत धीमी गति से निस्रवित करते हैं। कुल कैलोरी की 50%–60% मात्रा कार्बोहाइड्रेट से प्राप्त होनी चाहिए। आहार में कुल कैलोरी की अधिकतम 10% मात्रा सुक्रोस से प्राप्त होनी चाहिए।

वसा से कुल 30%–35% ऊर्जा प्राप्त होनी चाहिए, जिसमें से अधिकांश एकल-असंतृप्त (मोनोअनसैचुरेटिड) वसाओं से प्राप्त होनी चाहिए। शरीर में संतृप्त (सैचुरेटिड) तथा बहुलअसंतृप्त (पॉलीअनसैचुरेटिड) वसाओं की मात्रा कैलोरी की दैनिक आवश्यकता के 10% से अधिक नहीं होनी चाहिए।

प्रोटीन खाने पर प्रतिबंध लगाने की सलाह नहीं दी जाती, जब तक कि व्यक्ति को गुर्दे का कोई रोग न हो। टाइप 1 डीएम से ग्रस्त रोगियों को प्रतिदिन, सामान्य किशोरों के समान प्रोटीन की सामान्य मात्रा (0.9 ग्रा./किग्रा./प्रतिदिन) देने की सलाह दी जाती है। रेशेदार खाद्य पदार्थों (फल एवं सब्जियाँ) की मात्रा 20–25 ग्रा प्रतिदिन होनी चाहिए।

जटिलताओं की जाँच

टाइप 1 डीएम से ग्रस्त बच्चों में नेत्र-रोग (रैटिनोपैथी), गुर्दे के रोग (नैफ्रोपेथी) और तंत्रिकाओं के रोग (न्यूरोपैथी) उत्पन्न होने की सम्भावना रहती है। इन रोगों का शीघ्र निदान और उपचार करना अनिवार्य होता है।

हाइपोग्लाइसीमिया (Hypoglycaemia)

अल्प रक्त-शर्करा या हाइपोग्लाइसीमिया टाइप 1 डीएम के साथ होने वाला सबसे सामान्य रोग है। इसमें हृदय की धड़कन बढ़ जाती है, पसीने आते हैं, कँपकँपी आती है और रोगी चिंताग्रस्त रहता है। रक्त-शर्करा के स्तर में अधिक कमी होने से तंत्रिका प्रणाली प्रभावित होती है और दिमाग सुस्त हो जाता है, सिरदर्द होता है, व्यक्ति भ्रमित रहता है और उसे आक्षेप या ऐंठन होती है। यदि रात में यह लक्षण अधिक दिखाई दें या प्रातःकाल सिरदर्द हो, तो इसका तात्पर्य है कि हाइपोग्लाइसीमिया रात में होता है। रोगी में रक्त-शर्करा का स्तर 54 मिग्रा/डेली से कम होने का तात्पर्य है कि व्यक्ति हाइपोग्लाइसीमिया से पीड़ित है।

हाइपोग्लाइसीमिया का उपचार

मधुमेह से पीड़ित बच्चों को हमेशा ग्लुकोस या सुक्रोस की गोलियाँ अपने पास रखनी चाहिए,

क्योंकि अल्प से सामान्य हाइपोग्लाइसीमिया का 5–15 ग्रा. ग्लुकोस या सुक्रोस से उपचार किया जा सकता है। रोगी को चीनी का घोल या कार्बोनेटिड मीठा पेय भी पिलाया जा सकता है। चॉकलेट, आइसक्रीम तथा उच्च वसायुक्त अन्य मिठाइयों से बचना चाहिए क्योंकि वसा शर्करा के अवशोषण को कम करती है। गंभीर हाइपोग्लाइसीमिया होने पर डेक्सट्रोज़ या ग्लुकाजोन के इंजेक्शनों की आवश्यकता पड़ती है, जिन्हें हमेशा घर में रखना चाहिए क्योंकि इनकी आवश्यकता कभी-भी पड़ सकती है।

रोगियों को शिक्षित करना

मधुमेह के नियंत्रण का मूलाधार रोगियों को इसके सभी पक्षों की जानकारी देना है। रोगी को स्वयं इंजेक्शन लगाना और हाइपोग्लाइसीमिया के लक्षण पहचान कर तत्काल उसका इलाज करने का तरीका सिखाना महत्त्वपूर्ण है। उसे रोग के बारे में तथा इन्सुलिन रखने और इसे लेने के तरीके के बारे में जानकारी होने के साथ-साथ, यह भी पता होना चाहिए कि उसके लिए नियमित समय पर आहार लेना कितना ज़रूरी है। उसे घर पर ही रक्त/मूत्र में शर्करा स्तर की जाँच के तरीके की भी जानकारी होनी चाहिए।

किशोरावस्था में मधुमेह को नियंत्रित करना अधिक कठिन क्यों होता है ?

सामान्य विकास और यौवनारम्भ के लिए बचपन और किशोरावस्था में मधुमेह को नियंत्रित करना महत्त्वपूर्ण होता है। तथापि, इसके नियंत्रण के लिए मधुमेह की सम्पूर्ण जानकारी होना आवश्यक है। इन्सुलिन को शारीरिक गतिविधि, आहार, तनाव, संक्रमण, इत्यादि के स्तर के अनुसार समायोजित करने की आवश्यकता नहीं होती। रक्त ग्लुकोस और मूत्र शर्करा के स्तर की प्रतिदिन जाँच की जाती है। बच्चों के मामले में, माता–पिता की ज़िम्मेदारी होती है कि वे उनके आहार और दवाओं का पूरा ध्यान रखें, इसके बाद यह रोग उचित रूप में नियंत्रित किया जा सकता है। किंतु, किशोरवय युवक-युवतियाँ स्वतंत्र रहना चाहते हैं और दवाओं तथा खानपान इत्यादि का स्वयं ध्यान रखते हैं। वे अक्सर प्रतिदिन इंजेक्शन लेने और लगातार जाँच कराने से ऊब जाते हैं और अपने इलाज की उपेक्षा कर देते हैं जिससे जटिलताएँ उत्पन्न होने लगती हैं। इसका सही उपाय यही है कि उन्हें अपने माता–पिता की देखरेख में दवा लेना सिखाया जाये।

टाइप 2 डायबिटीज़ मेलिटस

पहले, टाइप 2 डीएम या प्रौढ़-आयु में होने वाला मधुमेह अधिकतर 40 वर्ष से अधिक आयु के लोगों में पाया जाता था। किंतु, अब यह किशोरों में भी होने लगा है और सम्भवतया मोटापे से संबंधित है। शरीर का भार कम करके और शारीरिक गतिविधियाँ बढ़ाकर इसका इलाज किया जा सकता है। यदि इससे कोई लाभ न हो, तो औषधियों की आवश्यकता पड़ती है। अनेक मामलों में, बच्चों और किशोरों के मोटापे पर नियंत्रण रखकर तथा स्वस्थ जीवनशैली अपनाकर, जिसमें दैनिक व्यायाम और स्वस्थ आहार लेना शामिल हो, टाइप 2 डीएम से बचा जा सकता है। यदि कोई व्यक्ति मोटा हो और उसे मधुमेह भी हो, तो उसमें अधिक तनावग्रस्त होने, हृदय रोग और पक्षाघात होने का ख़तरा अधिक बढ़ जाता है।

मिरगी रोग*

मिरगी या एपिलैप्सी तंत्रिका प्रणाली का एक सामान्य रोग है जो बच्चों और किशोरों में अधिक पाया जाता है। रोग के उपचार से अधिक, इसके साथ जुड़ा सामाजिक कलंक रोगी और उसके माता–पिता के लिए इस रोग को अधिक दुष्कर बना देता है। लोगों को यह समझना चाहिए कि इस रोग को पूरी तरह नियंत्रित किया जा सकता है और किशोर बच्चे अपना सामान्य जीवन जी सकते हैं। सामाजिक स्वीकृति मिरगीग्रस्त रोगियों के लिए अनेक मार्ग खोल सकती है। हमें रोगी का आत्मसम्मान बढ़ाने में उसकी मदद करनी चाहिए और उसे रोज़गार तथा विवाह के समान अवसर देने चाहिए, ताकि वह संतुष्ट और उपयोगी जीवन जी सके।

मिरगी से पीड़ित किशोर का सबसे बड़ा सहारा उसका परिवार होता है जो रोगी को सफल जीवन जीने में महत्त्वपूर्ण भूमिका निभा सकता है। मिरगी के रोगी और उसके माता–पिता के लिए किसी ऐसे समर्थक दल का सदस्य बनना लाभदायक रहता है जिसमें उन्हीं के समान पीड़ित परिवार शामिल हों। रोग को नियंत्रित करने में इससे काफ़ी मदद मिल सकती है।

मिरगी से पीड़ित अधिकांश किशोर अपने मित्रों को नहीं बताते कि उन्हें यह रोग है क्योंकि उन्हें लगता है कि उनके साथ अछूतों-सा व्यवहार किया जायेगा। स्कूलों को यह जानकारी होनी चाहिए कि मिरगी केवल एक रोग है, जो संक्रामक नहीं है और मिरगी के दौरे से डरने की कोई आवश्यकता नहीं है। माता–पिता को हमेशा स्कूल और अध्यापकों को सूचित कर देना चाहिए कि उनके बच्चे को मिरगी है ताकि स्कूल में अथवा स्कूल की पिकनिक या सैर के दौरान दौरा पड़ने पर अध्यापक उसे सँभाल सकें।

मिरगी का सबसे सामान्य लक्षण शरीर में ऐंठन आना है जिसे, आम भाषा में "दौरा" कहा जाता है। मिरगी के विभिन्न लक्षण हो सकते हैं, जिनमें लड़खड़ाना, आँखों के आगे अँधेरा छा जाना तथा सुनने या दृष्टि में अवरोध उत्पन्न होना शामिल हैं।

रोगी और उसके माता–पिता के मन में हमेशा यही आशंका बनी रहती है कि न जाने दौरा कब पड़ जाये। नियमित रूप से दवाएँ लेकर और उचित सावधानियों का पालन करके इस समस्या से बचा जा सकता है।

बचपन में होने वाले मिरगी के कुछ रोग किशोरावस्था से पहले ही दूर हो जाते हैं, जबकि कुछ अन्य किशोरावस्था में भी रहते हैं। कुछ रोग किशोरावस्था में उत्पन्न होकर किशोरावस्था में ही दूर हो जाते हैं, जबकि कुछ रोगी वयस्क होने पर भी इससे पीड़ित रहते हैं। माता–पिता को अपने चिकित्सक से खुलकर बात करनी चाहिए, ताकि वह अपने किशोर बच्चे में मौजूद मिरगी के प्रकार और उसके इलाज की भावी पद्धति को समझ सकें। यदि मिरगी के साथ अन्य विकार,

***किशोरों के माता–पिताओं के अक्सर पूछे जाने वाले प्रश्नों में से एएसीसीआई की अनुमति से प्रकाशित। भावे एसवाई (एड). मुम्बई: प्रियदर्शिनी अकेडमी, 2007।**

जैसे मानसिक अपरिपक्वता, सीखने की क्षमता में कमी या मानसिक विकार हो, तो इस रोग का उपचार अधिक कठिन और जटिल हो जाता है।

किशोरावस्था में होने वाली मिरगी के उपचार से संबंधित महत्त्वपूर्ण बातें

- किशोर बालक/बालिका को प्रोत्साहित करने के लिए उसके साथ मधुर संबंध बनाए रखना महत्त्वपूर्ण होता है। अधिकांश बच्चे यह जानकर दुःखी हो जाते हैं कि उन्हें कोई ऐसी बीमारी है जिसके लिए हर रोज़ दवा लेनी ज़रूरी है। अनिवार्य सावधानियाँ बरतने पर, विशेष रूप से ऐसे कामों से रोकने पर, जिसमें वे अपने संगी-साथियों के साथ सबसे अधिक आनंद उठाते हों, वे अक्सर बुरी तरह चिढ़ जाते हैं।
- औषधियों के अतिरिक्त, इस रोग के मानसिक पहलू पर ध्यान देना भी ज़रूरी है। हमें मित्रों के साथ सम्पर्क और सामाजिक जीवन पर लगाए जाने वाले प्रतिबंधों के मानसिक प्रभाव के साथ-साथ, मिरगी और मिरगीरोधी औषधियों (एईडी) से शिक्षा, व्यवहार, कैरियर संबंधी निर्णयों, गाड़ी चलाने और विवाह पर पड़ने वाले प्रभावों को भी ध्यान में रखना चाहिए।
- माता–पिता द्वारा दी जाने वाली अतिसुरक्षा और कभी-कभी इसके कारण शिक्षा में आने वाली कठिनाइयों से किशोर रोगी का तनाव बढ़ जाता है।
- बच्चों को माता–पिता स्वयं दवा देते हैं और आवश्यक सावधानियाँ बरतते हैं। किंतु किशोर आयु के बच्चों को, जो अधिक स्वतंत्र होते हैं और अक्सर घर से बाहर रहते हैं, इस रोग के बारे में पूरी तरह समझा देना चाहिए। उन्हें इलाज के लिए आत्मनिर्भर बना देना उचित रहता है। निश्चित रूप से, तब भी माता–पिता की देखरेख आवश्यक होती है।
- आधुनिक चिकित्सा में, अधिकांश रोगियों को निश्चित समयावधि तक दवाएँ दी जाती हैं, हालाँकि कुछ के लिए जीवन भर दवाओं की आवश्यकता होती है। उचित सावधानियों का पालन करने और प्रतिदिन नियमित रूप से दवा लेने से अधिकांश किशोर बच्चे लगभग सामान्य जीवन जी सकते हैं।
- किशोरों के व्यवहार में समस्या या पढ़ाई में कठिनाई उत्पन्न हो सकती है जिसका कारण यह रोग, दवाओं के सह-प्रभाव या ऐसे दीर्घकालीन रोग से ग्रसित होने का मानसिक संताप हो सकता है।
- कभी-कभी किशोरावस्था में प्रवेश करने पर बच्चे की दवाएँ बदलनी पड़ती हैं। दवाओं का वांछित प्रभाव न पड़ने या उनके दुष्प्रभाव पड़ने पर भी उन्हें बदला जाता है। अतः, नियमित जाँच कराते रहना ज़रूरी होता है।
- किशोर बालिकाओं के मामले में कुछ विशिष्ट समस्याएँ भी शामिल होती हैं।
- यद्यपि मिरगी के रोगी कोई भी व्यवसाय कर सकते हैं, किंतु उन्हें कुछ काम, जैसे सशस्त्र सेनाओं में नौकरी और सार्वजनिक वाहन चलाना, नहीं करने चाहिए।

प्रतिक्रियात्मक मिरगी (रिलैक्स एपिलैप्सी)

कभी-कभी किसी विशेष उद्दीपन के कारण भी दौरा पड़ जाता है। इसका उदाहरण प्रकाश संवेदी (फोटोसैंसिटिव) मिरगी है। यह किशोरों, विशेष रूप से लड़कियों में, 12–14 वर्ष की आयु में अधिक पाई जाती है। यह दौरे प्रकाश की चमक से पड़ जाते हैं और टेलीविज़न ऑन या ऑफ करने, किसी समारोह में फ़ोटो लैश चमकने, वीडियो गेम्स के दौरान या डिस्कोथीक में अथवा किसी अन्य स्थान पर, जहाँ बार-बार लैश चमकती हो या जलने-बुझने वाली रोशनियाँ लगी हों, प्रेरित हो सकते हैं।

सावधानियाँ

किशोरों को यह समझना चाहिए कि दौरों से बचने के लिए नियमित रूप से दवाई लेना महत्त्वपूर्ण है। उन्हें सम्भावित उद्दीपकों की पहचान होनी चाहिए, जिनसे दौरा आ सकता है, और जहाँ भी सम्भव हो, उनसे बचने या उन्हें कम करने के लिए उचित कदम उठाने चाहिए।

मिरगी रोगियों को प्रमुख रूप से दौरे से बचने का प्रयास करना चाहिए और उन्हें यह जानकारी होनी चाहिए कि यदि दौरा पड़ने पर इसका उचित इलाज कैसे किया जाये, क्योंकि इलाज न करने पर यह स्थिति चिकित्सा-संबंधी आपातस्थिति में बदल सकती है जिसे "स्टेटस एपिलैप्टिक्स" (status epileptics) कहते हैं, जिसमें रोगी को लगातार दौरे पड़ते रहते हैं।

- नींद का समय अनियमित होने से अगली सुबह दौरे पड़ सकते हैं। वे किशोर, जो अक्सर देर रात तक पढ़ते हैं, रात भर पार्टी करते हैं या शिफ्टों में काम, इत्यादि करते हैं, उनके लिए नियमित समय पर सो जाना बहुत ज़रूरी होता है।
- प्रकाशसंवेदी मिरगी रोग में, क्लब या डिस्को में प्रयोग होने वाले प्रकाश से भी मिरगी का दौरा पड़ सकता है। ये दौरे कई घंटों तक टेलीविज़न देखने या कम्प्यूटर पर काम करने अथवा लम्बे समय तक वीडियो गेम्स खेलने से भी पड़ सकते हैं। इन कामों में अधिक रुचि रखने वाले किशोरों को, प्रकाशसंवेदी मिरगी से ग्रस्त होने पर, पर्याप्त सावधानी बरतनी चाहिए।
- मिरगी के दौरे शराब पीने, विशेष रूप से बहुत अधिक मात्रा में शराब पीने तथा हैंगओवर होने से भी पड़ सकते हैं। शराब और नशीली दवाएँ मिरगीरोधी दवाओं (एईडी) पर विपरीत प्रतिक्रिया दर्शाती हैं। रोगियों को धूम्रपान भी नहीं करना चाहिए।
- जलक्रीड़ा से बचना चाहिए। तैरने की अनुमति होती है, किंतु हमेशा किसी की देखरेख में ही तैरने के लिए जाना चाहिए। यदि रोगी बाथटब में स्नान करता हो, तो यह सावधानी बरतनी चाहिए कि दौरा पड़ने पर वह डूब न जाये। स्कूबा डाइविंग, डाइविंग और ग्लाइडिंग भी सुरक्षित नहीं होते।
- ऐसे खेलकूदों से बचना चाहिए जिनमें सिर में चोट लगने की सम्भावना हो, और खेलते समय सुरक्षात्मक टोपी अवश्य पहननी चाहिए।
- यदि मिरगी भलीभाँति नियंत्रण में हो, तो रोगी कम जोखिम वाले खेलों में भाग ले सकता है।

- यदि दौरे भलीभाँति नियंत्रित न हुए हों, तो रोगी को वाहन नहीं चलाना चाहिए। रोगी को केवल तभी गाड़ी चलाने का प्रयास करना चाहिए जब उसे कम-से-कम एक साल से कोई दौरा न पड़ा हो। इसके अतिरिक्त, रोगी को उस समय भी वाहन नहीं चलाना चाहिए, जब दवाएँ धीरे-धीरे कम की जा रही हों।

लड़कियों में पाई जाने वाली विशेष समस्याएँ

- कुछ लड़कियों में पड़ने वाले दौरों से, मासिक धर्म के दौरान हॉर्मोनों के स्राव में परिवर्तन हो सकता है।
- कुछ मिरगीरोधी दवाएँ (एईडी), जैसे कार्बामज़ेपीन **(Carbamazepine)** गर्भनिरोधक दवाओं के प्रभाव को कम कर सकती हैं।
- यदि मिरगी से ग्रस्त कोई किशोरी गर्भवती हो जाती है, तो उसे अधिक सावधानी बरतनी चाहिए, क्योंकि गर्भावस्था के दौरान शरीर में परिवर्तन होने से अधिक दौरे पड़ सकते हैं। कुछ मिरगीरोधी दवाएँ (एईडी) भ्रूण को क्षति पहुँचाती है, और यदि लड़की गर्भवती हो या गर्भवती होने की सम्भावना हो तो इन दवाओं को बदल देना चाहिए,।

तम्बाकू का सेवन और लत*

निकोटीन, तम्बाकू का एक प्रमुख घटक है, जो तम्बाकू के सेवन को लत में बदल देता है।

विश्व स्वास्थ्य संगठन के अनुसार, दुनिया भर में तम्बाकू का व्यापक प्रयोग किया जाता है, जिससे विश्व की एक-तिहाई वयस्क जनसंख्या प्रभावित है। धूम्रपान करने वाले अधिकांश लोगों का कहना है कि उन्हें तम्बाकू पीने की लत बचपन या किशोरावस्था में लगी। तम्बाकू का सेवन करने वाले 75% वयस्कों ने बताया कि सबसे पहले उन्होंने 11–17 वर्ष की आयु में धूम्रपान शुरू किया। अध्ययनों से पता चलता है कि वे व्यक्ति जो किशोरावस्था में धूम्रपान करते हैं, उनमें वयस्क होने पर अधिक धूम्रपान करने और शराब तथा अन्य नशीले पदार्थों का सेवन करने की अधिक सम्भावना होती है।

प्रतिदिन धूम्रपान करने वाले अधिकांश किशोर, निकोटीन की लत का शिकार हो जाते हैं और 50% लोग धूम्रपान छोड़ने का प्रयास करने पर उदासी का शिकार हो जाते हैं।

आधे से अधिक लोगों का कहना है कि वह धूम्रपान छोड़ना चाहते हैं, और उनमें से आधे से अधिक लोग, पिछले एक वर्ष में कई बार धूम्रपान छोड़ने का प्रयास कर चुके होते हैं।

एक तिहाई युवक, जो केवल "प्रयोग के लिए" धूम्रपान करते हैं, 20 वर्ष के होने तक इसकी लत का शिकार हो जाते हैं।

इसके लक्षण और संकेत क्या हैं ?

निम्नलिखित संकेतों और लक्षणों से निकोटीन की लत का पता चलता है:

- धूम्रपान छोड़ने का अक्सर असफल प्रयास करते रहना
- निकोटीन के प्रभावों के प्रति सहनशीलता में वृद्धि होना, जिसमें निकोटीन का लगातार प्रयोग करने अथवा उसी प्रभाव के लिए निकोटीन की मात्रा बढ़ा देने के बावजूद, व्यक्ति नशे में कमी महसूस करता है।
- हानिकारक परिणामों के बावजूद तम्बाकू का लगातार प्रयोग करते रहना
- तम्बाकू का सेवन करने वाले में तम्बाकू की तीव्र लालसा उत्पन्न होना
- तम्बाकू का सेवन बंद कर देने से उदासी के संलक्षण उत्पन्न हो जाते हैं। उदासी के विशिष्ट लक्षणों में निम्नलिखित शामिल हैं:

शारीरिक लक्षण

- शरीर के तापमान, हृदय की धड़कन, पाचन, मांसपेशियों के गठन और भूख में परिवर्तन होना।
- सिरदर्द

*संयोजनः डॉ. संजय चुघ

- मितली
- थकान

मानसिक लक्षण

- हताशा या क्रोध
- चिंता या घबराहट
- ध्यान केंद्रित करने में कठिनाई
- बेचैनी
- तम्बाकू की लालसा होना, जो कई दिनों, हफ्तों या महीनों तक बनी रहती है

धूम्रपान से जुड़े खतरे

- गंध या स्वाद की संवेदना कम या समाप्त होना
- अक्सर जुकाम रहना
- धुएँ से होने वाली ख़ाँसी
- अमाशय में अल्सर
- श्वासनली में दीर्घकालिक शोथ
- हृदय की धड़कन की दर और रक्तदाब में वृद्धि
- वातस्फीति (एम्फीसीमा)
- हृदय रोग
- मुँह, स्वर यंत्र (लैरिंक्स), ग्रसनी (फैरिंक्स), भोजन नलिका (इसोफेगस), फेफड़ों, अग्नाशय ग्रन्थि (पैनक्रियाज़), गर्भाशय ग्रीवा (सर्विक्स), गर्भाशय (यूटरस) और मूत्राशय का कैंसर

इसके कारण क्या हैं ?

- किशोरों द्वारा तम्बाकू के प्रयोग में वृद्धि के सम्भावित कारण इस प्रकार हैं:
  –कम आयु में धूम्रपान आरंभ करना
  –तम्बाकू से होने वाले ख़तरे के बारे में कम जानकारी होना
  –स्कूलों में नशीले पदार्थों से बचाव के कार्यक्रमों का कम संख्या में आयोजन होना
  –मीडिया में तम्बाकू का व्यापक प्रचार
  –तम्बाकू का प्रयोग करने पर माता–पिता द्वारा कठोरता न बरतना
  –किशोरों के व्यवहार पर ठीक ढंग से नज़र न रखना और माता–पिता द्वारा बच्चों पर कम प्रतिबंध लगाना
  –संगी साथियों में धूम्रपान से कोई अरुचि न होना

- विभिन्न वर्गों में अथवा भावी योजनाओं के लिए किए गए अध्ययनों से पता चलता है कि किशोरावस्था में विकास के विभिन्न चरणों के दौरान, निम्नलिखित व्यक्तिगत कारण किशोरों को धूम्रपान के लिए उकसाते हैं:
  – धूम्रपान के बारे में सकारात्मक सोच और विश्वास
  – धूम्रपान से होने वाले ख़तरों में कमी
  – शरीर के वज़न के बारे में चिंता
  – दुष्प्रभावों पर नियंत्रण
  – यह धारणा कि धूम्रपान से मन शांत होता है
  – यह धारणा कि सिगरेट आसानी से मिल जाती है
  – विद्रोह की प्रवृत्ति और गैर-सामाजिक व्यवहार
  – अन्य नशीली औषधियों या शराब का प्रयोग
  – स्कूल में औसत से लेकर औसत से कम परिणाम प्राप्त करना
  – मानसिक रोग, जैसे अवसाद या दुश्चिंता
- विभिन्न वर्गों में अथवा भावी योजनाओं के लिए किए गए अध्ययनों से पता चलता है कि किशोरावस्था में विकास के विभिन्न चरणों के दौरान, निम्नलिखित पारिवारिक कारण किशोरों को धूम्रपान के लिए उकसाते हैं:
  – परिवार में धूम्रपान करने वाले की संख्या
  – किशोर के मन में धूम्रपान के प्रति पारिवारिक सहमति होने की धारणा
  – तलाक या पारिवारिक मतभेद
- किशोरावस्था में अधिक धूम्रपान का एक अन्य कारण यह भी होता है कि उसके मित्रों में धूम्रपान न करने वालों की तुलना में, धूम्रपान करने वाले मित्रों की संख्या अधिक होती है।

इसका उपचार क्या है ?

कुछ व्यक्ति धूम्रपान आसानी से छोड़ देते हैं। अध्ययनों से पता चलता है कि अन्य व्यक्तियों में, दवाओं के साथ-साथ उनके व्यवहार का इलाज करने की भी आवश्यकता होती है जिसमें अधिक जोखिमपूर्ण स्थितियों का सामना करने की कुशलता का प्रशिक्षण देने के अतिरिक्त, मानसिक सहयोग भी प्रदान किया जाता है जिसके बाद व्यक्ति लम्बे समय तक धूम्रपान से परहेज़ करता है। सामान्य रूप से, धूम्रपान छोड़कर दोबारा शुरू करने की घटनाएँ पहले कुछ सप्ताहों और महीनों में सबसे अधिक होती हैं, जो लगभग 3 माह बाद काफ़ी कम हो जाती है।

निकोटीन की लत के इलाज में, दवा के रूप में निकोटीन च्युइंग गम का प्रयोग किया जाता है जो फूड एंड ड्रग एडमिनिस्ट्रेशन (एफडीए) विभाग द्वारा अनुमोदित है। इस रूप में दिया जाने वाला निकोटीन धूम्रपान करने वालों की सिगरेट छोड़ने में मदद करता है तथा निकोटीन प्रतिस्थापी के रूप में काम करता है।

धूम्रपान छुड़ाने का एक और तरीका त्वचा पर निकोटीन का पैच लगाना है, जिसमें त्वचा पर

लगाया जाने वाला निकोटीन पैच, व्यक्ति के शरीर में अपेक्षाकृत, एक निश्चित मात्रा में, निकोटीन की सप्लाई करता रहता है।

निकोटीन गम और निकोटीन पैच के अतिरिक्त, धूम्रपान की लत छुड़ाने के लिए निकोटिन के अन्य प्रतिस्थापियों, जैसे – निकोटिन स्प्रे या इनहेलरों का भी प्रयोग किया जाता है, जिससे उदासी के लक्षणों में कमी आती है और मानसिक चिकित्सा/परामर्श देने से दोबारा धूम्रपान शुरू करने की सम्भावना कम हो जाती है।

विकास/यौवनारंभ

1. मेरी ऊँचाई नहीं बढ़ती; मुझे क्या करना चाहिए ?

प्र. मेरी आयु 14 वर्ष है और मेरी ऊँचाई केवल 134 सेमी. है। मुझे हमेशा ख़ाँसी और जुकाम लगा रहता है। इस समस्या के कारण, मैं बहुत जल्दी थक जाता हूँ और बहुत कम व्यायाम कर पाता हूँ। इसके अतिरिक्त, मेरे दाहिने कान में एक छेद है। मैं अपनी पूरी जाँच कराना चाहता हूँ और अपनी सभी समस्याओं के समाधान के लिए सुनियोजित इलाज करना चाहता हूँ।

उ. 14 वर्ष की आयु में आपकी ऊँचाई केवल 134 सेमी. होना, वास्तव में चिंता का विषय है। बार-बार होने वाले ख़ाँसी-जुकाम और थकावट के लिए आपको तत्काल किसी बाल-रोग विशेषज्ञ से जाँच करानी होगी और यह पता लगाना होगा कि कहीं आपके हृदय या फेफड़ों में कोई घाव तो नहीं है। यदि इन परीक्षणों के परिणाम सामान्य हों, तो आपको अंतःस्राविका (एण्डोक्रिनोलॉजी) का मूल्यांकन कराना होगा, ताकि अपनी अस्थियों की आयु, थॉयराइड की सक्रियता, वृद्धि हॉर्मोनों के स्तर, इत्यादि की जाँच से ऊँचाई न बढ़ने के कारणों का पता चल सके। आपके आहार के विवरण से यह पता लग सकेगा कि कहीं आपके भोजन में उचित पोषण की कमी तो नहीं है। आपके कान का छिद्र कोई ईएनटी सर्जन शल्यक्रिया द्वारा बंद कर सकता है जिसे टिम्पैनोप्लास्टी कहा जाता है।

2. क्या वृद्धि हॉर्मोन चिकित्सा से ऊँचाई बढ़ सकती है ?

प्र. मेरे पुत्र की आयु 12 वर्ष है और उसकी ऊँचाई लगभग 4 फुट 11 इंच है। उसकी पीठ की जाँच करने वाले एक चिकित्सक का विचार है कि उसकी शारीरिक संरचना अविकसित प्रकार की है (शरीर का कमर से ऊपरी भाग छोटा है और निचले शरीर के अनुपात में नहीं है)। चिकित्सक का कहना है कि उसका शारीरिक विकास उसकी

आयु के अनुरूप नहीं है। उसने हमें एक एण्डोक्रिनोलॉजी विशेषज्ञ का परामर्श लेने की सलाह दी। उसकी सलाह पर हमने उसकी कलाई और घुटने के एक्सरे कराए। उनसे पता चला कि उसके शारीरिक विकास की दर 11 वर्ष के बच्चे की विकास दर से काफ़ी कम है। इसके बाद चिकित्सक ने उसे हॉर्मोन इंजेक्शन देने का सुझाव दिया। कृपया बतायें कि क्या यह इंजेक्शन देने के बाद वह सामान्य रूप से बढ़ने लगेगा। इसके अतिरिक्त, उसे कितने समय तक यह इलाज कराना होगा और क्या इसके कोई दीर्घकालिक या अल्पकालिक दुष्प्रभाव पड़ सकते हैं ?

उ. सबसे पहले उसके स्वास्थ्य की सामान्य जाँच के लिए हीमोग्राम, सीरम क्रिएटिनिन, थॉयराइड हॉर्मोन, इत्यादि की जाँच कराएँ। यदि ये सभी सामान्य हों, तो उसका वृद्धि हॉर्मोन उद्दीपन (ग्रोथ हॉर्मोन स्टिमुलेशन) परीक्षण कराएँ। वृद्धि हॉर्मोन (जीएच) की जाँच का निर्णय माता–पिता की ऊँचाई, बच्चे की पिछली वृद्धि दर और उसकी यौवनारंभ की अवस्था पर निर्भर करता है। वृद्धि हॉर्मोन देने पर केवल तभी विचार किया जाता है, जब बच्चे की ऊँचाई अपने माता–पिता की तुलना में कम हो, अथवा यौवनारंभ के इस चरण की तुलना में काफ़ी कम हो या उसकी वृद्धि दर मंद हो, अथवा उसमें वृद्धि हॉर्मोनों की कमी हो। अतः, इतना महँगा इलाज शुरू करने से पहले, बालरोग एण्डोक्रिनालॉजी विशेषज्ञ की राय अवश्य लें। यदि आपके बच्चे में यह सभी कमियाँ हों, तो वृद्धि हॉर्मोन देने के परिणाम बहुत अच्छे रहेंगे। यदि उसे स्वास्थ्य संबंधी कोई अन्य समस्या न हो, उसमें वृद्धि हॉर्मोन की कमी हो तथा बच्चा बहुत धीमी गति से बढ़ रहा हो (5 सेमी/वर्ष) तो उसे वृद्धि हॉर्मोन दिए जा सकते हैं, किंतु इसके परिणाम अधिक संतोषजनक नहीं होते। वृद्धि हॉर्मोन तब तक देने होंगे, जब तक उसका विकास सम्पूर्ण न हो जाये। इसके बाद उसकी दोबारा जाँच करानी होगी। यदि बच्चे में वृद्धि हॉर्मोन की कमी स्थायी रूप से बनी रहती है तो उसे, लगभग जीवन भर अल्प मात्रा में वृद्धि हॉर्मोन देने की आवश्यकता होती है। वृद्धि हॉर्मोन केवल ऊँचाई बढ़ाने के लिए नहीं होते, अपितु यह मांसपेशियों, हड्डियों, हृदय, मस्तिष्क की सामान्य कार्यप्रणाली के लिए भी ज़रूरी होते हैं। किसी एण्डोक्रिनालॉजी विशेषज्ञ की देखरेख में वृद्धि हॉर्मोन चिकित्सा देने पर, इसका कोई दुष्प्रभाव नहीं होता। ऊँचाई बढ़ाने की यह चिकित्सा 18–22 वर्ष की आयु तक जारी रहती है, जब तक कि अस्थियाँ संगलित नहीं हो जातीं।

3. मेरी पुत्री के वक्ष के विकास में देरी का क्या कारण हो सकता है ?

प्र. मेरी पुत्री की आयु 15 वर्ष है, वह दुबली–पतली है, किंतु उसकी ऊँचाई अच्छी है। मेरी चिंता का विषय उसके वक्ष का विकास है जिसका उसकी आयु की अन्य लड़कियों की तुलना में कोई चिह्न दिखाई नहीं देता। क्या आप कोई व्यायाम बता सकते हैं जिससे उसके वक्ष का विकास हो सके? हमने कई चिकित्सकों से परामर्श किया है और सभी का कहना है कि हमें इसके लिए धैर्य रखना चाहिए।

उ. अधिकतर लड़कियों में 9–11 वर्ष की आयु में वक्ष का विकास आरंभ हो जाता है और 12–14 वर्ष की आयु में मासिक धर्म शुरू हो जाता है। केवल वक्ष के विकास में देरी की घटनाएँ

बहुत कम होती हैं। ऐसा अक्सर यौन विकास में विलंब (यौवनारंभ) होने से ही होता है, जिसका तात्पर्य है, जनन रोमों के विकास और मासिक धर्म शुरू होने (मेनर्चे) में देरी होना। यदि आपकी पुत्री के जननरोमों (जननांगों पर उगने वाले बाल) की वृद्धि सामान्य है, उसे मासिक धर्म भी होने लगा है और उसकी यौवनारंभ प्रक्रिया सामान्य है, तो चिंता करने की कोई आवश्यकता नहीं है। किंतु, यदि ऐसा नहीं है, तो आपको यौवनारंभ में देरी की जाँच करानी होगी। मेरा सुझाव है कि आप किसी एण्डोक्रिनालॉजी विशेषज्ञ की सलाह लें, जो आपकी पुत्री के लैंगिक विकास की जाँच करेगा और उसी के अनुसार आपको परामर्श देगा।

4. मेरी बेटी का मासिक धर्म अनियमित है। मुझे क्या करना चाहिए ?

प्र. इस जून को मेरी बेटी 13 वर्ष पूरे कर लेगी। वह लम्बी और दुबली–पतली है। उसे 4 दिसंबर 2001 से माहवारी (मासिक धर्म) शुरू हो गई थी। समस्या यह है कि उसका मासिक धर्म नियमित नहीं है। कभी–कभी उसे 12–15 दिन में ही माहवारी हो जाती है। उसे आख़िरी बार 30 मार्च को माहवारी हुई थी। आज 12वें दिन तक उसे रक्तस्राव हो रहा है। अधिक रक्तस्राव होने के कारण वह बहुत कमज़ोर हो गई है। माहवारी के दौरान उसे पेट में बहुत दर्द होता है। कृपया उचित सलाह दें।

उ. जब किसी लड़की को मासिक धर्म (मेनर्चे) होना शुरू होता है तो 28–31 दिन का नियमित मासिक चक्र स्थिर होने में कुछ समय लगता है। तथापि, आपकी पुत्री का मासिक धर्म 12–15 दिनों में ही शुरू हो जाता है। इसके साथ-साथ उसे 12 दिनों तक रक्तस्राव होता रहता है, जो निश्चित रूप से सामान्य नहीं है। उसे तत्काल किसी स्त्रीरोग विशेषज्ञ को दिखाने की आवश्यकता है जो उसका अल्ट्रासाउंड परीक्षण और उसकी पूरी चिकित्सीय जाँच करने के बाद, आपको उसी के अनुसार इलाज करने की सलाह देंगे। बार-बार, लम्बे समय तक होने वाले रक्तस्राव से एनीमिया या रक्ताल्पता अर्थात् खून में हीमोग्लोबिन की कमी की समस्या उत्पन्न हो जाती है। वह इसी कारण अधिक कमज़ोर महसूस करती है। उसके रक्त में हीमोग्लोबीन की जाँच करानी होगी और 6–12 महीने तक आयरन की गोलियाँ खिलानी होंगी।

5. यौवनारंभ में देरी और धीमे विकास का क्या कारण हो सकता है ?

प्र. मेरी आयु 15 वर्ष और ऊँचाई 5 फुट 1 इंच है। मेरे शरीर में पिछले 3 साल से कोई विकास नहीं हुआ है। मेरे जननांगों के आकार में वयस्क के जननांगों के समान वृद्धि नहीं हुई है। मैंने विभिन्न प्रकार के आहार, जैसे – अधिक प्रोटीन, आयरन और कैल्सियम युक्त आहार लिए, किंतु कोई लाभ नहीं हुआ। क्योंकि शरीर का अधिकांश विकास 13–16 वर्ष की आयु में होता है, अतः मैं भी अपनी ऊँचाई बढ़ाना और ठीक ढंग से बढ़ना चाहता हूँ। क्या ऐसी कोई दवा है जिससे मेरी विकास दर बढ़ सकती है? क्या उसके कोई दुष्प्रभाव हो सकते हैं?

उ. आप विलंबित यौवनारंभ और मंद विकास से ग्रसित हैं, जिसका सामान्य कारण सम्भवतया, आपकी शारीरिक संरचना और विकास में जन्मजात विलंब की प्रवृत्ति मौजूद होना है। इस स्थिति में, लैंगिक विकास और यौवनारंभ देर से होता है। यौवनारंभ में विलंब के अनेक दूसरे कारण भी हो सकते हैं। आपको अपनी समस्या के मूल कारण का पता लगाने के लिए, विस्तृत क्लिनिकल जाँच और हॉर्मोन-मूल्यांकन कराना होगा। आप किसी एण्डोक्रिनालॉजी विशेषज्ञ से परामर्श लें।

व्यवहार संबंधी समस्याएँ

6. अपने इकलौते बच्चे को कैसे सँभालें, जिसमें परिपक्वता की कमी है।

प्र. **मेरा 11 वर्ष का एक बेटा है जो बहुत शरारती, भोला, बहुत प्यारा, किंतु बहुत संवेदनशील है। इकलौता होने के कारण वह हमारा पूरा ध्यान अपनी ओर लगाए रखना चाहता है और बहुत मूडी है। उसमें उतनी परिपक्वता नहीं है जितनी उसकी आयु के अन्य बच्चों में होती है। उसमें आत्मविश्वास की कमी है और वह पूरी तरह मुझ पर आश्रित है। उसे बहुत गुस्सा आता है और कहता है कि वह गुस्से को रोक नहीं पाता। वह हर बात के लिए हमारी स्वीकृति लेना चाहता है। उसका बात करने का तरीका और व्यवहार बिल्कुल बचकाना है। उसे लगता है कि वह अभी भी छोटा बच्चा है। कृपया उचित सलाह दें।**

उ. जब एक अकेले बच्चे को अपने माता–पिता का पूरा ध्यान मिलता है तो उसकी अपने माता–पिता पर आश्रित होने की सम्भावना बढ़ जाती है। यदि माता–पिता बच्चे को आवश्यकता से अधिक सुरक्षा प्रदान करते हैं, तो शायद वे अपने बच्चे के विकास में बाधा डालते हैं। तब, बच्चा आलोचना से डरने लगता है और स्वतंत्र रूप से ज़िम्मेदारी लेने से बचता है। मेरा सुझाव है कि आप अपने बच्चों को स्वयं सोचने और स्वतंत्र रूप से निर्णय लेने के लिए प्रोत्साहित करें। उसकी आलोचना न करें और उसके सामने स्वयं उदाहरण बनकर गुस्से पर काबू रखना सिखाएँ। उसे अपने आयु वर्ग के लड़के-लड़कियों के साथ मिलजुलकर रहने के लिए प्रोत्साहित करें, ताकि वह आप पर अधिक निर्भर न रहे। आप उसे बतायें कि बड़े होना कितना मज़ेदार होता है। यदि आप उसे बड़ा होने के फ़ायदे बतायेंगे तो उसके मन से नन्हें शिशु की तस्वीर मिट जायेगी। सबसे महत्त्वपूर्ण बात है कि आप स्वयं उसके साथ 11 वर्ष के बच्चे जैसा व्यवहार करें।

7. मेरा बेटा प्रतिदिन सुबह उलटी क्यों करता है ?

प्र. मेरा 11–वर्षीय बेटा हर दिन स्कूल जाने से पहले उलटी करता है। कभी–कभी वह स्कूल में भी दो या तीन बार उलटी कर देता है और उसके बाद वह ठीक महसूस करता है। कुछ दिन तो वह बिल्कुल ठीक–ठाक रहता है और बाकी दिन फिर उलटी करने लगता है। मैंने उसकी क्लास–टीचर से बात की, तो उसने बताया कि उसे स्कूल में कोई समस्या नहीं है। वह पाठ्यक्रम के अतिरिक्त अन्य गतिविधियों में भी भाग लेता है। हाल ही में हमने उसकी दोपहर की शिफ्ट बदलवाकर प्रातःकालीन शिट में भेजना शुरू किया है। हमने एक बालरोग विशेषज्ञ से परामर्श लिया और उसकी सोनोग्राफी भी कराई। चिकित्सकों का कहना है कि चिकित्सीय दृष्टि से वह बिल्कुल ठीक है। उन्होंने पाँच दिन तक, प्रातःकाल खाने के लिए एक अम्लतारोधी (एंटऐसिड) गोली दी। इस समय उसकी सभी दवाएँ बंद हैं। उसे भूख बढ़ाने के लिए सोते समय केवल एक टॉनिक देते हैं। कृपया बतायें कि हमें क्या करना चाहिए।

उ. उसकी यह समस्या स्कूल का समय बदलने के बाद प्रारंभ हुई है और इसका कोई अन्य चिकित्सीय कारण नहीं है, तो शायद वह किसी मानसिक समस्या से ग्रस्त होगा। आप अपने बच्चे से बात करें और पता लगायें कि क्या उसे स्कूल में कोई कठिनाई होती है। हो सकता है कि वह तत्काल कुछ न बताए, किंतु उससे बार-बार इस विषय पर चर्चा करने से आपको उसकी चिंता का कारण पता चल जायेगा। ध्यान से सोचें कि कहीं उसकी समस्या में कोई पैटर्न तो दिखाई नहीं देता। क्या आपको उन दिनों में, जब कि वह उलटी कर देता है और उन दिनों, जबकि वह उलटी नहीं करता, के बीच उसके व्यवहार में कोई अंतर दिखाई देता है? या आपको ऐसा कोई कारण नज़र आता है जो उसकी बार-बार या अधिक उलटी करने की समस्या को प्रभावित करता हो? प्रतिदिन सोने से पहले उसे आश्वस्त करें कि यदि वह शांत और खुश रहेगा तो उसे उलटी नहीं आएगी। आपको भी उसके उलटी करने पर दुःख या चिंता न दिखाकर, शांत रहना सीखना होगा। यदि इन सुझावों से कोई लाभ न हो तो उसे किसी मनोचिकित्सक के पास ले जायें जो उससे खेल चिकित्सा या ड्रॉइंग द्वारा उसकी उलटियों के कारण का पता लगा सकता है।

8. एक अवज्ञाकारी और तुनकमिज़ाज बच्चे को कैसे सुधारें ?

प्र. मेरा 11 वर्ष का बेटा बहुत बुद्धिमतापूर्ण, तर्कसंगत और सामान्य व्यवहार करता है, किंतु वह विद्रोही स्वभाव का है। कभी–कभी वह उल्टे जवाब देता है और बहुत बहस करता है। वह कभी–भी चिड़चिड़ाने लगता है और ऐसा अक्सर तब होता है जब वह भूखा या थका हुआ होता है। उसका बर्ताव और आचरण ठीक नहीं है। मुझे बहुत चिंता होती है। मुझे क्या करना चाहिए?

उ. यदि रक्त-शर्करा का स्तर कम हो जाता है तो बच्चा थकान, चिड़चिड़ापन महसूस करता है और उसे जल्दी गुस्सा आता है। कई बच्चों के लिए भूख और थकान को सहन कर पाना कठिन

होता है। नींद की कमी से भी बच्चे चिड़चिड़ाने लगते हैं। प्रतिदिन भोजन और नींद के लिए उचित समय निर्धारित करना और उसका कठोरता से पालन करना महत्त्वपूर्ण होता है। कभी-कभी, जब हम टीवी देख रहे होते हैं या मेहमानों की आवभगत में लगे होते हैं तो सोचते हैं कि बच्चे को स्वयं को विभिन्न परिस्थितियों में ढालना सीखना चाहिए। किंतु, अपने आवेग में हमें नींद और भोजन के दैनिक नियम को बदलना नहीं चाहिए।

ध्यान रखें कि उद्दंड व्यवहार सामान्य विकास का एक महत्त्वपूर्ण चरण है। मैं बहस करने या उलटा जवाब देने को आचरण में दोष नहीं कहूँगा। इससे पता चलता है कि उसमें अपनी राय देने की समझ उत्पन्न हो रही है। यदि उसकी उद्दंडता बढ़ जाये तो उसका व्यवहार सुधारने का सबसे अच्छा समय तब होगा जब वह ख़ुश हो। उसे प्यार से समझाएँ कि जब वह अप्रिय व्यवहार करता है तो आप दुःखी हो जाती हैं। जैसे-जैसे वह बड़ा होगा, यह समस्या स्वयं कम हो जायेगी।

हो सकता है कि वह अपने उद्दंड व्यवहार से यह दर्शा रहा हो कि उसे माता–पिता का अधिकार जताना पसंद नहीं है। उसे कोई काम करने के "निर्देश" देने से बेहतर होगा कि आप उसे "सुझाव" के रूप में कोई काम करने के लिए कहें। उससे संबंधित मामलों पर आपको उसकी राय लेनी चाहिए?

उद्दंड व्यवहार का सामना करते समय आपको यह याद रखना होगा कि जब आपका बच्चा क्रोध में हो, तो आप भी अपना आपा न खोएँ। आपके क्रोधित होने से समस्या का समाधान नहीं होगा; इसके विपरीत इससे स्थिति बिगड़ सकती है। ध्यान रखें कि वह दिन में पर्याप्त व्यायाम करता है। आपको टेलीविज़न पर शोरशराबे से भरे अनुपयोगी कार्यक्रम भी देखने कम करने होंगे। उससे सहज होकर बात करें। उससे पूछें कि वह क्या पढ़ रहा है, उसके मित्र कौन-कौन हैं, इत्यादि। छोटे-छोटे प्रयासों से भी काफ़ी अंतर आ सकता है।

9. मेरा बच्चा अपने–आप से बातें क्यों करता है ?

प्र. मेरे 11 वर्ष के बेटे को अपने–आप से बातें करने की आदत है। कई बार मैंने उसे बाथरुम में स्वयं से बातें करते और हँसते देखा है। क्या यह सामान्य है? वह बहिर्मुखी नहीं है, हालाँकि उसे कुछ मित्रों का साथ अच्छा लगता है। काफ़ी समय से मैं देख रही हूँ कि वह भीड़ में अपने प्रति काफ़ी सचेत (संकोची) हो जाता है।

उ. क्या आपके पुत्र को नाटकों में दिलचस्पी है? हो सकता है कि वह शीशे में देखकर किसी भूमिका का अभ्यास कर रहा हो। यह पता लगाने के लिए कि वह ऐसा क्यों करता है, उससे विस्तार से बातें करना सबसे अच्छा रहेगा। कुछ बच्चे काल्पनिक मित्र बना लेते हैं। हाल ही में किए गए एक अध्ययन से पता चला है कि कुल 25%–30% बच्चों के काल्पनिक दोस्त होते हैं, जिनसे वे अक्सर बातें करते हैं। स्वयं से बातें करना असामान्य नहीं होता, बल्कि इससे यह पता चलता है कि उसके आसपास उसकी बात सुनने वाले लोग काफ़ी कम हैं। उसे सामूहिक खेलों और अन्य गतिविधियों में भाग लेने के लिए प्रोत्साहित करें। उससे डायरी लिखने के लिए कहें। शायद तब वह वे बातें लिखना शुरू कर दे, जिन्हें वह कहना चाहता है। यह प्रक्रिया निश्चित रूप से, सामाजिक दृष्टि से अधिक उपयुक्त होगी। सुनिश्चित करें कि आप और आपके पति उसके साथ

पर्याप्त समय बिताते हैं। भीड़ में संकोच करना, विकास की एक स्वाभाविक प्रतिक्रिया है। उससे संकोच करने का कारण पूछें, उसका आत्मविश्वास बढ़ाएँ और इनके समाधान तलाशें। इन सुझावों से शायद वह अपनी क्षमता का अधिक उपयोगी ढंग से प्रयोग करने लगेगा। इसका तात्पर्य यह नहीं है कि हमें उसके व्यक्तित्व को बदलने का प्रयास करना है। प्रत्येक व्यक्ति भिन्न होता है और हमें उसकी विशिष्टता का सम्मान करना चाहिए।

यदि आपको उसके व्यवहार में अधिक विषमता दिखाई दे और उसके मौजूदा व्यवहार में भी कोई परिवर्तन न आए, तो किसी मनोचिकित्सक की सलाह लेना उचित रहेगा।

10. मैं अपनी बेटी को कैसे समझाऊँ, जो नहीं चाहती कि हम कोई बच्चा गोद लें?

प्र. मैं और मेरा पति, हम दोनों ही कामकाजी हैं और बहुत व्यस्त रहते हैं जिससे हमारी 10 वर्षीय बेटी बहुत अकेली हो गई है। वह केवल हमारे साथ ही हिली–मिली हुई है और हमारे साथ ही समय बिताना पसंद करती है। हम भी उसके साथ अधिक–से–अधिक समय बिताने का प्रयास करते हैं। अब, अपनी खुशी के लिए और इसलिए कि मेरी बच्ची को खेलने के लिए एक साथी मिल जाये, मैं एक बच्चा गोद लेना चाहती हूँ। समस्या यह है कि मेरी बेटी को यह बात पसंद नहीं है क्योंकि उसे लगता है कि घर में दूसरा बच्चा आ जाने से हम उसे उतना ध्यान और प्यार नहीं देंगे जो उसे अब मिलता है। मैं उसे कैसे समझाऊँ?

उ. इकलौता बच्चा शारीरिक और मानसिक रूप से माता–पिता पर बहुत अधिक निर्भर हो जाता है। लगता है कि आपकी बेटी को सारा ध्यान अपनी ओर आकर्षित करने की आदत हो गई है और वह अकेलेपन की आदी हो गई है। इस अवस्था में कोई बच्चा गोद लेने के स्थान पर, अपनी बेटी की मदद करना और इकलौते बच्चे के पालन-पोषण के बारे में अधिक जानकारी प्राप्त करना उचित होगा। जैसा आपने कहा कि आप दोनों ही व्यस्त व्यावसायिक हैं, तो क्या एक और बच्चे को पालने के लिए समय निकालना आपके लिए कठिन नहीं हो जायेगा? तब आपके पास अपनी बेटी के लिए भी अधिक समय नहीं बचेगा। परिवार में एक और बच्चा लाने से पहले बेटी की समस्या हल करने का प्रयास करें, क्योंकि वह खुलकर इसका विरोध कर रही है। यदि आप अपने परिवार में दूसरा बच्चा लाना ही चाहते हैं, तो सबसे पहले अपनी बेटी को अपने माता–पिता को दूसरों के साथ बाँटना और अपने माता–पिता के अतिरिक्त, अन्य लोगों से घुलना-मिलना सिखाएँ। यह सब आपको बहुत मधुरता से करना होगा, जिसकी शुरूआत आप घर में एक पालतू पशु लाकर कर सकती हैं। इसके अतिरिक्त, उसे अपनी आयु के बच्चों के साथ दोस्ती करने के लिए प्रोत्साहित करें। इस समय वह अपने आसपास मौजूद व्यक्तियों और वस्तुओं से बिल्कुल ख़ुशी दिखाई नहीं देती। शायद यही कारण है कि वह इन्हें बाँटने के बारे में सोचना भी नहीं चाहती।

11. मेरे बेटे का रंग काला होने के कारण दूसरे बच्चे उस पर धौंस जमाते हैं, मुझे क्या करना चाहिए ?

प्र. मेरे बेटे की आयु 10 वर्ष है। वह बहुत बुद्धिमान और संवेदनशील बच्चा है। हाल ही में, मैंने उसके व्यवहार में कुछ परिवर्तन देखा। वह बिना किसी कारण बहुत जल्दी नाराज़ होने लगा है। मैंने सोचा कि शायद बढ़ती उम्र के कारण ऐसा हो। मुझे पता चला कि इसका कारण उसका रंग है, जो गेहुआँ भी नहीं, बहुत काला है। हम दोनों का रंग गेहुआँ है। जन्म के समय मेरा बेटा गोरा था, किंतु जैतून के तेल की मालिश करने से उसका रंग काला पड़ गया। हमने इस की कोई चिंता नहीं की, क्योंकि वह स्वस्थ और पढ़ने–लिखने में बहुत होशियार है। वह बहुत पुस्तकें पढ़ता है और उसे अपने काले रंग के वैज्ञानिक कारणों की भी जानकारी है। हाल ही में स्कूल बस में एक बच्चे ने उसे उसके रंग के कारण चिढ़ाया। पहले तो मेरे बेटे ने इस बारे में मुझे कुछ भी नहीं बताया, किंतु मेरे बार–बार पूछने पर उसने बताया कि उसे सपने आते हैं जिनमें वह अपनी काली त्वचा को उतार रहा है और उसका रंग गोरा हो गया है। क्या उसकी समस्या दूर करने के लिए मुझे किसी मनोविज्ञानी की सलाह लेनी चाहिए? क्या उसकी त्वचा का इलाज संभव है?

उ. आपको खुशी होनी चाहिए कि आपका पुत्र इतना होशियार और स्वस्थ है और आपसे खुलकर बात करता है। इन दिनों स्कूलों में धौंस जमाना एक आम बात हो गई है। अपने बेटे को समझाएँ कि उसे स्वयं पर और अपने गुणों पर विश्वास करना चाहिए और त्वचा के काले रंग के बारे में अधिक चिंता नहीं करनी चाहिए। उसे केवल स्वयं पर अधिक भरोसा करने और थोड़ा दृढ़ बने रहने की सीख देने की आवश्यकता है। फिर भी मुझे लगता है कि उसके सहपाठियों ने उसके रंग को एक समस्या बना दिया है। मेरे विचार से आपको स्कूल के अध्यक्ष या प्रधानाध्यापक से बात करनी चाहिए और उन्हें अपने स्कूल के बच्चों को मानवीय मूल्यों की सीख देनी चाहिए। विकलांगता, रंग या बालों का गठन, इत्यादि किसी भी आधार पर भेदभाव करना गलत है। स्कूल को इस विषय पर गंभीरता से विचार करना चाहिए और बच्चों को मित्रता तथा अच्छे संबंधों के महत्त्व के बारे में बताना चाहिए। शायद आपका पुत्र अपने रंग के बारे में बहुत अधिक परेशान रहता है, तभी उसे गोरे रंग के सपने दिखाई देते हैं। उसे किसी मनोचिकित्सक या मनोविज्ञानी के पास ले जाना अच्छा रहेगा। अभिभावक के रूप में, आपको उसे यह विश्वास दिलाना होगा कि आप उसे प्यार करते हैं और आपके लिए वह अनमोल है। यदि वहाँ कोई अंतर्राष्ट्रीय स्कूल हो, तो उसे वहाँ ले जायें जहाँ उसे पता चलेगा कि इस दुनिया में सभी रंगों और आकारों के लोग रहते हैं और बाहरी रंगरूप के आधार पर कोई छोटा या बड़ा नहीं होता। उसे ऐसी फ़िल्में दिखाएँ या ऐसी पुस्तकें पढ़ने के लिए दें, जिनमें रंगभेद का विरोध किया गया हो।

12. मैं अपनी पुत्री को अजनबियों से बातें करने से कैसे रोक सकती हूं?

प्र. मेरी 12–वर्षीय बेटी के जीवन में पिता की भूमिका अच्छी नहीं रही। उसके पिता और मेरा तलाक हुए 7 वर्ष हो गए हैं। जब उसका मन करता है वह हमसे मिलने चला आता है, किंतु ऐसा बहुत कम होता है। जब भी वह आता है तो हमारे घर में अशांति हो जाती है। मेरी बेटी परिवार के सदस्यों के इकट्ठा होने पर, किसी सार्वजनिक स्थान में या बाहर जाने पर, किसी भी पुरुष के साथ घुल–मिल जाती है। इन दिनों वह इंटरनेट सर्फ करने लगी है और 19 से 35 वर्ष के पुरुषों से सम्पर्क बनाती है, उन्हें बताती है कि वह 19 वर्ष की है और उनके साथ अश्लील बातें करती है। हालाँकि वह स्वयं कुछ अधिक नहीं कहती, वे लोग उससे अश्लील बातें करते हैं। मेरी बेटी के पास "मिसिंग फादर फिगर" नाम की एक पुस्तक है। मुझे लगता है कि हम उन सभी समस्याओं का सामना कर रहे हैं जिनका पिता न होने के संबंध में पुस्तक में उल्लेख किया गया है। मैंने उसके कमरे में से कम्प्यूटर, सीडी प्लेयर, रेडियो और टेलीविज़न हटा दिए हैं। मुझे अब क्या करना चाहिए?

उ. शायद आप इस स्थिति को देख कर बुरी तरह घबरा उठी हैं। यदि आप इतने कठोर तरीके अपनाएँगी तो आपकी पुत्री के मन में आपके खिलाफ़ विद्रोह की भावना उत्पन्न होने लगेगी। सज़ा के रूप में उसका म्यूज़िक सिस्टम और रेडियो हटा देना समस्या का समाधान नहीं है। अच्छा तो यह होगा कि आप स्वयं उस पुस्तक को पढ़ें और उससे इस विषय पर बात करें कि "पिता की कमी" को कैसे दूर किया जा सकता है। याद रखें कि अब वह किशोरावस्था में प्रवेश करने वाली है। आयु के इस दौर में बच्चों को कतई अच्छा नहीं लगता कि कोई उन्हें बताए कि उन्हें क्या करना चाहिए, क्या नहीं। वे स्वयं प्रयोग करना और अपने निष्कर्ष अपने-आप निकालना चाहते हैं। माँ के रूप में आपके लिए सबसे अच्छा यह होगा कि आप उसके साथ रहें। उसके साथ दोस्त-सा व्यवहार करें ताकि वह आपसे खुलकर बात करे और आपको पता रहे कि उसके जीवन में क्या चल रहा है। उसके साथ कठोरता बरतने से वह अपनी बातें आपसे छिपाने लगेगी। इस स्थिति के उजले पक्ष को भी देखें। इंटरनेट के कारण आपकी पुत्री अपने सभी प्रयोग घर की सुरक्षित चारदीवारी में कर रही है। इसके न होने पर, वह यही बातें घर से बाहर मिलने वाले लोगों के साथ भी कर सकती थी। इस समय, उसकी बहुत सी आवश्यकताएँ इंटरनेट द्वारा पूरी हो रही हैं। उसे इससे दूर करने का कोई भी उपाय उसे विद्रोही बना देगा। आपको अपनी सारी हिम्मत जुटानी होगी और इस समस्या पर अपनी चिंता को लगाम देनी होगी। इस स्थिति पर उपदेश देना उचित नहीं होगा। यदि आप उसे इस भयानक सच्चाई से अवगत कराना चाहती हैं, तो न्यूज़ रिपोर्टर बने बिना, थोड़ी निपुणता से काम लें। ऐसे समाचार पत्र या पत्रिकाएँ, जिनमें लड़कियों के उत्पीड़न की ख़बरें छपी हों, किसी ऐसे स्थान पर रख दें जहाँ से वह उसे लेकर पढ़ सके। उसका म्यूज़िक सिस्टम उसे लौटा दें, क्योंकि इससे उसे कुछ देर का विराम मिल जाता है। किसी व्यावसायिक परामर्शक या मनोचिकित्सक की सहायता लें। उसे अपने पैरों पर चलने का मौका दें और लड़खड़ा जाने पर उसे थामने के लिए तैयार रहें।

13. मुझे अपने बेटे से प्रत्येक काम के लिए ज़बरदस्ती करनी पड़ती है, मैं क्या करूँ ?

प्र. मेरे बेटे की आयु 12 वर्ष है। सौंपे गए प्रत्येक काम को वह जल्दी पूरा कर लेता है, किंतु सुबह जल्दी नहीं उठता और स्कूल जाने के लिए उसे ज़बरदस्ती उठाना पड़ता है। वह अनिच्छा जताते हुए उठता है और इतनी जल्दी जगा देने के लिए हम दोनों (माता–पिता) पर चीखता–चिल्लाता है। किंतु, एक बार उठ जाने के बाद वह झटपट तैयार हो जाता है। पिछले 8 वर्षों में उसकी बस केवल एक बार ही छूटी है। वह रात को 11 बजे से पहले नहीं सोता। मैं क्या करूँ ? एक और बात जो मैं कहना चाहती हूँ, वह यह है कि मैं पिछले 7 साल से योगाभ्यास कर रही हूँ और इससे मुझे बहुत लाभ हुआ है। मैं चाहती हूँ कि मेरा बेटा भी सप्ताह में कम से कम एक या दो बार योगाभ्यास करे। किंतु, उसे इसमें कोई दिलचस्पी नहीं है। जब मैं उसकी आयु के अन्य बच्चों को योगाभ्यास करते देखती हूँ तो बहुत दुःखी हो जाती हूँ। इसके अतिरिक्त, उसकी आयु के अनेक बच्चे घर के कामों में खुशी–खुशी हाथ बँटाते हैं, किंतु मेरा बेटा अनिच्छा से कुछेक घेरलू काम ही करता है। पढ़ाई में वह अच्छा है और लगभग 85 प्रतिशत अंक प्राप्त कर लेता है। पढ़ाई के लिए हमें उसके पीछे दौड़ना पड़ता है। उसे क्रिकेट खेलना, टीवी देखना और कम्प्यूटर गेम्स खेलना पसंद है। वह कभी–कभार साइकिल चलाता है। वह फास्ट फूड, जैसे – पीज़ा, पैटी, इत्यादि काफ़ी मात्रा में खाता है। वह मोटा है। कृपया उचित सलाह दें।

उ. यह बहुत अच्छी बात है कि आपका बेटा सौंपे गए कामों को झटपट पूरा कर लेता है। शायद उसकी प्रमुख समस्या सुबह जल्दी उठने की है। इसका कारण शायद उसकी नींद पूरी न होना है। आपने लिखा है कि वह रात को 11 बजे सोता है। इतनी देर तक जागे रहना ठीक नहीं होता। जिन बच्चों को स्कूल जाने के लिए सुबह जल्दी उठना होता है, उन्हें रात को जल्दी सो जाना चाहिए। उसे समझाएँ कि वह देर से उठने के कारण ही सुबह जल्दी नहीं उठ पाता। उसके सोने के समय में बदलाव करें। इस बारे में सख्ती बरतें और उसे बताएँ कि नींद न आने पर भी उसे निश्चित समय पर बिस्तर में चला जाना चाहिए।

अच्छी बात है कि आप कई वर्षो से योगाभ्यास कर रही हैं और चाहती हैं कि आपका बेटा भी योगाभ्यास करे। यदि उसे योगाभ्यास नहीं भाता तो उससे ज़बरदस्ती न करें। जितना अधिक आप उससे ज़बरदस्ती करेंगे, वह उतना ही अधिक ज़िद्दी हो जायेगा। कुछ दिन तक इसे भूल जायें और इसके बाद उसे धीरे-धीरे इस बारे में दोबारा समझाना शुरू करें। जब उसका मूड अच्छा हो, तो शायद वह इसे मान ले। योगाभ्यास अधिकतर अकेले किया जाता है और अधिकतर किशोरों को नहीं लुभाता। उसे क्रिकेट खेलने के लिए प्रोत्साहित करें, जिसमें उसे आनंद आता है। व्यायाम को अधिक दिलचस्प बनाएँ। उसका मोटापा कम करने के लिए उससे अधिक देर तक साइकिल चलाने के लिए कहें। उसका कम्प्यूटर पर काम करने और टीवी देखने का समय तय करें। एक ही स्थान पर बैठे रहने और ढेरों जंक फूड खाने से अधिकांश बच्चे मोटे हो जाते हैं। उसे स्वास्थ्यवर्धक पोषक आहार दें। आपने काफ़ी लम्बे समय से इसे अनदेखा किया है, तो अब आपको उसे संयम

के साथ, धीरे-धीरे बदलना होगा और तब धीरे-धीरे इसके अच्छे परिणाम भी मिलने लगेंगे।

अपने बच्चे की दूसरे बच्चों से तुलना करना बंद कर दें। यदि उसे घरेलू काम करना या योगाभ्यास पसंद नहीं है, तो उसे ऐसे ही स्वीकार करें। यदि आप केवल यही चाहती हैं कि वह सभी काम आप की इच्छानुसार करे, तो इसके लिए आपको अपना इलाज करने की आवश्यकता है, बेटे का नहीं।

14. मैं अपनी पुत्री को अपने से बड़ों का आदर करना कैसे सिखाऊँ ?

प्र. मेरी बेटी की आयु 12 वर्ष है और उसे झूठ बोलने की बुरी आदत है जिसे वह बहुत चतुराई से बोलती है। हाल ही में उसका अक्खड़पन इतना बढ़ गया कि उसने अपनी दादी को चाँटा मारा, जिसने जन्म से उसे पाला है। मुझे उसका व्यवहार बिल्कुल समझ नहीं आता। मैंने और मेरी पत्नी ने उससे बात करने की कोशिश की, उसे समझाया और यहाँ तक कि उसे एक–दो बार डाँटा और मारा भी, किंतु कोई लाभ नहीं हुआ। हाल ही में अपनी दादी पर हाथ उठाने की उसकी हरकत से घर में काफ़ी अशांति फैल गई है। उसे सुधारने के लिए हमें क्या करना चाहिए?

उ. वास्तव में यह बात परेशान करने वाली है। हमें स्वयं को उसकी जगह रखकर उसे समझना होगा। वह झूठ बोलती है क्योंकि उसे झूठ बोलने की ज़रूरत महसूस होती है। वह शायद ऐसा इसलिए करती है क्योंकि वह अपने आसपास के लोगों पर विश्वास नहीं कर पा रही है, और शायद उसे लगता है कि लोग उसे पसंद नहीं करते। इसके अतिरिक्त, बच्चे अपने आसपास रहने वालों से बहुत कुछ सीखते हैं। ध्यान से सोचें कि क्या आपके परिवार में कोई और व्यक्ति झूठ बोलता या बड़ों का अनादर करता है? यदि आपके परिवार में इस प्रकार का व्यवहार आपकी पारिवारिक प्रवृत्ति से पूरी तरह विपरीत है, तो यह जानने का प्रयास करें कि कौन सी बात उसे ऐसी हरकतें करने के लिए उकसाती है। एक 12 वर्ष की बच्ची अपनी दादी को क्यों मारेगी? उसकी यह हरकत आशा के बिल्कुल विपरीत है, तो मेरे विचार से सारे घटनाक्रम को एक बार मन में दोहरा कर देखें। जब बच्चे किशोरावस्था में प्रवेश करते हैं तो उन्हें बड़ों के अधिकार में रहना नहीं भाता। यह स्वाभाविक है, किंतु इस पर रोक लगाए रखने की आवश्यकता होती है। उसे किस बात ने भड़काया होगा? हो सकता है कि उसके मित्रों या पड़ोसियों के सामने दिया गया कोई निर्देश उसे बुरा लगा हो।

जब आपकी पुत्री अच्छी मनःस्थिति में हो, तो उससे उसके व्यवहार के बारे में बात करें और उसे बताएँ कि यदि उसने बुरा व्यवहार करना जारी रखा, तो उसके कुछ अधिकार छीन लिए जायेंगे। स्वयं पर अपना नियंत्रण न खोएँ। उसे मारने और डाँटने का विपरीत प्रभाव पड़ेगा और शायद वह अधिक विद्रोही हो उठेगी। आपको उसके साथ शांति और सख्ती से बात करनी होगी। उसके लिए कुछ नियम बनाएँ जो आपकी दृष्टि में तर्कसंगत हों और उससे एक समझौते पर हस्ताक्षर करा लें कि वह इन नियमों का पालन करेगी। कुछ बच्चों को नियमानुसार चलने के लिए एक निष्पक्ष और स्पष्ट तरीके की आवश्यकता होती है। उसके अध्यापकों से पता करें कि क्या स्कूल में उसका व्यवहार संतोषजनक है? यदि वह किसी आंटी या अध्यापिका को अधिक पसंद

करती हो, तो उनसे आपके द्वारा चुने गए तरीके का समर्थन करने के लिए कहा जा सकता है। यह सब तरीके तभी कारगर साबित होंगे, जब आप उसके लिए अपना प्यार जताएँगे। उसे समझाएँ कि जिनसे हम प्यार करते हैं, उनसे कठोर व्यवहार करना मूर्खता है और दादी को चाँटा मारना बिल्कुल गलत है, जिसके लिए उसे उनसे क्षमा माँगनी चाहिए और भविष्य में परिवार के किसी भी सदस्य के साथ ऐसा व्यवहार न करने की प्रतिज्ञा लेनी चाहिए। यदि इनमें से कोई उपाय कारगर न हो, तो किसी मनोचिकित्सक की सलाह लें।

15. मैं अपनी बेटी का व्यवहार कैसे बदलूँ ?

प्र. मेरी बेटी की आयु 13 वर्ष है। उसे सौंपा गया प्रत्येक काम (सरल या कठिन) वह भूल जाती है। वह कोई बात ध्यान लगाकर नहीं सुनती। मैंने कई बार उसे शांति से समझाने की कोशिश की, किंतु हर बार वह वही गलती दोहराती है। कृपया कोई तरीका बतायें जिससे उसे सुधारा जा सके?

उ. आप किसी चीज़ को पूरी तरह समझने के बाद ही बदल सकते हैं। यदि आपकी बेटी ने कोई ऐसा व्यवहार करना शुरू कर दिया हो, जो वह पहले नहीं करती थी, तो सबसे पहले यह पता लगाना ज़रूरी है कि इस परिवर्तन का कारण क्या है। भूलने और ध्यान न देने की समस्या अक्सर तब उत्पन्न होती है, जब व्यक्ति के दिमाग में कुछ और चल रहा होता है। यह "कुछ और" उसके दिमाग पर इतना अधिक हावी हो जाता है कि वह आपकी कही बात पर ध्यान नहीं दे पाती। उससे बात करें और पूछें कि उसे कौन सी बात परेशान कर रही है। आपकी बच्ची किशोरावस्था से गुज़र रही है। इस अवस्था में बच्चे माता–पिता के अधिकार से मुक्त होकर, अधिक स्वतंत्रता चाहते हैं। अतः, माता–पिता को बच्चों के साथ अधिक धैर्यपूर्ण व्यवहार करना चाहिए और उन्हें बार-बार "यह करो" या "यह न करो' के उपदेश नहीं देते रहना चाहिए। आपको अपना व्यवहार बदलना होगा, और उसके साथ माता–पिता के स्थान पर मित्र जैसा व्यवहार करना होगा। बातचीत करके मिलजुलकर निर्णय लें, उचित व्यवहार को प्रोत्साहित करें। उसके और अपने प्रति आदर दिखाकर अच्छे उदाहरण प्रस्तुत करें। अपने मार्गदर्शन के लिए किशोरावस्था से संबंधित साहित्य और लेख, इत्यादि पढ़ें।

16. अपने बेटे का असभ्य व्यवहार सुधारने के लिए मैं क्या करूँ ?

प्र. मेरा बेटा 14 वर्ष का है। पिछले 5–6 महीनों से हमारे प्रति उसका व्यवहार काफ़ी असभ्य होता जा रहा है। वह सोचता है कि उसे सब कुछ आता है और अपनी पढ़ाई में हमसे कोई मदद नहीं लेना चाहता। यदि वह किसी वस्तु की माँग करे और वह उसे न मिले तो आसमान सिर पर उठा लेता है। उसकी वार्षिक परीक्षाओं के परिणाम छमाही परीक्षाओं की तुलना में ख़राब थे। (वह बहुत होशियार है और उसे हमेशा उत्कृष्ट श्रेणी मिलती है)। और तो और, अब तो वह अपनी अकेली बहन को भी सहन

नहीं करता, जो 10 साल की है। वह उसके साथ बहुत स्वार्थपूर्ण व्यवहार करता है। मैंने स्कूल में उसके अध्यापकों से इस बारे में बात की, जिन्हें इसमें कोई ख़राबी दिखाई नहीं देती और वह कहते हैं कि किशोरावस्था के दौरान ऐसा ही होता है। क्या यह सही है? यदि हाँ, तो ऐसा कब तक रहेगा, क्योंकि इससे मैं बहुत निराश हो गई हूँ।

उ. आपके बेटे के अध्यापक सही कहते हैं कि किशोरावस्था के दौरान बच्चे सामान्य रूप से ऐसा ही व्यवहार करते हैं। तथापि, आपके लिए यह बहुत ज़रूरी है कि जीवन के इस मोड़ पर आप संवेदनशीलता और धैर्य से काम लें। आपको इन सुझावों से मदद मिल सकती है:

- उसके साथ हर समय किच-किच न करें और उसे डाँटें-फटकारें नहीं।
- अवांछित व्यवहार की सीमाएँ सख़्ती से तय करें और उसकी माँगें न मानने का कारण बतायें। इस आयु में बच्चे अधिक समझदार होने लगते हैं, अतः उन पर हुक्म न चलाकर, उन्हें हर बात समझा कर बताना ज़रूरी होता है।
- उसकी बात ध्यान से सुनें तथा उससे सहमत न होते हुए भी, उसकी भावनाओं और राय का आदर करें।
- अच्छे व्यवहार के लिए उसकी प्रशंसा करके या मुस्कुरा कर या पीठ थपथपा कर उसे प्रोत्साहित करें। हो सके तो, अनुचित व्यवहार को अनदेखा करने का प्रयास करें।
  –भाई-बहन की प्रतिद्वंद्विता के इस पड़ाव को संवेदनशीलता से सँभालें। अपनी बेटी को समझाएँ, ताकि वह उसके व्यवहार को समझ सके और दुःखी न हो। इससे भी अधिक ज़रूरी यह है कि आप दोनों बच्चों के साथ कुछ समय अलग-अलग बितायें और उन्हें अपने प्यार का अहसास कराएँ।
- उसे बतायें कि आप उसकी मदद के लिए हमेशा उपलब्ध रहेंगी। केवल उसके कहने पर ही उसकी मदद के लिए आगे आयें।
- उसकी बातों या असभ्यता को दिल से न लगायें, किंतु उसे बतायें कि आपको उसकी बात अच्छी नहीं लगी।

आपको अपने पुत्र को सही ढंग से समझने के लिए हमारी शुभकामनाएँ, जो इस समय ऐसे दौर से गुज़र रहा है, जिसे तूफ़ानों और तनावों का दौर कहा जाता है।

17. मेरे किशोर बेटे को अपने बाल खींचने की आदत है, मैं क्या करूँ?

प्र. मेरे 14 वर्षीय पुत्र को, विशेष रूप से खाना खाते और पढ़ते समय अपने बाल खींचते रहने और उन्हें उलझाते रहने की आदत है। मुझे डर है कि कहीं इससे उसकी पढ़ाई में तो बाधा नहीं पहुँच रही। कृपया मेरी मदद करें।

उ. यह चिंता के लक्षण हैं। कभी-कभी लोगों को पता भी नहीं चलता कि वे ऐसा कुछ कर रहे हैं।

उसे इस आदत के बारे में प्यार से बतायें। किशोरावस्था में बच्चे बहुत संवेदनशील होते हैं और उन्हें अपनी व्यक्तिगत आदतों में अधिक हस्तक्षेप करना अच्छा नहीं लगता। बच्चे अक्सर इसे अनसुना करने लगते हैं और कभी-कभी विद्रोह पर उतर आते हैं। वह आपकी चिंता को दोष निकालने की आदत भी कह सकता है। उसके व्यवहार को अनदेखा करने का प्रयास करें और जब वह अच्छे मूड में हो तो उसे कोई रचनात्मक काम करने का सुझाव दें। ध्यान रखें कि आप उसे बार-बार टोकें नहीं, और न ही उसका अपमान करें। ऐसी आदतें अपने-आप ही छूट जाती हैं। यदि यह आदत नहीं छूटे, या विशेष रूप से आपको महसूस हो कि उसकी यह आदत जड़ पकड़ती जा रही है या इसके साथ दूसरी समस्याएँ भी उत्पन्न हो रही हैं, तो आप किसी मनोविज्ञानी या मनोचिकित्सक की सलाह ले सकती हैं।

18. मैं किशोरों के आक्रामक व्यवहार से कैसे निपटूँ?

प्र. मैं 45 वर्षीय सरकारी कर्मचारी हूँ और मेरे दो बेटे हैं। मेरे बड़े बेटे की आयु 14 वर्ष है और वह 9वीं कक्षा का छात्र है और छोटे बेटे की आयु 11 वर्ष है और वह 7वीं कक्षा का छात्र है। मेरा प्रश्न मेरे बड़े बेटे से संबंधित है। पिछले 3–4 वर्ष से मैं उसके व्यवहार को समझ नहीं पा रहा हूँ। वह बहुत उग्र स्वभाव का है और मूलतः एक मध्यम–वर्गीय पिता के समान, मैं उसे उसके व्यवहार के लिए डाँट देता हूँ, जबकि मैं जानता हूँ कि उसे सुधारने का यह तरीका गलत है। मैंने अपने बच्चों को कभी मारा–पीटा नहीं। मेरे दूसरे पुत्र का व्यवहार काफ़ी सभ्य है और मैं उससे कुछ अधिक स्नेह करता हूँ। मेरा बड़ा बेटा घर में बहुत बुरा व्यवहार करता है और कभी–कभी उसकी प्रतिक्रिया काफ़ी उग्र हो जाती है। उसका सारा गुस्सा अपनी माँ और छोटे भाई पर उतरता है। मैं समझता हूँ कि शायद उसके साथ मेरा बर्ताव ठीक नहीं है? और हो सकता है कि उसके सामने कोई कठिन समस्या हो जिसके कारण उसका व्यवहार इतना उग्र हो गया है। प्रतिदिन, उसके दाँत साफ़ करने से लेकर खाना खाने तक, किसी–न–किसी बात पर हम दोनों में झगड़ा होता है। मुझे लगता है कि उसके प्रति मेरे व्यवहार से उसकी पढ़ाई पर भी असर पड़ रहा है। पढ़ने में वह औसत ही रहा है। स्कूल में उसका व्यवहार बिल्कुल ठीक है और उसके बारे में अध्यापकों की राय भी बहुत अच्छी है। कृपया मुझे बतायें कि मैं अपने–आप को कैसे सुधारूँ, ताकि मेरा बेटा और मैं एक–दूसरे के नज़दीक आ सकें और एक–दूसरे से प्यार कर सकें? कृपया मुझे सलाह दें कि क्या मुझे किसी इलाज की आवश्यकता है?

उ. लगता है कि आपके पुत्र की समस्या, या यूँ कहें कि अपने बेटे के साथ आपकी समस्या किशोरावस्था और आपकी अपना अनुशासन बनाए रखने की कामना के बीच का टकराव है, जो कभी-कभी कुछ अधिक खिंच जाता है। इस समय आपके पुत्र में शारीरिक, मानसिक और भावनात्मक परिवर्तन हो रहे हैं। वह स्वतंत्र महसूस करने के साथ-साथ, और कुछ सीमा तक नियंत्रण में भी रहना चाहता है। इस बारे में उसकी दृढ़ता का सीधा तात्पर्य है कि उसे कुछ सीमा तक मुक्त छोड़ना होगा। अधिकांश माता–पिता अपने बच्चों को अपने अधिकार में रखना चाहते हैं,

जिससे उनके बीच तनाव उत्पन्न हो जाता है। आपका कहना है कि वह केवल आपके साथ और घर में ही ऐसा बर्ताव करता है और स्कूल में उसे कोई समस्या नहीं है, तो इससे साफ़ पता चलता है कि उसके स्वभाव में कोई बुराई नहीं है। उसे केवल कुछ समय आपका साथ और थोड़ी स्वतंत्रता की आवश्यकता है और सबसे अधिक, उसे केवल आपकी सहानुभूति और सहारे की ज़रूरत है। उसे यह समझाते हुए कि आवश्यकता पड़ने पर आप हमेशा उसके साथ होंगे, उसे अधिकतर अकेला छोड़ने का प्रयास करें। इसके अतिरिक्त, आप क्योंकि अपनी गलती समझते हैं, और आपने लिखा है कि – "एक आम पिता की तरह मैं उसे डाँटता हूँ, जबकि मुझे ऐसा नहीं करना चाहिए", तो बार-बार ऐसा क्यों करते हैं? बच्चे को अपने अनुसार ढालने का प्रयास करने के स्थान पर आप अपने तौर-तरीकों को उसके अनुरूप क्यों नहीं बदल लेते? आपके लिए या आपके बेटे के लिए किसी प्रकार की चिकित्सा की आवश्यकता नहीं है क्योंकि यह कोई बीमारी नहीं है। केवल अपने बेटे को कुछ समय और सहारा दें। यह अशांतिपूर्ण दौर भी शीघ्र गुज़र जायेगा। मेरी शुभकामनाएँ!

19. मैं अपनी बेटी को दीवार का रंग खाने से कैसे रोकूँ?

प्र. मेरी 14–वर्षीय बेटी दीवारों को खुरचती है और उसका पेंट खाती है। इसे कैल्सियम की कमी समझ कर डॉक्टर ने उसे कैल्सियम की गोलियाँ खाने के लिए दीं। दो वर्ष तक गोलियाँ खाने के बावजूद भी मेरी बेटी को वही आदत लगी हुई है। कृपया इसका कोई समाधान बतायें।

उ. अनेक छोटे बच्चे किसी-न-किसी समय अपने मुँह में कोई ऐसी चीज़ डालते हैं जो खाने की नहीं होती। उनमें अपने आसपास के वातावरण को जानने की स्वाभाविक उत्सुकता होती है, और वे कुछ भी वस्तु, जैसे – मिट्टी, चाक, पेंट, इत्यादि खाने लगते हैं। तथापि, कुछ बच्चे अपने आसपास की इस मासूम छानबीन से आगे निकल जाते हैं। काफ़ी प्रतिशत बच्चों में यह दोष पाया जाता है जिसे "पाइका" कहते हैं, जिसमें बच्चों में खाद्यरहित वस्तुओं को खाने की उत्कट लालसा उत्पन्न होती है (जो 1 महीने या अधिक समय तक रहती है)। "पाइका" शब्द लैटिन शब्द "मैगपाई" से लिया गया है जो एक ऐसा पक्षी है जो बहुत अधिक और अंधाधुंध खाता रहता है। आपकी बेटी की दीवार का रंग खाने की आदत भी "पाइका" की श्रेणी में ही आती है। पाइका के निश्चित कारण की कोई जानकारी नहीं है, किंतु कुछ स्थितियों और परिस्थितियों में बच्चों में पाइका से ग्रस्त होने की आशंका बढ़ जाती है। यदि आपकी बेटी को 14 वर्ष की आयु में भी यह आदत है तो आपको उसके इस व्यवहार का सही कारण ढूँढने के लिए, किसी बाल-मनोचिकित्सक या मनोरोग विशेषज्ञ से उसकी पूरी जाँच करानी होगी। वही आपको इसका सही इलाज बता सकेंगे।

20. मैं अपने किशोरवय बेटे की मित्र बनाने में कैसे मदद कर सकता हूँ ?

प्र. मेरे बेटे की आयु 14 वर्ष है। उसकी समस्या यह है कि उसका कोई दोस्त नहीं है। उसे हमेशा यही डर लगा रहता है कि कोई उससे बात नहीं करेगा और उसका कोई भी मित्र उसकी कोई बात नहीं सुनेगा। कृपया बतायें कि मैं उसे अपने व्यक्तित्व का विकास करने में कैसे मदद कर सकती हूँ कि वह लोगों से घुलमिल सके और अच्छे दोस्त बना सके।

उ. आपका बेटा किशोरावस्था से गुज़र रहा है, जो बहुत तनावपूर्ण दौर होता है। इस आयु में अपनी पहचान स्थापित करने का तनाव और संगी-साथियों की मंज़ूरी बच्चों के लिए बहुत महत्त्वपूर्ण होते हैं और बच्चे स्वयं में अक्सर अधूरापन और संकोच महसूस करते हैं। अभिभावक के रूप में, निश्चित रूप से आप ही उसकी मदद कर सकते हैं।

- मित्रों की कमी या सामाजिक मेलमिलाप की कमी के कारण उसे बार-बार न टोकें।
- अपने बच्चे को चिढ़ाएँ नहीं, क्योंकि ऐसा करने से उसका आत्मविश्वास कम होगा।
- उसकी तुलना उसके मित्रों से न करें या उसकी आलोचना न करें।
- उससे ज़बरदस्ती न करें। यदि आप शांत रहेंगी तो वह भी शांत और सहज रहेगा।
- उसकी अच्छाइयों की प्रशंसा करके उसके आत्मसम्मान को बढ़ावा दें। प्रत्येक व्यक्ति में कुछ विशेषताएँ होती हैं। उनका पता लगायें और उन्हें प्रोत्साहित करें।
- उसे किसी क्लब या स्पोर्ट ग्रुप का सदस्य बनने के लिए प्रोत्साहित करें, जहाँ वह सामाजिक संबंध बनाना या कोई खेल सीख सकेगा और उसे लोगों से मिलने और दोस्त बनाने का अवसर मिलेगा।

यदि तब भी यह सफल न हो, तो आप उसे किसी परामर्शक या मनोवैज्ञानिक के पास ले जायें।

आत्म-सम्मान

21. मैं अपनी बेटी को आत्म-सम्मान बढ़ाने में कैसे मदद कर सकती हूँ?

प्र. मेरी बेटी की आयु 14 वर्ष है। मैं उसकी अकेली अभिभावक हूँ क्योंकि जब वह एक महीने की थी, तब उसके पिता की मृत्यु हो गई थी। वह बुद्धिमान और बहुत सुंदर है। वह पढ़ाई में बहुत अच्छी है, बहुत अच्छा गाती है और सुंदर नृत्य करती है। कुछ समय से उसका आत्मविश्वास कम होता जा रहा है। वह अक्सर कहती है कि उसे बातचीत करना नहीं आता और वह दोस्त नहीं बना सकती, जो सच भी है क्योंकि उसकी कक्षा की कुछ लड़कियाँ उससे बात नहीं करतीं। यह सुनकर मुझे दुःख होता है। मैं उससे कहती हूँ कि हमें स्वयं अच्छे बना रहना चाहिए, चाहे कुछ भी हो, किंतु इससे कोई लाभ नहीं होता। स्कूल में काउंसिलर से बात करने का भी कोई फ़ायदा नहीं है, क्योंकि काउंसिलर कोई भी बात अपने तक सीमित नहीं रखते और इधर-उधर फैला कर छोटी बातों को भी बहुत बड़ा बना देते हैं। माँ के रूप में, मैं चाहती हूँ कि वह जैसी है वैसी ही रहे। मैं उसे अपने निर्णय स्वयं लेने की स्वतंत्रता देती हूँ। मैं कामकाज़ी माँ हूँ और कभी-कभी मेरी अपनी समस्याएँ भी होती हैं। इस समय वह उम्र के नाज़ुक दौर से गुज़र रही है और उस पर अधिक ध्यान देने की आवश्यकता है। उसे स्वयं में आत्मविश्वास पैदा करने की आवश्यकता है। उसकी सबसे बड़ी कमज़ोरी यह है कि वह असफलताओं को स्वीकार नहीं कर पाती और हमेशा जीत हासिल करना चाहती है। वह चाहती है कि हर समय उसकी प्रशंसा की जाये; वह आलोचना सहन नहीं कर पाती। उसकी कोई बेस्ट फ्रेंड नहीं है। मुझे लगता है कि वह किसी सच्चे दोस्त की तलाश में है।

उ. आप माँ के रूप में सफल भूमिका निभा रही हैं। आपकी बेटी अपने जीवन के एक ऐसे दौर से गुज़र रही है, जहाँ मित्र बहुत महत्त्वपूर्ण होते हैं। दुर्भाग्यवश, शायद अपने संगी-साथियों के साथ

अपने अनुभवों के कारण, अपने बारे में नकारात्मक बातें सोचनी लगी है। यह नकारात्मक सोच, निश्चित रूप से उसके व्यक्तित्व और उसके भावी संबंधों को हानि पहुँचा रही है। हालाँकि उसमें वे सभी गुण हैं, जिनका आपने ऊपर उल्लेख किया है, किंतु उनकी तुलना में, उसका आत्म-सम्मान और आत्मविश्वास बहुत कम है। इससे पता चलता है कि कुछ ऐसा है जो उसे अपनी क्षमताओं और गुणों के फल प्राप्त करने से रोक रहा है। हो सकता है कि दूसरों से बेहतर होने के कारण, वह ईर्ष्या की पात्र बन रही हो। माँ के रूप में, शायद आपको उसके साथ बैठकर बात करने और उसे सहज, आरामदायक, निष्पक्ष प्रोत्साहन देने की आवश्यकता है, ताकि वह अपने मानसिक अवरोधों को अभिव्यक्त कर सके। आपको उसे यह जानने में भी मदद करनी होगी कि उसके लिए सफलताओं और असफलताओं का क्या महत्त्व है। वह असफलताओं को क्यों सहन नहीं करती? जब दूसरे लोग उससे बात नहीं करते या उसकी बात का जवाब नहीं देते, तो क्या इसे असफलता या आलोचना मानती है? आपको यह पता लगाना होगा कि कहीं उसके मन में इस नकारात्मक सोच के बीज कि वह बहुत नीरस है, अनजाने में आप ही ने तो नहीं रोप दिए? इसकी शुरुआत आपको अपने सकारात्मक व्यवहार से करनी होगी। कोई भी अवसर मिलने पर उसकी सराहना करें, उसे ऐसे प्रमाणों (घटनाओं) का पता लगाने में मदद करें जिनसे पता चलता हो कि उसमें अच्छी तरह बातचीत करने की क्षमता है, उसे प्यार दें और महसूस कराएँ कि वह आपके लिए अमूल्य है। आप उसे गाने और नृत्य की कक्षाओं में (या उसकी रुचि के अनुसार किसी भी ऐसे कोर्स में) प्रवेश दिलाएँ। ऐसा करने से उसे एक दूसरा सामाजिक वातावरण मिलेगा, जहाँ वह नए सिरे से मिलना-जुलना शुरू करेगी और शायद मित्र बनाने के लिए अपनी किसी अन्य सामाजिक क्षमता का प्रयोग करेगी। किसी परामर्शक या मनोचिकित्सक की सलाह से भी आपको मदद मिल सकती है। अंत में, सबसे ज़रूरी है कि आप थोड़ा पीछे हट जायें और अपने संघर्ष उसे अपने-आप करने दें। मेरी राय यही है कि आप (अनजाने में) अपनी चिंताएँ उस पर लादना छोड़ दें।

22. मैं अधिक बहादुर कैसे बन सकता हूँ?

प्र. मैं 15-वर्षीय लड़का हूँ। मैं अधिक बहादुर कैसे बन सकता हूँ और अपनी रक्षा कैसे कर सकता हूँ?

उ. इस तथ्य से कि आपने यह पत्र किसी बड़े व्यक्ति के माध्यम से न भेजकर, सीधे अपने-आप लिखा है, स्पष्ट पता चलता है कि आप में अपनी समस्याएँ स्वयं हल करने की हिम्मत है। शाबाश! बहादुरी अक्सर हमारे मन में होती है। बहादुर बनने का अर्थ यह नहीं है कि आप निशंक हो जाओ और आपको भय न लगे, बल्कि बहादुर बनने का अर्थ है कि जब आपको डर लगे तो आप में उसका सामना करने की हिम्मत हो। हमें स्वयं को यह भरोसा दिलाने की आवश्यकता होती है कि हम बहादुर और साहसी हैं। जब हम कराटे देखते हैं, तो हमें पता चलता है कि किस प्रकार मानसिक शक्ति व्यक्ति को दर्द सहने और भारी-से-भारी वस्तुएँ उठाने में मदद करती है। यदि हम फ़ैसला कर लें कि हम किसी भी बात से नहीं डरेंगे, तो हम बहादुर बन सकते हैं। यदि हम हवा के प्रत्येक झोंके से डरते हैं और प्रत्येक शाखा के हिलने को ख़तरा समझते हैं, तो हम हर पल किसी भयानक घटना की आशंका से घिरे रहते हैं, जो वास्तव में मौजूद नहीं होता। अतः, हमारा अपना

संकल्प सबसे अधिक महत्त्वपूर्ण होता है। हमें वास्तविक ख़तरों, जैसे – तीखे धारदार हथियारों, विष या सड़क पर चलते तेज़ वाहनों से बेखबर नहीं होना चाहिए। इन सभी के प्रति सावधानी बरतना और इनसे डरना उचित होता है।

शायद आप का प्रश्न अपनी आयु के अन्य बच्चों का सामना करने से संबंधित है जो आप पर धौंस जमाते होंगे। धौंस जमाने वाले लड़के अक्सर, कायर होते हैं। वास्तविक ख़तरा सामने आने पर वे डर कर दुबक जाते हैं। यदि वे संख्या में आपसे अधिक न हों, तो आप उनसे कह सकते हैं कि आप उनकी धमकियों में आने वाले नहीं हैं और आप उनसे बदला ले सकते हैं। आपको खेलों में सक्रिय रूप से भाग लेना चाहिए और शारीरिक व्यायाम करके अपनी शारीरिक शक्ति को बढ़ाना चाहिए ताकि दूसरे लड़के आपको आसानी से चिढ़ा न सकें। थोड़े-बहुत स्वस्थ लड़ाई-झगड़े तो सभी बच्चे करते हैं। हमेशा अच्छा बच्चा बने रहने के स्थान पर, आप उन्हें दिखा सकते हैं कि उकसाने पर आप अपनी रक्षा स्वयं कर सकते हैं और उनका जवाब दे सकते हैं। सबसे महत्त्वपूर्ण बात यह याद रखना है कि हिम्मत और बहादुरी केवल एक मानसिक अवस्था है, और यह ज़रूरी नहीं है कि यह शारीरिक शक्ति के अनुपात में उसके या बराबर हो। आपकी परिस्थिति में, इसका तात्पर्य होगा कि हम किसी को भी अपने साथ अन्याय नहीं करने देंगे और आवश्यकता पड़ने पर, इसे सिद्ध करने के लिए हम कुछ भी कर सकते हैं।

यौन समस्याएँ

23. क्या 10–वर्षीय बच्चे को उसके माता–पिता से अलग सुलाना ठीक है ?

प्र. **मैंने फ़िल्मों में देखा है और कुछ मनोवैज्ञानिक भी परामर्श देते हैं कि बच्चों को 10–12 वर्ष की आयु से अपने माता–पिता से अलग सुलाना शुरू कर देना चाहिए। उनका तर्क होता है कि बच्चे को स्वतंत्रता देने की आवश्यकता होती है और अलग सोने से उनका आत्मविश्वास बढ़ता है। मेरी दृष्टि में, इस आयु के बच्चे को अलग सुलाने से उसके मन में यौन–संबंधी जिज्ञासाएँ उत्पन्न होंगी और यदि उनका उत्तर ठीक ढंग से नहीं दिया गया, तो वह फ़िल्में देखकर या मित्रों से पूछकर गलत जानकारी एकत्र करेंगे। रात के समय अकेले रहने पर उसमें गलत काम करने की प्रवृत्ति भी जन्म ले सकती है। कृपया उचित सलाह दें।**

उ. बच्चे के व्यक्तिगत विकास के लिए यह ज़रूरी है कि वह अपने माता–पिता से अलग सोना शुरू करे। सच तो यह है कि उसे 5 वर्ष की आयु से अलग सुलाना चाहिए। यदि कमरे में उसके साथ सोने के लिए कोई बड़ा भाई या बहन हो, तो उसे इससे पहले भी अलग सुलाना शुरू किया जा सकता है। मुझे समझ नहीं आ रहा कि आपको ऐसा क्यों लगता है कि अलग सुलाने में उसके मन में यौन-संबंधी जिज्ञासाएँ उत्पन्न होंगी। इसके विपरीत, माता–पिता के साथ उनके बिस्तर पर या कमरे में सोने से, शायद वह उन्हें यौन क्रिया करते हुए देख सकता है। यौन-संबंधी प्रश्न पूछना स्वाभाविक है और बढ़ती उम्र का सहज हिस्सा है। बच्चा चाहे माता–पिता के साथ सोए या अलग, वह ऐसे प्रश्न अवश्य पूछता है।

सैक्स के बारे में बच्चे के प्रश्नों का उत्तर निःसंकोच होकर, स्पष्ट रूप में, और हो सके तो चित्रों की सहायता से देना चाहिए। मुझे नहीं पता कि "गलत बातों" और "गलत कामों" से आपका तात्पर्य क्या है। यदि आप कहना चाहते हैं कि हो सकता है, बच्चा हस्तमैथुन (स्वयं को उत्तेजित करना) करने लगे, तो यह कोई बड़ी समस्या नहीं है। ऐसा करना बढ़ती उम्र की स्वाभाविक

प्रक्रिया है और स्वस्थ मानसिक-लैंगिक विकास के लिए ज़रूरी भी है जिससे कोई हानि नहीं होती। तथापि, आपको यह सुनिश्चित करना होगा कि आपका बच्चा दिन के समय अधिक खेलता है और काफ़ी शारीरिक कार्य करता है। हाँ, अधिक टेलीविज़न देखने और यौन उत्तेजना के लिए नेट सर्फिंग पर अंकुश लगाना होगा। आप कुछ वैज्ञानिक पाठ्य सामग्री (यौन शिक्षा पर कोई सूचना पुस्तिका या पुस्तक) ले आयें और बच्चे से, उसकी समझ के स्तर तक, पुरुष और महिलाओं के गुप्तांगों या लैंगिकता के बारे में बात करें। उसे जीवन की इन सच्चाइयों से अवगत कराएँ। अकेले सोने की तुलना में, माता–पिता के साथ एक ही बिस्तर पर सोने से बच्चे के मन में अधिक भ्रम उत्पन्न होगा। यह ज़रूरी है कि बच्चे को स्वतंत्रता और आत्मविश्वास का अहसास कराने के लिए उसे अलग कमरा दे दें, किंतु ऐसा धीरे-धीरे और उसे विश्वास में लेकर करें, क्योंकि अभी उसे आपके साथ सोने की आदत पड़ी हुई है।

24. बच्चों के मन से यौन से संबंधित आघात दूर करने में उनकी कैसे मदद की जा सकती है?

प्र. हमारे पड़ोस में एक आदमी ने अपनी असामान्य कामुक इच्छाओं की तुष्टि के लिए कुछ बच्चों को यौन–प्रताड़ित किया। पता लगने पर बच्चों को उसके जाल से छुड़ा लिया गया। उस व्यक्ति को बहुत मारा–पीटा गया और फिर चिकित्सीय जाँच के लिए भेज दिया गया। यह सभी बच्चे 7–12 वर्ष की आयु के हैं। उन सभी ने उस अनुभव को केवल एक ही बार झेला था। उसने किसी को कोई शारीरिक यातना नहीं दी थी, किंतु उसने उन्हें ब्लू फ़िल्में दिखाई थीं या उन्हें सामने बैठाकर हस्तमैथुन किया था और इसे देखने के लिए मजबूर किया था। यह पिछले 6–8 महीने से चल रहा था। स्पष्ट रूप से, बच्चे उससे डरे हुए नहीं लग रहे हैं और अपराध की किसी भावना से भी ग्रस्त नहीं हैं। वे इस घटना को भूलने का प्रयास कर रहे हैं या अब तक उसे भूल भी चुके हैं। तथापि, बच्चों के माता–पिता इससे परेशान हैं और यह सुनिश्चित करना चाहते हैं कि बच्चों के मन में अब या आगे चलकर, इस घटना से संबंधित कोई अपराध–भावना या कोई अन्य भावना तो उत्पन्न नहीं होगी? माता–पिता शहरी मध्यम–आय वर्ग के हैं। इसका सबसे अच्छा इलाज क्या हो सकता है जिससे वह सुनिश्चित कर सकें कि उनके बच्चे इस भयानक अनुभव को भूल जायेंगे? क्या कोई ऐसी एजेंसी है जो उन्हें उचित सहायता प्रदान कर सकती है?

उ. ये बच्चे अपने जीवन के एक भयावह अनुभव से गुज़रे हैं। आपके विवरण से पता चलता है कि इन लड़कों के साथ कोई शारीरिक दुर्व्यवहार या प्रताड़ना नहीं दी गई है, जो प्रसन्नता की बात है। स्वाभाविक रूप से, माता–पिता इससे दुःखी और परेशान होंगे। इसका सबसे अच्छा उपाय यह होगा कि किसी काउंसिलर को बुलाकर, माता–पिता और बच्चों से, एक ग्रुप में एकसाथ बातचीत की जाये। उन्हें यह भी समझाया जाये कि वह आदमी सामान्य नहीं था और उसकी हरकतों की नकल नहीं करनी चाहिए। काउंसिलर आपको वह संकेत और लक्षण भी बता देगा, जिनसे माता–पिता को पता चल सकेगा कि किसी बच्चे के मन पर इस मानसिक आघात का कोई बुरा

प्रभाव तो नहीं पड़ रहा है? यदि कोई बच्चा या उसके माता-पिता अधिक परेशान हों और उनमें मानसिक व्यग्रता के लक्षण अधिक दिखाई दे रहे हों, तो उन्हें काउंसिलर के पास अकेले भेजें। यह अच्छी बात है कि इस घटना को आप गंभीरता से ले रहे हैं और इस बारे में सलाह माँग रहे हैं। वास्तव में यह ज़रूरी है कि इस मामले को यूँ ही न छोड़कर, इसके मानसिक प्रभावों को समझकर, उचित इलाज किया जाये। यह इसलिए भी अधिक ज़रूरी है कि अक्सर ऐसे मानसिक आघातों का प्रभाव काफ़ी समय बाद दिखाई देता है।

25. मेरा बेटा यौन शिक्षा की कक्षाओं में क्यों नहीं जाना चाहता ?

प्र. मेरा 12-वर्षीय बेटा बहुत प्रतिभाशाली है और कभी-कभी अपने फ़ायदे के लिए कुछ अधिक ही होशियारी दिखाता है। मेरी परेशानी यह है कि वह यौन और भावनात्मक विषयों पर बात करने से डरता है। हमें उसके स्कूल से एक फार्म मिला जिसमें स्वास्थ्य संबंधी कक्षा में मानव के विकास और वृद्धि पर एक विशेष पाठ्यक्रम में भाग लेने के लिए अपनी इच्छा बतानी थी। उसने इस कोर्स में भाग न लेने के लिए बहुत बहस की। मेरी इच्छा थी कि वह इस कोर्स में जाये क्योंकि मैं यह सुनिश्चित करना चाहता हूँ कि उसे सभी आवश्यक सूचनाएँ प्राप्त हों। मैं उसके साथ स्त्री और पुरुष दोनों की आवश्यकताओं के बारे में खुलकर बात करना चाहता हूँ ताकि वह मेरी तरह अज्ञानता में न बढ़े। मैं जानता हूँ कि 12-वर्षीय बच्चे को ऐसी बातों पर शर्म महसूस हो सकती है, किंतु जब उसके बाकी सभी दोस्तों को इससे कोई संकोच नहीं होता, तो उसके मन में यह दुविधा क्यों है? वह अपनी भावनाओं पर पूरा नियंत्रण रखता है और मुझे डर है कि यह किसी बड़ी भावनात्मक समस्या का संकेत न हो।

उ. सब बच्चे एक-जैसे नहीं होते, अतः उसमें दूसरों से थोड़ा अंतर होना चिंता का विषय नहीं है। मुझे ख़ुशी है कि स्कूल में बच्चों को स्वास्थ्य-संबंधी शिक्षा देने और उन्हें मानवीय शरीर के बारे में शिक्षित करने का कार्यक्रम चलाया जा रहा है। मेरे विचार से स्कूल को मानवीय विकास और वृद्धि से संबंधित पाठ्यक्रम को वैकल्पिक न बनाकर, स्कूल के सभी बच्चों के लिए अनिवार्य कर देना चाहिए। बच्चे से खुलकर बात करें और पूछें कि इस कक्षा में न जाकर, बाकी बच्चों से अलग रह जाने पर उसे कैसा लगेगा और उसके अतिरिक्त और कितने बच्चे इसमें भाग नहीं ले रहे हैं। यदि इस कक्षा में अधिक बच्चे भाग न ले रहे हों, तो अच्छा होगा कि आप भी उसे मजबूर न करें। हो सकता है कि उसकी कक्षा के किसी बच्चे ने नए कोर्स के बारे में कुछ ऐसा कह दिया हो, जिसके कारण वह इससे दूर भाग रहा हो। उससे शांति से बात करके पता लगायें कि वह इस विषय पर बात करना क्यों नहीं चाहता। क्या उसने ऐसा कुछ देखा है या उसके साथ कुछ ऐसा हुआ है जिसके कारण वह ऐसा महसूस कर रहा है? यदि आपका पुत्र थोड़ा चुपचाप रहता हो और यौन संबंधी विषयों पर सीधे बातचीत नहीं करना चाहता हो, तो ज़रूरी नहीं है कि यह किसी भावनात्मक समस्या का लक्षण हो। कुछ बच्चे शर्मीले होते हैं, किंतु सामान्य रूप में बढ़ते हैं। बाद में, जब भी वह सहज हो तो आप उससे इस विषय पर बात कर सकते हैं। आपका यह भी कहना है कि वह अपनी भावनाओं को बहुत नियंत्रित रखता है, तो उसे उन्हें अभिव्यक्त करने का मौका

दें। विभिन्न भावनाओं की अभिव्यक्ति दर्शाने के लिए आप कहानी, नाटक या संगीत का सहारा ले सकते हैं। यह सब धीरे-धीरे करें, एक अभियान की तरह नहीं। उसकी अध्यापिका से बात करें और स्कूल काउंसिलर की मदद लें। आपके पहले वाक्य से ही पता चलता है कि आप कहीं-न-कहीं अपने पुत्र के स्वभाव को पसंद नहीं करते, और चाहते हैं कि वह बिल्कुल आपकी सोच के अनुरूप चले, और एक सेंटीमीटर भी इधर-उधर न चले। शांति से काम लें। उसे अपनी गति से बढ़ने दें और उसे तभी कोई मार्गदर्शन दें, जब उसे उसकी आवश्यकता हो।

26. मैं अपनी भानजी को लड़कों से अधिक बातें करने से कैसे रोक सकती हूँ?

प्र. मेरी भानजी की आयु 15 वर्ष है और वह पीयूसी के प्रथम वर्ष में है। उसने अपनी पूरी स्कूली शिक्षा सह–शिक्षण संस्थानों में प्राप्त की है। आठवीं कक्षा तक तो वह ठीक थी, किंतु उसके बाद उसने अपने मित्रों से बहुत अधिक बातें करना शुरू कर दिया, जिनमें लड़के भी शामिल हैं। वह कक्षा में अपने लैक्चर ध्यान से नहीं सुनती। उसने जो कुछ पढ़ा है, उसे भूल जाती है और अक्सर सिरदर्द की शिकायत करती है। हमें उसकी बहुत चिंता रहती है। जब मैंने उससे बात की तो उसने बताया कि अधिकांश स्टाफ यह जानता है कि वह स्टाफ के एक सदस्य की बेटी है, और इसलिए वे उस पर बहुत अधिक प्रतिबंध लगाते हैं। मेरी बहन उसी संस्थान के सांध्य कॉलेज में पढ़ाती है। वह अपनी बेटी के भविष्य के बारे में बहुत चिंतित रहती है क्योंकि प्रत्येक व्यक्ति उसके बारे में बातें करता है। मेरी बहन दिन में भी नौकरी करती है, इसलिए उसका पालन–पोषण उसके दादा–दादी के घर में हुआ है। जब मैंने अपनी भानजी से इस बारे में बात की तो उसने कहा कि मुझे उनके साथ रहना चाहिए, और अपने व्यवहार के लिए माफी माँगी। क्या उसे किसी मानसिक परामर्श की आवश्यकता है?

उ. आपकी भानजी हमेशा सह-शिक्षा स्कूल में पढ़ी है, तो उसके मित्रों में लड़कियाँ और लड़कें, दोनों शामिल होना स्वाभाविक है। लड़के और लड़कियों का एक-दूसरे से बात करना कोई अपराध नहीं है। आपकी बहन को स्वयं उससे बात करनी चाहिए (और यह काम आप पर नहीं छोड़ देना चाहिए) और उसे बताना चाहिए कि यौन विकास की प्रक्रिया प्राकृतिक होती है। उसे अपनी बेटी को बताना चाहिए कि शायद उसे लड़कों के बीच रहना उत्तेजक लगता हो और शायद वे भी उसे आकर्षक समझते हों, किंतु सीमा से अधिक ऐसा करना उचित नहीं है। मुझे आशा है कि स्कूल में सभी छात्रों को आवश्यक यौन शिक्षा दी गई होगी। यदि नहीं, तो यह ज़िम्मेदारी परिवार को लेनी चाहिए। यदि स्कूल में पढ़ाई के अतिरिक्त अन्य गतिविधियाँ पर्याप्त नहीं हों, तो उसकी माँ और दादा दादी को उसका ध्यान कुछ सक्रिय गतिविधियों, जैसे क्लासिकल नृत्य या किसी खेल की ओर लगाना होगा। जहाँ तक बार-बार होने वाले सिरदर्द का प्रश्न है, आपको उसकी आँखों और साइनस की जाँच करा लेनी चाहिए। इसके अतिरिक्त, यह ध्यान रखें कि वह पूरी नींद और संतुलित आहार

लेती हो। नींद और पौष्टिक आहार की कमी से भी सिरदर्द होता है। कभी-कभी बच्चे कैफ़ीन-युक्त कोला और चॉकलेट पेय बहुत अधिक मात्रा में ले लेते हैं, और कैफ़ीन की अधिक मात्रा सिरदर्द उत्पन्न करती है। हो सकता है कि उसे किसी तनाव के कारण सिरदर्द हो रहा हो।

आपने जो विवरण दिया है वह एक 15-वर्षीय बच्ची की अपनी परिस्थितियों और जीवन के प्रति सामान्य प्रतिक्रिया है। कृपया इसे बीमारी न बनाएँ। यदि आप किसी परामर्शक को जानती हों, तो पहले पता लगाएँ कि क्या आपकी भानजी उससे मिलना पसंद करेगी? पीयूसी में प्रवेश के लिए उसकी आयु पहले ही काफ़ी कम है। बढ़ती आयु में उसका नरमी, किंतु सख्ती से मार्गदर्शन करें। उसे अपनी स्वतंत्रता को ज़िम्मेदारी और बुद्धिमानी से निभाना सिखाएँ। उसकी माता को उस पर भरोसा करना चाहिए और उसे निश्छल प्यार देना चाहिए। माँ को यह समझना चाहिए कि यदि माता–पिता बच्चों की आवश्यकताओं का ध्यान नहीं रखते, तो बच्चे अपनी आवश्यकताओं की पूर्ति के लिए दूसरे रास्ते तलाश लेते हैं। उसकी माँ को दूसरों की कही बातों पर अधिक ध्यान नहीं देना चाहिए।

पोषण/आहार/मोटापा

27. पनीर और चीज़ कितनी मात्रा में खाना सुरक्षित रहता है?

प्र. मेरी बेटी की आयु 11 वर्ष और वह दुबली–पतली है। उसका वज़न 30 किग्रा. है। उसे पनीर (घर का बना पनीर) और चीज़ खाना बहुत पसंद है। पनीर और चीज़ की कितनी मात्रा खाना सुरक्षित होता है?

उ. निश्चित रूप से, घर का बना पनीर आपकी बेटी के लिए अच्छा रहेगा। आप उसे सप्ताह में दो से तीन बार 80–100 ग्रा. पनीर खाने के लिए दे सकती हैं। यह कैल्सियम, प्रोटीन, विटामिन और ऊर्जा का अच्छा स्रोत है। पनीर को तलें नहीं। पनीर के पानी का भोजन बनाने में प्रयोग करें। चीज़ सीमित मात्रा में देना चाहिए क्योंकि इसमें असंतृप्त वसा और नमक अधिक मात्रा में होता है। अधिक चीज़ से मोटापा बढ़ता है। इसे सप्ताह में एक या दो बार ही, काफ़ी कम मात्रा में लेना चाहिए।

28. मैं अपनी बेटी के आहार में कैसे परिवर्तन कर सकती हूँ?

प्र. मेरी 11–वर्षीय बेटी केवल चॉकलेट सीरियल ही खाना पसंद करती है। यह नियमित रूप से वही लेती है और वह भी दिन में दो बार। क्या इसका उसके स्वास्थ्य पर कोई प्रतिकूल प्रभाव पड़ सकता है?

उ. बच्चों की आदतों में ऐसे विभिन्न दौर आते हैं जब वे कुछ वस्तुओं को अधिक पसंद करते हैं और कुछ को नापसंद करते हैं, और अक्सर एक ही वस्तु खाने की माँग करते हैं। दिन में दो बार चॉकलेट-युक्त सीरियल खाने से आपके बेटी के शरीर में शर्करा की अतिरिक्त मात्रा बढ़ रही है। आपने यह नहीं बताया कि क्या आपकी बेटी मोटी है या नहीं? यदि वह मोटी हो तो आपको उसे यह समझाना होगा कि इन अतिरिक्त कैलोरियों से उसका वज़न बढ़ेगा।

क्या दिन में दो बार खाया जाने वाला सीरियल ही केवल ऐसा पदार्थ है जो कैफ़ीन युक्त होता है या वह कोला पेय और चॉकलेट भी लेती है? क्या वह चिड़चिड़ी और तुनकमिज़ाज़ भी है या उसका मूड बार-बार बदलता रहता है। अधिक मात्रा में कैफ़ीन लेने से कैफ़ीन की लत पड़ जाती है और व्यक्ति अंतर्मुखी होने लगता है। आप उसे अलग-अलग प्रकार का भोजन खिलाने का प्रयास करें, या उससे कोई दूसरा सीरियल चुनने के लिए कहें। यदि उसमें मोटापे या कैफ़ीन की लत से संबंधित कोई समस्या नहीं है, तो चिंता की कोई बात नहीं है; शीघ्र ही वह दूसरी वस्तुएँ खाना सीख जायेगी। उससे कहें कि आप उसे उसका मनपसंद चॉकलेट सीरियल तभी देंगी जब वह अपने भोजन में दूसरे पोषक आहार, जैसे फल और सब्ज़ियाँ भी लेगी।

29. मेरी किशोर पुत्री का वज़न बहुत अधिक क्यों बढ़ गया है ?

प्र. मेरी बेटी की आयु लगभग 14 वर्ष है। हम छः महीने पहले भारत से बाहर चले आए थे और इस अवधि में उसका वज़न 8 किग्रा बढ़ गया है। उसका वज़न 68 किग्रा और ऊँचाई 5 फुट 2 इंच है। वह काफ़ी चुस्त है और प्रतिदिन बैडमिंटन खेलती है। हमने उसके सभी परीक्षण कराएँ हैं और उसकी सभी रिपोर्टें पूरी तरह सामान्य हैं। डॉक्टर का कहना है कि शायद इसका कारण हॉर्मोन में परिवर्तन हो, किंतु मैं बहुत चिंतित हूँ। हम शाकाहारी हैं, और हमारे भोजन में कोई कमी नहीं होती। क्या आप बता सकते हैं कि उसका वज़न क्यों बढ़ रहा है?

उ. आपकी बेटी का "बॉडी-मास इंडेक्स" 27.4 है, जबकि यह 23 से कम होना चाहिए। अधिक वज़न का सबसे सामान्य कारण व्यायाम न करना और अधिक खाते रहना है। यदि आपने सभी परीक्षण करा लिए हैं और इसका कोई चिकित्सीय कारण नहीं है, तो उसे वज़न घटाने की एक अच्छी योजना की शुरुआत करनी होगी। वज़न धीरे-धीरे घटाना होगा, जो एक सप्ताह में एक किग्रा से अधिक नहीं होना चाहिए। बढ़ते हुए बच्चों के भोजन में कटौती नहीं करनी चाहिए, क्योंकि उनके विकास के लिए उचित आहार लेना बहुत ज़रूरी होता है। तथापि, आपको तला-भुना और वसा-युक्त और अधिक शक्कर युक्त भोजन बंद करना होगा। इसके अतिरिक्त, उसे प्रतिदिन पाँच फल और एक सब्ज़ी अवश्य खिलाएँ।

यह बात सही नहीं है कि शाकाहारी भोजन से वज़न नहीं बढ़ता। वज़न घटाने के लिए उसे व्यायाम करना आरंभ करना चाहिए और इसे धीरे-धीरे बढ़ाकर प्रतिदिन दो घंटे कर देना चाहिए। वह ऐरोबिक क्लास में जा सकती है या योगाभ्यास कर सकती है। उसे दौड़ना चाहिए, जॉगिंग करनी चाहिए या साइकिल, इत्यादि चलानी चाहिए।

30. खाना खाने के बाद मेरी बेटी को संतुष्टि क्यों नहीं होती ?

प्र. मेरी 13–वर्षीय बेटी बहुत अधिक खाती है, किंतु खाने के बाद भी उसे संतुष्टि नहीं होती। उसका वज़न बहुत अधिक बढ़ गया है। उसका खाने–पीने का तरीका भी

बहुत ख़राब है। वह सातवीं कक्षा में है और पढ़ाई में बिल्कुल रुचि नहीं लेती। वह बहुत आलसी है और हमारे साथ बहुत बदतमीज़ी से बात करती है। अन्यथा वह खुशमिज़ाज लड़की है। उसके खाने की आदत को कैसे सुधारा जा सकता है?

उ. अपनी बेटी की अधिक भूख और आलस्य को ध्यान में रखते हुए, सबसे पहले आपको यह पता लगाना होगा कि उसे कोई हॉर्मोन (थॉयराइड) की समस्या या पाचन संबंधी कोई बीमारी तो नहीं है। वह इस समय किशोरावस्था में प्रवेश कर चुकी है, जिसमें शारीरिक और सामाजिक-भावनात्मक परिवर्तन बहुत तेज़ी से होते हैं। जीवन का यह दौर बच्चे के साथ-साथ उसके माता–पिता के लिए भी कठिन हो सकता है। जब व्यक्ति तनाव-ग्रस्त होता है, तब बहुत अधिक खाता है क्योंकि खाने से उसे आनंद की अनुभूति होती है और तनाव से मुक्ति मिलती है। उसके साथ शांति और धैर्यपूर्ण बर्ताव करें। उसकी आलोचना करने के स्थान पर उसे ठोस सुझाव दें। उसे स्वास्थ्यवर्द्धक भोजन दें और शारीरिक व्यायाम के लिए प्रोत्साहित करें। आवश्यक हो तो इस बारे में स्कूल काउंसिलर से सलाह लें।

31. बहुत अधिक खाने के बाद भी मेरा वज़न क्यों नहीं बढ़ता ?

प्र. मेरी आयु 15 वर्ष है और प्रतिदिन सुबह मेरा वज़न 56 किग्रा होता है। मैं प्रतिदिन, जितना हो सके अधिक–से–अधिक भोजन खाता हूँ। मैं अपना वज़न बढ़ाना चाहता हूँ। रात के समय मेरा वज़न 58–60 किग्रा हो जाता है। सुबह टॉयलेट जाने के बाद मेरा वज़न फिर 56 किग्रा हो जाता है। मैं कई सप्ताह से वज़न बढ़ाने का प्रयास कर रहा हूँ, किंतु कोई फ़ायदा नहीं हो रहा। मेरा खाया हुआ भोजन कहाँ चला जाता है?

उ. आपने मुझे अपनी ऊँचाई नहीं बताई, किंतु 15 वर्ष की आयु में 56 किग्रा वज़न औसत भार से बहुत अधिक है। मुझे समझ नहीं आया कि आप मोटा होने के मिशन पर क्यों हैं? क्या आप किसी बात से दुःखी या उदास हैं या आप किसी से कोई बदला चुकाना चाहते हैं। आपको अपनी समस्याओं के समाधान के लिए किसी परामर्शक की सलाह लेनी होगी। मोटापे के कारण कई रोग, जैसे – उच्च रक्तचाप, डायबिटीज़, हृदय रोग, इत्यादि होने की सम्भावना बढ़ जाती है।

वज़न तौलने के समय के आधार पर, एक किलो ग्राम की कमी या बढ़त होना सामान्य बात है। खाने के तत्काल बाद या टॉयलेट जाने से पहले यह अधिक होता है। आपका कहना है कि रात तक आपके वज़न में 2–4 किग्रा का अंतर हो जाता है; यह पूरी तरह असामान्य है – या तो आपकी भार तौलने की मशीन ख़राब है या आपके शरीर में पानी अधिक मात्रा में जमा हो जाता है। किसी चिकित्सक को दिखाएँ और अपनी जाँच कराएँ।

जो भोजन हम खाते हैं, वह हमारी दैनिक गतिविधियों को पूरा करने में ख़र्च हो जाता है। जब हम खाते हैं तो हमारा भोजन पच जाता है और शरीर में ऊर्जा, वसा, खनिज और विटामिनों के रूप में अवशोषित हो जाता है। हमें अपने शरीर को स्वस्थ बनाए रखने के साथ-साथ, अपने दैनिक

कार्यों, जैसे – चलने, दौड़ने और बैठने के लिए इन पोषक तत्त्वों की आवश्यकता होती है। भोजन पच जाने के बाद, अवशिष्ट पदार्थ मल के रूप में बाहर आ जाता है। यदि हमारा शरीर इस बुनियादी प्रणाली के अनुसार काम नहीं करता तो हर बार भोजन करने पर हमारा वज़न बढ़ जाता है। शरीर की कार्यप्रणालियों के बारे में शायद आप स्कूल में बड़ी कक्षाओं में अधिक जानकारी प्राप्त करें। यदि आपके द्वारा ली गई कैलोरी की मात्राओं का व्यायाम और अन्य गतिविधियों में उपयोग हो जाता है तो आपके वज़न में वृद्धि नहीं होती। अधिक कैलोरी लेने से वज़न बढ़ जाता है।

32. एक 11–वर्षीय बच्चे का वज़न कैसे घटाया जा सकता है?

प्र. क्या वज़न नियंत्रित करने के कार्यक्रम के दौरान पनीर खाना अच्छा रहता है या उससे मोटापा बढ़ता है। मेरी 11–वर्षीय बेटी का वज़न काफ़ी व्यायाम करने के बाद भी नहीं घट रहा है। क्या आप किसी ऐसे आहार का सुझाव दे सकते हैं जो एक बच्चे को रुचिकर लगे?

उ. हाँ, पनीर, विशेष रूप से मलाई पनीर निश्चित रूप से मोटापा बढ़ाता है और वज़न घटाने के कार्यक्रम के दौरान पनीर नहीं खाना चाहिए। तथापि, आप इसके स्थान पर सोया पनीर (जिसे टोफू भी कहा जा सकता है) दे सकते हैं, जो स्वास्थ्य के लिए अच्छा होता है। बच्चे को कोई भोजन तभी लुभावना लगता है, जब उसे उसका चुनाव करने की छूट दी जाये और उसे खिलाने की ज़बरदस्ती न की जाये। मूल रूप से, हमारे भोजन में प्रोटीन होना ज़रूरी है। वज़न घटाने में ऐसे भोजन से मदद मिलती है, जिसमें सलाद और ताज़े फल काफ़ी मात्रा में हों।

स्वास्थ्य/चिकित्सा संबंधी समस्याएँ

33. नाक में निरंतर बनी रहने वाली एलर्जी को कैसे दूर करें ?

प्र. मेरे बेटे की आयु 11 वर्ष है। वह सुबह सोकर उठने के बाद बहुत छींकता है और सर्दियों में उसे लगातार नाक और गले का संक्रमण लगा रहता है। इसके साथ उसे ज्वर भी होता है। मुझे भी जुकाम रहता है और यदि मैं शीतऋतु में सावधान न रहूँ तो मुझे भी छींकों के ऐसे ही दौरे पड़ते हैं। मैं जानती हूँ कि यह एलर्जी के कारण होता है। क्या इन लक्षणों को नियंत्रित करने का कोई तरीका है?

उ. आपको किसी कान, नाक, गला (ईएनटी) विशेषज्ञ से उचित तरीके से जाँच करानी होगी, जो आपको रक्त के कुछ परीक्षण और आपकी ऊपरी श्वास प्रणाली का सीटी स्कैन कराने की सलाह देगा। इलाज के लिए काफ़ी समय तक एंटीहिस्टामिन दवाएँ खाने और नाक में स्टीरॉयड दवाएँ डालने की आवश्यकता पड़ेगी। आपको अपने पास एक डायरी रखनी चाहिए, ताकि आप यह पता लगा सकें कि यह एलर्जी किन कारणों से होती है। और किन कारणों से बढ़ती है ताकि इनसे बचा जा सके।

34. बच्चों में सिरदर्द का क्या कारण होता है ?

प्र. मेरे पुत्र की आयु 11 वर्ष है। वह 15 दिन में एक बार और परीक्षाओं के दिनों में अक्सर सिरदर्द की शिकायत करता है। हमने एक बार एक नेत्र विशेषज्ञ को भी दिखाया था, किंतु उसने बताया कि उसे आँखों की कोई समस्या नहीं है। कृपया मुझे अपने उपयोगी सुझाव दें क्योंकि मैं अपने पुत्र की समस्या के कारण बहुत परेशान और तनावग्रस्त रहने लगी हूँ।

उ. अनेक बच्चों को परीक्षाओं के दिनों में तनाव के कारण सिरदर्द होता है; इन्हें तनाव से होने वाला सिरदर्द कहा जाता है। माइग्रेन के कारण भी बार-बार सिरदर्द हो सकता है। अच्छा है कि आपने नेत्र विशेषज्ञ से जाँच कराकर, नेत्र रोग के कारण सिरदर्द होने की सम्भावना को दूर कर लिया है। पुराना ज़ुकाम या क्रॉनिक साइनुसाइटिस होने से भी सिरदर्द हो सकता है जिसके इलाज के लिए ईएनटी विशेषज्ञ से जाँच करानी होगी। हालाँकि ऐसा बहुत कम होता है, किंतु कपाल में कोई रोग होने पर भी सिरदर्द हो सकता है। अतः किसी तंत्रिका विज्ञानी से उसकी पूरी जाँच करा लें।

35. क्या अधिक स्टीरॉयड देने से बच्चों को डायबिटीज़ हो सकती है?

प्र. एक बच्चे को 6 माह की आयु में दमा हो गया था और 4 वर्ष की आयु में उसे डायबिटीज़ हो गई। उसकी आयु 5 वर्ष होने पर स्टीरॉयड इनहेलरों का प्रयोग कम कर दिया गया और अगले 15 वर्षों में दमे की दवाएँ भी धीरे-धीरे कम कर दी गईं। अब स्टीरॉयडों का प्रयोग केवल खाँसी-जुकाम, छाती के संक्रमण, इत्यादि के दौरान केवल दमे को नियंत्रित रखने के लिए ही किया जाता है। उसकी डायबिटीज़ हमेशा नियंत्रण में रही (जैसा कि रक्त की जाँच से पता चलता रहा), किंतु 13 वर्ष की आयु में उसकी डायबिटीज़ अचानक बढ़ गई, और चिकित्सकों ने बताया कि स्टीरॉयडों के प्रयोग से उसमें रक्त-शर्करा की मात्रा बढ़ गई है। क्या यह स्टीरॉयडों से प्रेरित होने वाली डायबिटीज़ है? यदि हाँ, तो यह ऐसी स्थिति कितने बच्चों में पाई जाती है और इसके संकेत क्या होते हैं, जिनसे बच्चे का इलाज करने वाला डॉक्टर इसे पहचान सके?

उ. लम्बे समय तक स्टीरॉयड खाने से शरीर में ग्लुकोस सह्यता बिगड़ जाती है और जिन लोगों में पहले ही ग्लुकोस-सह्यता असामान्य होने की प्रवृत्ति होती है, जैसे वे लोग जिनमें पहले ही ग्लुकोस-सह्यता असामान्य हो या परिवार में पीढ़ियों से डायबिटीज़ की प्रवृत्ति पाई जाती हो, उनमें डायबिटीज़ होने की सम्भावना प्रबल हो जाती है। तथापि, श्वास के साथ खींचे जाने वाले कॉर्टिकोस्टीरॉयडों से बच्चे में स्पष्ट डायबिटीज़ उत्पन्न नहीं हो सकती।

बचपन में होने वाली डायबिटीज़, प्रायः इंसुलिन पर आश्रित होती है और एक बार पता लगने के बाद, इससे आसानी से छुटकारा नहीं पाया जा सकता, किंतु इन्सुलिन की आवश्यक मात्रा में अंतर आता रहता है, विशेष रूप से डायबिटीज़ का पता लगाने के तत्काल बाद इसकी आवश्यकता अधिक होती है। अतः, यदि बच्चे को इन्सुलिन की आवश्यकता नहीं पड़ी हो, उसकी डायबिटीज़ हमेशा नियंत्रण में रही हो (जो बच्चों में होने वाली इन्सुलिन पर आश्रित डायबिटीज़ के संदर्भ में बहुत कठिन होता है) और जो अब स्वयं ही ठीक हो गई हो, तो यह असंभव प्रतीत होता है कि बच्चे को कभी डायबिटीज़ होगी। कृपया बच्चे के चिकित्सा रिकॉर्ड किसी एंडोक्रिनॉलॉजी विशेषज्ञ को दिखाएँ ताकि पता चल सके कि बच्चे को वास्तव में क्या बीमारी है।

36. त्वचा की एलर्जी की समस्या को कैसे दूर किया जा सकता है?

प्र. **मेरी 12–वर्षीय बेटी को एक त्वचा रोग है जो उसे 3 वर्ष पहले हुआ था। उसके चेहरे और शरीर पर कुछ फफोले उभर आए हैं और खुजाने पर उनका रंग पहले लाल और फिर काला हो जाता है। हमने 3 चिकित्सकों से परामर्श लिया। एक ने कहा कि यह एलर्जी है, दूसरे ने कहा कि यह एक्ज़ीमा है और तीसरे को लगता है कि ये दाने उसकी आयु के कारण निकल रहे हैं। हम पूरी तरह उलझन में पड़ गए हैं। पहले डॉक्टर की सलाह के अनुसार हमने उसके चेहरे पर फ्यूसीकॉर्ट (Fusicort) (स्टीरॉयड) लगाया, किंतु इसे बंद करने पर यह अधिक फैल गए। वह बहुत सुंदर है और उसके चेहरे पर कुछ भी लगाने से साफ पता चलता है। उसके बाद हमने सारी ऐलोपैथिक दवाएँ बंद कर दीं और 3 महीने तक होम्योपैथिक इलाज किया। इसके बाद 6 महीने तक आयुर्वेदिक इलाज किया जिसमें उसके भोजन पर कठोर नियंत्रण रखा गया, किंतु उसकी स्थिति में कोई परिवर्तन नहीं आया। भोजन पर नियंत्रण से उसका वज़न काफ़ी गिर गया। वह शाकाहारी है और दूध से बने पदार्थ, चॉकलेट इत्यादि नहीं लेती। अब, चेहरे का वह स्थान जहाँ फ्यूसीकॉर्ट लगाते थे, काला पड़ गया है और खुजाने के कारण छिल गया है। इसके लिए मुझे क्या करना चाहिए? क्या इस रोग का पता लगाने और उपचार करने का कोई तरीका है? क्या इसके लिए स्टीरॉयडों के अतिरिक्त कोई अन्य दवा उपलब्ध है?**

उ. इस तथ्य से कि आपकी बेटी को स्टीरॉयड क्रीम लगाने से आराम मिलता है, साफ़ पता चलता है कि उसकी समस्या पूरी तरह एलर्जी से संबंधित है या उसमें एलर्जी का तत्त्व मौज़ूद है। एक्ज़ीमा भी एलर्जी का ही एक रूप है। कुछ एलर्जी रोगों में एलर्जी की प्रवृत्ति आनुवंशिक होती है, जो बहुत जटिल भी हो सकती है। एक्ज़ीमा कई प्रकार का होता है। कुछ रोगियों में, अधिक देर तक धूप या प्रकाश से एलर्जी उत्पन्न हो जाती है या बढ़ जाती है। अतः, सबसे पहले एलर्जी के कारण और इसे बढ़ाने वाले कारणों का पता लगाने तथा उन्हें दूर करने का प्रयास करना चाहिए। उसकी विस्तृत और कुशल जाँच से, शायद उसमें होने वाले एक्ज़ीमा के प्रकार का पता चल सके। पता लगायें कि आपकी बेटी को किस प्रकार का एक्ज़ीमा है। यह एटोपिक डर्मेटाइटिस, वायु के सम्पर्क से उत्पन्न होने वाला त्वचा रोग (एयर-बोर्न कॉन्टैक्ट डर्मेटाइटिस) या प्रकाशसंवेदी त्वचारोग (फोटोडर्मेटाइटिस) हो सकता है। इसके दीर्घकालिक इलाज के लिए किसी अच्छे त्वचारोग विशेषज्ञ से परामर्श लें।

37. चश्मा पहनने से नाक पर बने निशानों से मैं कैसे छुटकारा पा सकता हूँ?

प्र. **मैं पिछले 10 वर्षों से चश्मा पहन रही हूँ। चश्मे के नोज़–पैड के कारण मेरी नाक पर काले निशान बन गए हैं। अब मैंने कॉण्टैक्ट लैंस पहनना शुरू कर दिया है। 7 वर्ष पहले हुई एक दुर्घटना के कारण, नाक पर बाईं ओर बना निशान बहुत भद्दा हो गया**

है। मेरी एक मित्र ने निशान मिटाने के लिए विटामिन ई–ऑयल लगाने का सुझाव दिया था। मैं इन निशानों को कैसे दूर कर सकती हूँ?

उ. आप, मूल रूप से दो समस्याओं के बारे में बात कर रही हैं: (1) हाइपरपिगमेंटेशन या अतिवर्णकता (काला रंग); (2) दुर्घटना से पड़ा निशान। अब, क्योंकि आप चश्मा नहीं पहनतीं और कॉण्टैक्ट लैंस पहनना शुरू कर दिया है तो काला धब्बा या हाइपरपिगमेंटेशन कम-से-कम बढ़ेगा नहीं, किंतु इसे कम करने के लिए आप अल्प-स्टीरॉयड युक्त हाइड्रोक्विनोन (Hydroquinone) क्रीम लगा सकती हैं। यह निशान – यदि वास्तव में केवल एक दाग ही है, विटामिन ई या किसी अन्य दवा से दूर नहीं होगा। किसी त्वचारोग विशेषज्ञ की सलाह लें और उससे कोई लाभ न हो तो प्लास्टिक सर्जन को दिखाएँ।

38. क्या तेज़ी से साँस लेना कोई गंभीर समस्या है?

प्र. मैं लगभग 10 दिनों से देख रही हूँ कि मेरी 13–वर्षीय बेटी काफ़ी तेज़ साँस लेने लगी है (अर्थात् उसकी प्रति मिनट श्वसन दर सामान्य से कुछ अधिक है), और वह छोटी–छोटी साँस लेती है। वह खाँसी की दवाएँ (कॉर्टिज़ोल की गोलियाँ और ट्राइमिनिक शरबत) ले रही है। क्या उसे कोई गंभीर रोग तो नहीं है।

उ. यदि आपकी पुत्री किसी चिकित्सक की सलाह से ख़ाँसी की दवाएँ और एंटीबायोटिक ले रही है, तो लगता है कि वह श्वसन संक्रमण से ग्रस्त है। यदि उसने हाल ही में तेज़ी से साँस लेना शुरू किया हो और विशेष रूप से सोते हुए भी उसकी साँस तेज़ चलती हो, तो उसे तत्काल अपने चिकित्सक को दिखा दें। हो सकता है कि उसकी श्वसन नली के निचले भाग में संक्रमण हो जिसके लिए एक्सरे कराने और अधिक मात्रा में एंटीबायोटिक देने की आवश्यकता होगी। उसकी श्वसन नली में जकड़न (ब्रौंकोस्पाज़्म) भी हो सकती है, जिसके लिए इलाज कराने की आवश्यकता होगी।

39. कैंसर रोगी में हीमोग्लोबीन की संख्या को कैसे सुधारा जा सकता है?

प्र. मेरे 11–वर्षीय पुत्र की कीमोथैरेपी चल रही है और उसे अधिक जोख़िमपूर्ण अवस्था से संबंधित उपचार दिया जा रहा है। तीन सप्ताह पहले उसे रक्त चढ़ाया गया था। उससे भी हीमोग्लोबीन में कोई सुधार नहीं हुआ। अब यह 4.1 ग्राम से भी कम हो गया है। मैं विभिन्न लोगों द्वारा दी जाने वाली भिन्न–भिन्न सलाहों से पूरी तरह भ्रमित हो गई हूँ। कुछ का कहना है कि कैंसर रोगियों को रैडमीट, चीनी, इत्यादि बिल्कुल नहीं देनी चाहिए। मैंने यह भी सुना है कि रैडमीट रक्तशर्करा बढ़ाने में मदद करता है। क्या यह सही है?

उ. कैंसर रागियों में अनीमिया होना आम बात है, विशेष रूप से तब जब उन्हें कीमोथैरेपी दी जा

रही हो। अनीमिया अनेक कारणों से हो सकता है: स्वयं कैंसर के कारण, दवाओं के सह-प्रभावों के कारण या कैंसर के उपचार के लिए प्रयोग की जाने वाली रेडियाथैरेपी या विकिरण उपचार के कारण। इसीलिए, रक्त चढ़ाने के बाद भी हीमोग्लोबीन का स्तर गिर जाता है। कैंसर रोगी में अनीमिया को रोकना कठिन होता है। इसके लिए आजकल अनेक नई दवाएँ आ गई हैं, जैसे – एरिथ्रोपोइटीन (Erythropoietin)। कृपया इस बारे में अपने चिकित्सक से बात करें जो आपको अधिक विस्तार से समझा सकेगा।

रक्त चढ़ाने के अतिरिक्त, कैंसर रोगी के आहार में पोषक तत्त्व, जैसे – आयरन, फोलिक एसिड और विटामिन बी12 पर्याप्त मात्रा में होने चाहिए, जो हीमोग्लोबीन बनाने में मदद करते हैं।

रैडमीट लौह तत्त्व (आयरन) का अच्छा स्रोत है। मांसाहारियों की तुलना में, शाकाहारियों के आहार में आयरन की कमी होती है, क्योंकि मांसाहारी भोजन की तुलना में शाकाहारी भोजन से मिलने वाला आयरन शरीर में अच्छी तरह अवशोषित नहीं हो पाता। शाकाहारियों को प्रतिदिन कई प्रकार का लौह-युक्त भोजन लेना चाहिए। अनाज, सेम, दालें, सब्ज़ियाँ (हरी पत्तेदार, टमाटर, आलू, हरी और लाल मिर्च, इत्यादि), फल, सूखी गिरियाँ और बीज, इत्यादि में लौह-तत्त्व प्रचुर मात्रा में पाया जाता है। भोजन के साथ फल या फलों का जूस लेने से भोजन में मौजूद लौह-तत्त्व का शरीर में अच्छी तरह अवशोषण होता है। खाने के साथ कॉफ़ी/चाय और कैल्सियम लेने से लौह-तत्त्वों का अवशोषण ठीक ढंग से नहीं होता। अपने बेटे को उसका मनपसंद भोजन दें और उसके मनपसंद भोजन के साथ कोई ऐसी वस्तु भी खाने को दें, जिसमें प्रचुर मात्रा में लौह-तत्त्व मौजूद हों।

40. पैरों की दरारों का क्या इलाज है ?

प्र. मेरी 12–वर्षीय पुत्री को 7 वर्ष की आयु से "फिशरमैन्स फीट" नाम की बीमारी है, अर्थात् उसके पैरों के तलुवे में दरारें हैं। मैंने कई तरह के इलाज किए, मगर किसी से भी इस बीमारी का स्थायी इलाज नहीं हुआ। इस समय, वह मोयज़ेन (Moyzen) लोशन और लोबेट (Lobate) क्रीम लगा रही है। उसकी उँगलियों के बीच की दरारें बहुत गहरी हैं और कभी–कभी उनसे खून भी निकलता है। वह इस बीमारी को लेकर बहुत परेशान रहती है और दर्द के कारण बहुत रोती है। कृपया बतायें कि इसके लिए कौन–सा इलाज लाभदायक होगा।

उ. मैंने "फिशरमैन्स फीट" शब्द पहले कभी नहीं सुना। शायद आपकी बेटी को "केराटोडर्मा" नामक बीमारी है। इसमें त्वचा मोटी होकर फट जाती है। जब दरार गहरी होती है तो आसपास की त्वचा संवेदनशील हो जाती है जिसमें बहुत दर्द होता है। अतः, त्वचा को नरम और लचीला बनाए रखना ज़रूरी होता है ताकि त्वचा फटे नहीं, उसमें से खून नहीं निकले और दर्द भी कम हो। लम्बे समय तक राहत पाने के लिए इसका सही निदान करना और सम्भावित कारण का पता लगाना ज़रूरी है। गहरी और पीड़ादायक दरारों में कोई एंटीबायोटिक मलहम भर दें। इसके बाद मोटी त्वचा पर केराटोलिटिक (Keratolytic) मलहम (जैसे, जल में घुलनशील सैलिटार मलहम) लगाएँ। यदि इससे कोई लाभ न हो, तो चिकित्सीय निष्कर्षों के अनुसार विशेष मलहम बनाने की आवश्यकता होगी। नियमित रूप से उसकी किसी त्वचारोग विशेषज्ञ से जाँच कराने की आवश्यकता होगी।

41. क्या बच्चों को नियमित रूप से फ्लेक्सन (Flexon) देने से कोई नुकसान हो सकता है ?

प्र. मेरा बेटा, जिसकी आयु 12 वर्ष है, इस समय सातवीं कक्षा का छात्र है। उसे लगभग 5 महीने पहले होस्टल में प्रवेश दिलाया है। पिछले सप्ताह सर्दियों की छुट्टी में वह घर आया और मुझे फ्लेक्सन की ढेर सारी गोलियाँ पकड़ा दीं। पूछने पर उसने बताया कि स्कूल में चिकित्सक प्रत्येक बीमारी के लिए फ्लेक्सन की ढेरों गोलियाँ खाने को देते हैं। उसने कहा कि छात्र उसे लेने से मना करते हैं और सिक रूम जाने से डरते हैं क्योंकि उन्हें पता है कि उन्हें केवल फ्लेक्सन की गोलियाँ ही दी जायेंगी। कृपया मुझे सलाह दें कि क्या मुझे इस विषय पर स्कूल प्राधिकरण से बात करनी चाहिए? क्या बच्चों को प्रत्येक बीमारी के लिए फ्लेक्सन देना सही और सुरक्षित है?

उ. फ्लेक्सन (Flexon) दो दवाओं, इब्यूप्रोफ़ेन (Ibuprofen) (400 मिग्रा.) और पैरासिटामोल (Paracetamol) (500 मिग्रा.) को मिलाकर बनाई गई एक दवा के ब्रांड का नाम है। विशेष रूप से बच्चों को, दो या अधिक दवाओं की स्थिर मात्रा से निर्मित सम्मिश्रण (फिक्स्ड डोज़ कम्बिनेशन - एफडीसी) देना, चिकित्सीय दृष्टि से ठीक नहीं होता। यदि किसी रोगी को इन दोनों दवाओं की आवश्यकता हो तो उन्हें अलग-अलग और उचित मात्रा में दिया जाता है। एफडीसी की समस्या यह है कि (1) दवा की ख़ुराक व्यक्ति की आवश्यकता के अनुरूप निर्धारित नहीं की जा सकती, और (2) दोनों दवाओं के विपरीत प्रभाव एक साथ मिलकर अधिक हानि पहुँचाते हैं। उदाहरण के लिए, ऐसे व्यक्ति को इब्यूप्रोफ़ेन नहीं दी जाती जिसे कोई एलर्जी, जैसे – श्वसन नलिका में संकुचन (ब्रोंकोस्पाज़्म) की शिकायत हो, जो इब्युप्रोफ़ेन लेने से शीघ्र ही दमे में बदल सकती है, किंतु इस व्यक्ति को पैरासिटामोल दी जा सकती है।

शायद आपको यह जानकर आश्चर्य हो कि स्वास्थ्य मंत्रालय द्वारा नियुक्त नेशनल कमीशन ऑन मैक्रोइकॉनोमिक्स एंड हैल्थ द्वारा हाल ही में प्रकाशित एक रिपोर्ट में इब्यूप्रोफेन-पैरासिटामोल के सम्मिश्रण को अनुचित और ख़तरनाक बताया गया है। दुर्भाग्य से, औषधि निर्माता कंपनियों के प्रभाव में आकर अभी अनेक डॉक्टर इन ब्रांडों को लेने की सलाह देते हैं जिनसे निर्माताओं को अधिक और रोगियों को कम फ़ायदा होता है। इसमें सरकार भी बराबर की दोषी है जिसने अभी फ्लेक्सन जैसे सम्मिश्रण के निर्माण और बिक्री को छूट दे रखी है। आपको स्कूल प्राधिकारियों से बच्चों को बिना सोचे-समझे दवाएँ देने की समस्या पर बात करनी चाहिए। मेरी सलाह है कि आप दूसरे बच्चों के माता–पिता से सम्पर्क करें और एक समूह के रूप में इसका विरोध करें ताकि आपकी शिकायत के कारण आपके बच्चे परेशान न किया जाये। यदि बुख़ार कम करने या दर्दनाशक दवा की आवश्यकता हो तो पैरासिटामोल जैसी साधारण दवा, अपेक्षाकृत अधिक सुरक्षित रहती है।

42. मेरी बेटी कमज़ोरी क्यों महसूस करती है ?

प्र. मेरी बेटी की आयु 11 वर्ष है। पिछले 3–6 महीनों में उसे दो बार थोड़ी थकान

महसूस हुई। पंद्रह दिन पहले उसे सिरदर्द हुआ और इसके बाद में दो दिनों तक पैरों के जोड़ों में दर्द होता रहा। उसकी जाँच कराने पर निम्नलिखित परिणाम मिलेः एएसएलओ टाइटर 22, ईएसआर 35, प्रोटीन 58। किंतु, अब वह सामान्य दिखाई देती है। उसे इससे पहले कभी जोड़ों में दर्द नहीं हुआ था। उसे बुख़ार, इत्यादि भी नहीं है। हम उसकी रिपोर्ट और इन लक्षणों के कारण परेशान हैं। कृपया हमारा मार्गदर्शन करें।

उ. जाँच रिपोर्ट और लक्षणों से पता चलता है कि उसे हल्का बैक्टीरियल संक्रमण हुआ था और अब वह धीरे-धीरे इससे उबर रही है। इस जाँच रिपोर्ट से पता चल रहा है कि उसे तीव्र संक्रमण (स्ट्रैप्टोकॉकल) हुआ होगा, किंतु इन परीक्षणों को दोबारा कराने पर रिपोर्ट सामान्य होगी, क्योंकि अब वह सामान्य हो गई है। यदि आपकी बेटी दोबारा बीमार महसूस करे, तो प्रतिदिन उसका बुख़ार मापें, कुछ दिनों तक इसे रिकॉर्ड करती रहें और यदि बुख़ार सामान्य से अधिक हो तो किसी चिकित्सक से परामर्श लें। वही उसकी जाँच करने और रक्त की जाँच कराने के बाद उसके इलाज के बारे में सही निर्णय ले सकेगा।

43. कान के सामने वाले भाग में साइनस का क्या इलाज होगा ?

प्र. मेरी 13–वर्षीय बेटी को बाएँ कान के सामने प्रीऑरीकुलर साइनस हो (Preauricular sinus) **हो गया है। इसके कारण हम बहुत परेशान रहते हैं। कृपया बतायें कि इसे कैसे ठीक किया जा सकता है?**

उ. यदि प्रीऑरीकुलर साइनस से कोई समस्या नहीं हो रही हो (जैसे – दर्द और स्राव के साथ बार-बार सूजन होना), तो इसे ऐसे ही छोड़ा जा सकता है। तथापि, यदि यह परेशान कर रहा हो और इसमें बार-बार संक्रमण हो जाता हो, तो हर बार एंटीबायोटिक देने की आवश्यकता होती है। इसे शल्य-चिकित्सा द्वारा निकलवा देना सबसे अच्छा रहेगा। शल्य-चिकित्सा बहुत सावधानी से करनी होगी और साइनस के नीचे मौजूद सिस्ट को पूरी तरह निकालना होगा, ताकि वह दुबारा न हो।

संधिशोथ (आर्थराइटिस) और आमवातिक ज्वर (र्‍यूमैटिक फीवर)

44. क्या किशोरों में होने वाले स्पॉण्डिलो–आर्थराइटिस का इलाज सम्भव है?

प्र. मेरे 13 वर्षीय बेटे को चिकित्सकों ने स्पॉण्डिलो–आर्थराइटिस (Spondylo-arthritis) से ग्रस्त बताया है। इसका उपचार क्या है?

उ. आपके बेटे को किशोरों में होने वाले एक प्रकार के संधिशोथ या आर्थराइटिस से ग्रस्त बताया गया है जिससे रीढ़, हाथों और पैरों के जोड़ तथा आँखें प्रभावित होती हैं। इसका उपचार रोगी की आवश्यकताओं के अनुसार निर्धारित किया जाता है और इस रोग का इलाज रोग से प्रभावित अंगों और रोग की गंभीरता पर निर्भर करता है। हाथ-पैरों के जोड़ों के लिए रोग का शमन करने वाली औषधियाँ, जैसे – मैथोट्रिक्सेट (Methotrexate) और सल्फासैलज़ाइन (Sulphasalazine) प्रभावकारी रहती हैं; तथा रीढ़ के रोग में स्टीरॉयड-रहित और शोथरोधी (NSAIDs) दवाएँ, जैसे रैलाफ़ेन (Ralafen) लाभ पहुँचाती हैं। रोग अधिक गंभीर होने पर जैविक एजेंटों का प्रयोग किया जाता है। इस रोग के नियंत्रण के लिए किसी बाल रोगों के र्‍यूमैटोलॉजी विशेषज्ञ से नियमित रूप से जाँच और उपचार कराने की आवश्यकता होगी।

45. क्या पैनिड्योर की कोई प्रतिस्थापी औषधि उपलब्ध है?

प्र. मेरे 10–वर्षीय बेटे को लगभग 3 वर्ष से घुटनों के पीछे दर्द रहता है। जाँच करने पर, उसका एएसओ टाइटर 200 पाया गया। तब से, वह पैनीड्योर एलए6 (Penidure LA6) ले रहा है और एएसओ टाइटर का स्तर कम होकर 46 पर आ गया

है। किंतु, अब पैनीड्योर बाज़ार में उपलब्ध नहीं है। कृपया इसकी कोई प्रतिस्थापी दवा बतायें और मुझे यह भी बतायें कि उसे इसके इंजेक्शन कितने समय के बाद देने चाहिए।

उ. आमवातिक ज्वर (र्‌यूमैटिक फ़ीवर) का निदान क्लिनिकल विवरण, रक्त की परीक्षा और हृदय की जाँच के बाद ही किया जा सकता है। पैनीड्योरा देने की सलाह केवल कोई अर्हताप्राप्त चिकित्सक द्वारा निदान की पुष्टि करने के बाद ही दी जाती है। इस रोग में काफ़ी लम्बे समय तक पैनीड्योर के इंजेक्शन देने की आवश्यकता होती है, ताकि हृदय को अधिक क्षति न होने पाए। केवल घुटनों के पीछे दर्द होने और एएसओ टाइटर 200 होने पर किया गया निदान संदेहास्पद लगता है। आपके बेटे को पैनीड्योर की आवश्यक डोज़ के बारे में कृपया किसी विशेषज्ञ से सलाह लें। यदि आपके बेटे के पिछले विवरण और रिपोर्टों से उक्त निदान की पुष्टि हो, तो आपके बेटे को चिकित्सक की सलाह के अनुसार 21–25 वर्ष की आयु तक नियमित रूप से पैनीड्योर लेने की आवश्यकता होगी। पैनीड्योर एलए 1.2 मिलियन यूनिट (Penidure LA 1.2) ब्रांड का नाम है। औषधि का नाम इंजेक्टेबल पैनिसिलिन है। इसे पेनकोम (Pencom) (निर्माताः एलेम्बिक) के नाम से भी बेचा जाता है। आप इस ब्रांड का सुरक्षित रूप में प्रयोग कर सकती हैं।

46. मेरे बच्चे का एएसओ टाइटर और यूरिक एसिड का स्तर अधिक क्यों है ?

प्र. मेरे 12 वर्ष के बेटे का एएसओ टाइटर 1950 और यूरिक एसिड का स्तर 7.2 मिग्रा. है। कभी–कभार केवल जोड़ों में होने वाला दर्द और टॉन्सिल के संक्रमण के अतिरिक्त, उसे कोई अन्य समस्या नहीं है। स्थानीय डॉक्टर ने कम–से–कम 5 वर्ष तक 21 दिन में एक बार पैनीड्योर एलए12 (Penidure LA12) का इंजेक्शन देने की सलाह दी है। मैंने इंजेक्शन दिलाना शुरू कर दिया है, किंतु मैं बहुत चिंतित और परेशान हूँ। मैं जानना चाहती हूँ कि एएसओ टाइटर इतना अधिक क्यों है? क्या यह आमवातिक ज्वर (र्‌यूमैटिक फ़ीवर) हो सकता है? आमवातिक ज्वर के लक्षण क्या होते हैं? पैनीड्योर एलए12 इंजेक्शन को यदि लम्बे समय तक लिया जाये, तो इसके सह–प्रभाव क्या होंगे, और क्या इसका केवल यही एक इलाज है? यूरिक एसिड का स्तर इतना अधिक क्यों है और क्या इसे नियंत्रित किया जा सकता है?

उ.

1. तीव्र आमवातिक ज्वर के किसी लक्षण के बिना, केवल एएसओ टाइटर का स्तर अधिक होने के कारण 5 वर्ष तक पैनीड्योर देते रहने की कोई आवश्यकता नहीं है। जब तक बच्चे के जोड़ों में कोई सूजन न हो, हृदय पर कोई प्रभाव न हो (अर्थात् उसका कार्डियोग्राम सामान्य हो), शरीर पर लाल चकत्ते न दिखाई दें, चाल में असामान्यता या त्वचा में गाँठे न हों, तो टाइटर का स्तर अधिक होना केवल स्ट्रैप्टोकॉकल संक्रमण को दर्शाता है। इस मामले में पैनीड्योर का केवल एक इंजेक्शन देने की आवश्यकता होगी। एएसओ टाइटर 1950 का स्तर असामान्य रूप से बहुत

अधिक है। कृपया इसकी दोबारा जाँच कराएँ और आमवातिक ज्वर की पुष्टि कराने या इसके संदेह को दूर करने के लिए तथा रोगनिरोधक पैनिड्योर की आवश्यकता निर्धारित करने के लिए अपने बेटे की किसी विशेषज्ञ से जाँच कराएँ।

2. यूरिक एसिड के बढ़े हुए स्तर के बारे में अपने चिकित्सक से बात करें।

47. क्या मेरे बेटे को आमवातिक संधिशोथ (र्‌यूमैटॉइड आर्थराइटिस) है?

प्र. मेरे बच्चे की आयु 15 वर्ष है और उसका ईएसआर 46 मिमी/घंटा है। क्या यह सामान्य है? सीआरपी 37 मिग्रा/डीएल और एएसएलओ टाइटर 200 है। क्या यह परिणाम आमवातिक संधिशोथ (र्‌यूमैटॉइड आर्थराइटिस) होने के संकेत हैं?

उ. आपके बच्चे का क्लिनिकल विवरण उपलब्ध नहीं है और केवल प्रयोगशाला के परिणामों की अकेले व्याख्या करना हमेशा ठीक नहीं होता। उसका ईएसआर अधिक है और सीआरपी पॉज़िटिव है, जिससे शरीर के किसी अंग में शोथ या सूजन होने का पता चलता है। आपके द्वारा बताए गए एएसएलओ टाइटर की अकेले व्याख्या नहीं की जा सकती, और इससे केवल यही पता चलता है कि रोगी को हाल ही में स्ट्रैप्टोकॉकल संक्रमण हुआ होगा। रक्त में केवल एएसएलओ की उपस्थिति का तात्पर्य यह नहीं होता कि व्यक्ति तीव्र आमवातिक ज्वर से पीड़ित है। आमवातिक संधिशोथ एक स्वप्रतिरक्षित रोग है जिसमें विभिन्न जोड़ों में लम्बे समय तक सूजन बनी रहती है। ऐसा होने पर एएसएलओ परीक्षण का परिणाम पॉज़िटिव नहीं होता।

48. मेरे बेटे को जुकाम और बुख़ार होने पर जोड़ों में दर्द और सख्ती उत्पन्न क्यों हो जाती है?

प्र. मेरे बेटे की आयु 12 वर्ष है। उसके रक्त की जाँच में एएसओ पॉज़ीटिव पाया गया है। जब भी उसे जुकाम, बुख़ार या गले का संक्रमण होता है, तो उसके जोड़ों में दर्द और सख्ती उत्पन्न हो जाती है और उसे जोड़ों को हिलाने–डुलाने में कठिनाई होती है। क्या उसे संधिशोथ (र्‌यूमैटिक) रोग है? डॉक्टर ने पेन्टिड्स–400 (Pentids-400) और डिस्पिरिन (Dispirin) लेने की सलाह दी है।

उ. आपके बेटे की सम्पूर्ण क्लिनिकल जाँच कराने की आवश्यकता है। किसी निष्कर्ष पर पहुँचने के लिए, जोड़ों में उत्पन्न होने वाली सख्ती और दर्द तथा क्लिनिकल जाँच का विवरण देखना भी आवश्यक होगा। तीव्र आमवातिक ज्वर (र्‌यूमैटिक फ़ीवर) में बच्चे को, एक अंग से दूसरे अंग में जाने वाला आर्थराटिस होता है जो एक बड़े जोड़ से दूसरे में चला जाता है और कुल मिलाकर चार से छः सप्ताह से अधिक नहीं रहता। इन लक्षणों के साथ शरीर पर लाल चकत्ते उभर जाते हैं, त्वचा में गाँठें पड़ जाती हैं या हृदय में सूजन आ जाती है। आपके बच्चे में इन लक्षणों और जोड़ों में

सूजन का स्थान बदलने की प्रवृत्ति मौजूद न होने से पता चलता है कि आपका बच्चा किसी अन्य रोग से पीड़ित है, जिसका पता उसके विवरण का सावधानीपूर्वक अध्ययन करके और उसकी नैदानिक जाँच करके ही लगाया जा सकता है। तीव्र आमवातिक ज़्वर के लक्षण न होने तथा केवल एएसओ टाइटर का स्तर ऊँचा होने से आमवातिक ज्वर की दवाएँ नहीं देनी चाहिए।

49. मेरी बेटी को मांसपेशियों में तीव्र दर्द क्यों होता है ?

प्र. मेरी एक बेटी है जिसकी आयु 10 वर्ष है। उसके घुटनों, पैरों, कोहनियों और हाथों में दर्द रहता है। वह पेटदर्द की भी शिकायत करती है। जब वह 5 वर्ष की थी तब भी उसे यही समस्या थी, किंतु यह लगभग एक सप्ताह में ही दूर हो गई। मेरी बेटी सामान्य काम भी नहीं कर पाती क्योंकि उसे हमेशा दर्द होता रहता है। जाँच कराने के लिए मैं उसे ऑरेंज सिटी में सीएचओसी ले गई, किंतु उन्होंने कुछ दर्दनाशक दवाएँ देकर उसे घर भेज दिया। मैं कैलिफोर्निया के लॉस-एन्जेलिस-ऑरेंज नगर में सर्वश्रेष्ठ चिकित्सक ढूँढने का प्रयास कर रही हूँ। क्या आप मेरी कुछ मदद कर सकते हैं?

उ. यदि बच्चा सामान्य काम नहीं कर पा रहा है तो इसका अर्थ है कि उसके अंगों की कार्यक्षमता में कोई विशेष विकार है। उसके दर्द के कारण का पता लगाने के लिए उसकी जाँच कराने और क्लिनिकल परीक्षण कराने की आवश्यकता होगी। इन शिकायतों का एक महत्त्वपूर्ण चिकित्सीय कारण संधिशोथ और मांसपेशियों में शोथ होना है। अपनी बेटी के विस्तृत परीक्षण के लिए आप यूनिवर्सिटी ऑफ कैलिफोर्निया, लॉस एंजेलिस (यूसीएलए) में किसी बालरोग र्‍यूमैटोलॉजी विशेषज्ञ से सम्पर्क करें।

दाँतों की समस्या

50. दाँतों में होने वाले लोरोसिस का इलाज क्या है?

प्र. मेरी बेटी की आयु 13 वर्ष है और उसके दाँतों में लोरोसिस है। इसके कारण वह बहुत संकोच महसूस करती है और परेशान रहती है कि इसका इलाज कैसे होगा। क्या इसका कोई इलाज है अथवा कोई ऐसा तरीका है जिससे उसे कुछ राहत मिल सके?

उ. अधिक मात्रा में लोराइड लेने से दाँतों में लोरोसिस हो जाता है जो पानी में प्राकृतिक रूप से मौजूद लोराइड, पानी के लोरीकरण, टूथपेस्ट या अन्य स्रोतों से शरीर में प्रवेश करता है। छः माह से लेकर 5 वर्ष की आयु तक के बच्चों में, लोराइड के अधिक सम्पर्क से दाँतों का विकास क्षतिग्रस्त हो जाता है। यह अक्सर स्थायी दाँतों में ही होता है, किंतु कभी-कभी दूध के दाँत भी इससे प्रभावित हो सकते हैं। इसका प्रभाव कम होने पर दाँतों के इनेमल पर सफ़ेद धब्बे या गड्ढे अथवा चित्तियाँ पड़ जाती हैं। लोरोसिस का प्रभाव अधिक होने पर, दाँतों का रंग पीला पड़ जाता है या उन पर भूरे धब्बे पड़ जाते हैं। परिणामस्वरूप दाँत भद्दे दिखाई देते हैं।

आपकी बेटी किशोरावस्था से गुज़र रही है, जब शारीरिक रंग-रूप बहुत महत्त्वपूर्ण होती है। अतः, आपको उसके दाँतों का रंग सुधारने के लिए इलाज करा लेना चाहिए। दाँतों के लोरोसिस का इलाज कॉस्मेटिक डेंटल सर्जन ही कर सकते हैं। इस पर आने वाली लागत और इलाज की सफलता लोरोसिस की गंभीरता और प्रयोग की वाली विधि पर निर्भर करती है। सामान्य रूप से, इसके उपचार के लिए दाँतों का विरंजन (ब्लीचिंग), सूक्ष्म घिसाई (माइक्रोअब्रेज़न) अथवा संरक्षात्मक सम्मिश्रों द्वारा दाँत को प्राकृतिक रूप देने (कंज़रवेटिव कॉम्पोज़िट रेस्टोरेशन) की विधियों का प्रयोग किया जाता है अथवा दाँत पर पोर्सलेन की परत चढ़ा दी जाती है। बाहरी सतह के धब्बों के लिए ब्लीचिंग और माइक्रोअब्रेज़न लाभदायक रहता है। यदि दाँतों का आकार ख़राब हो गया हो तो कंज़रवेटिव रेस्टोरेशन विधि का प्रयोग किया जाता है।

51. डेंटल रिटेनरों को कैसे साफ़ करें ?

प्र. मेरे 10–वर्षीय बेटे के दाँतों में डेण्टल रिटेनर लगे हुए हैं और उसका कहना है कि साफ़ करने के बाद भी इनमें से दुर्गंध आती है। क्या रिटेनर को माउथवॉश में रखा जा सकता है? यदि हाँ, तो कितनी देर तक?

उ. आपके दंतचिकित्सक ने डेण्टल रिटेनर साफ़ करने के बारे में, आपको निर्देश दिए होंगे। कृपया उससे दोबारा बात करें। सामान्य रूप से, यदि साबुन और पानी से धोने पर कोई फ़यदा नहीं हो रहा हो तो आप रिटेनर को 5 मिनट तक माउथवॉश में भिगो कर रख सकते हैं।

52. एक दाँत बड़ा होने के कारण जबड़ा टेढ़ा–मेढ़ा हो जाने पर इसे कैसे ठीक किया जा सकता है ?

प्र. मेरी आयु 14 वर्ष है। मेरे सामने के दो दाँत बहुत बड़े हैं। ये इतने बड़े हैं कि कैनाइन दाँतों के लिए जगह नहीं बची है। अतः, कैनाइन अपनी सामान्य स्थिति से 3 मिमी. ऊपर निकल आए हैं। मेरा जबड़ा भी सीधा नहीं है, अर्थात् मेरा ऊपरी जबड़ा दाहिनी ओर घूमा हुआ है। मेरे चेहरे का आकार, किसी उभार के बिना, बिल्कुल ठीक है। मेरे दंतचिकित्सक का कहना है कि जबड़ा सीधा करने के लिए कैनाइनों के लिए स्थान बनाना होगा और उसके लिए एक प्रीमोलर दाँत निकालना होगा। क्या इससे मेरे चेहरे के आकार पर कोई प्रभाव पड़ सकता है?

उ. आपकी समस्या बहुत सामान्य है और आपके दंतचिकित्सक का सुझाव सही प्रतीत होता है। इससे न केवल आपके कैनाइन के लिए जगह हो जायेगी बल्कि जबड़ा भी बीच में आ जायेगा। आपके सामने के दाँत केवल इसलिए बड़े दिखाई देते हैं क्योंकि आपके चेहरे का अभी पूरा विकास नहीं हुआ है, जबकि दाँत इसी आकार के रहेंगे – यह असमानता केवल अस्थायी है।

तंत्रिका रोग

53. मस्तिष्क में होने वाले सिस्टीसर्कोसिस (Cysticercosis) रोग का क्या उपचार है ?

प्र. मेरी बेटी, जिसकी आयु 11 वर्ष और भार 38 किग्रा है, को पिछले माह दौरा पड़ा। जाँच से पता चला कि उसके मस्तिष्क के दाहिने पैराइटल लोब (भित्तीय पाली) में विकृत सिस्टीसर्कस सिस्ट (कोलॉइड वेसीकुलर अवस्था में) है। उसे प्रतिदिन इप्टोइन (Eptoin) (100 मिग्रा) और फ्रिज़ियम (Frizium) (5 मिग्रा) लेने की सलाह दी गई। जब हमने एक दूसरे चिकित्सक से परामर्श किया तो उसने कहा कि इप्टोइन लड़कियों के लिए ठीक नहीं होती और उसने इसके स्थान पर टेग्रेटोल (Tegretol) देने के लिए कहा। कृपया उचित सलाह दें। उसे यह औषधियाँ कितने समय तक देनी होंगी। स्कूल में वह मन लगाकर पढ़ती है। क्या इन दवाओं या बीमारी से उसकी बौद्धिक क्षमता और अन्य गतिविधियों, जैसे नृत्य और गाने पर कोई प्रभाव पड़ सकता है?

उ. मस्तिष्क का सिस्टिसर्कोसिस रोग हमारे देश में पाया जाने वाला एक सामान्य रोग है। रोगी में यह लक्षण उस समय उत्पन्न होते हैं जब मस्तिष्क में मौजूद टेपकृमि सिस्ट मरने लगती है या वह घुलने लगती है। लगभग 60% रोगियों में, एक वर्ष के बाद सिस्ट समाप्त हो जाती है। आक्षेपरोधी (Anticonvulsants) दवाओं के प्रयोग से किए जाने वाले उपचार की अवधि सिस्ट की उपस्थिति या अनुपस्थिति पर, अथवा इस बात पर निर्भर करती है कि क्या यह मृत कैल्सीकृत अवस्था में मौजूद है। यदि सिस्ट जल्दी गायब हो जाती है, तो दवाएँ एक वर्ष तक दी जाती हैं। यदि सिस्ट मौजूद रहती है या एक कैल्सीकृत धब्बा छोड़ देती है (जो 20% मामलों में दिखाई देता है) तो इलाज दो वर्ष तक जारी रखने की सलाह दी जाती है। स्कैन द्वारा यह पता लगाने में मदद मिलती

है कि सिस्ट समाप्त हो गई है या नहीं। दूसरे, मैं भी लड़कियों को, प्रसाधन कारणों से, इप्टोइन के स्थान पर टेग्रेटोल देने की सलाह दूँगा। इप्टोइन (Eptoin) से मसूड़ों में अतिवृद्धि (हाइपरट्रॉफ़ी) होने की सम्भावना रहती है जबकि टेग्रेटोल (Tegretol) से प्रारंभ में अधिक नींद आती है (इसीलिए इसकी मात्रा को धीरे-धीरे बढ़ाया जाता है), किंतु उनींदेपन की समस्या समय के साथ समाप्त हो जाती है। कुछ बच्चे इसके प्रभाव से अधिक सक्रिय या अधिक आक्रामक हो जाते हैं। यदि ये समस्याएँ अधिक बढ़ जायें, तो दवा बदलने की आवश्यकता हो सकती है। प्रायः, इसके कोई दीर्घकालिक सह-प्रभाव नहीं होते। यह उपचार जीवन भर नहीं चलता। इन अल्पकालिक औषधियों या रोगों से उसकी बुद्धिमत्ता पर कोई प्रभाव नहीं पड़ेगा और वह निश्चिंत होकर नृत्य और गाना, इत्यादि गतिविधियाँ जारी रख सकती है।

54. जिलैस्टिक दौरों का उपचार कैसे किया जा सकता है ?

प्र. मेरा 13–वर्षीय बेटा मानसिक रूप से अशक्त है और उसे पिछले छः महीनों से जिलैस्टिक दौरे पड़ रहे हैं। इनका क्या उपचार है?

उ. जिलैस्टिक दौरों को नियंत्रित करना कठिन होता है और आमतौर पर यह मस्तिष्क के टैम्पोरल लोब में समस्या होने अथवा हाइपोथैलमेस में हैमारटोमास के कारण उत्पन्न होते हैं। मुझे विश्वास है कि आपके चिकित्सक ने बच्चे का पूरा परीक्षण किया होगा। इसके लिए लैमटेक (Lametec) और सोडियम वाल्परोएट (Sodium valporate) को एक साथ देना सबसे अच्छा रहता है। यदि दौरे तब भी कम नहीं हो रहे, तो अन्य दवाएँ, जैसे – लेवटेरिसिटम (Levaterecetam) या टोपिरमेट (Tiporamate) दी जा सकती हैं। इस बारे में आप अपने तंत्रिका विशेषज्ञ से विचार-विमर्श करें। मुझे विश्वास है कि वह दौरों को नियंत्रित करने के लिए विभिन्न औषधियों का प्रयोग करने के लिए राज़ी हो जाएगा।

55. क्या मेरे बच्चे में इन वर्षों में ऑटीज़म (स्वलीनता) रोग अपनी चरम सीमा पर पहुँच गया है।

प्र. मेरी 14–वर्षीया बेटी को मंद–ऑटिज्म से पीड़ित बताया गया है। वह किसी से मिलती–जुलती नहीं और किसी भी आयु के लोगों से बात करने में डरती है। बचपन में वह हमारे सामने खाना नहीं खाती थी। उसे गले लगाना तो दूर की बात, उसने कभी आँख मिलाकर बात नहीं की। हम पारिवार में किसी से मिलने नहीं जा पाते थे, क्योंकि वह घर वापस जाने के लिए शोर मचाती थी और बार–बार एक ही बात दोहराती रहती थी। हमें लगता था कि वह आवश्यकता से अधिक संकोची स्वभाव की है। वह हमेशा अपनी ही दुनिया में खोई रहती थी। हमारे बुलाने पर भी वह सुनती नहीं थी। उसका ध्यान अपनी ओर आकर्षित करने के लिए हमें उसे छूना या उसका कंधा थपथपाना पड़ता था। हमें छोटे–से–छोटा काम भी बहुत विस्तार से समझाना

पड़ता था। जूनियर हाई स्कूल में भी उसे समस्या होती थी और उसने स्कूल जाना बंद कर दिया। अतः, मैंने उसे घर में ही पढ़ाया। अब वह हाई स्कूल में भी नहीं जाना चाहती और बुरी तरह घबरा उठती है। क्या यह संभव है कि इतनी बड़ी आयु तक ऑटीज़म का पता ही न चले? कृपया मेरी मदद करें।

उ. निश्चय ही, आपकी बेटी में ऑटीज़म (Autism) के लक्षण मौजूद हैं। आपने जिस व्यवहार का विवरण दिया है, शायद वह कई बरसों में धीरे-धीरे विकसित हुआ है। क्या आपने इससे पहले कभी किसी चिकित्सक से परामर्श किया था या आपने केवल हाल ही में चिकित्सक को दिखाया है? उसे सामान्य स्कूल में जाने में कठिनाई होगी, अतः, यदि वह स्कूल के साथ तालमेल बिठाने में असमर्थ रहती है, तो उसे स्कूल जाने के लिए मजबूर न करें। आपको उसे किसी अच्छे मनोचिकित्सक और परामर्शक की देखरेख में रखना होगा, जो आपको उसे सँभालने के विभिन्न तरीकों के बारे में उपयुक्त सलाह दे सकेगा। उसकी घबराहट को इलाज और परामर्श से नियंत्रित किया जा सकता है। ऐसे रोगियों को सँभालने के लिए विशेष स्कूल या केंद्र भी हैं। अपने इलाके में ऐसे किसी केंद्र का पता लगायें या अपने मनोविज्ञानी से इसका पता लगाने के लिए कहें। ऑटीज़म एक जटिल रोग है जिसका इलाज करना कठिन होता है। माता–पिता के रूप में आपको अत्यधिक धैर्य रखना होगा और उसे प्रोत्साहन देना होगा। अन्य ऑटीस्टिक बच्चों से मिलने और एक समर्थक दल बनाने का प्रयास करें, तब आपके लिए इस स्थिति का सामना करना आसान हो जायेगा।

56. क्या मेरे बच्चे को मिरगी के लिए शल्यचिकित्सा की आवश्यकता होगी?

प्र. मेरी बेटी की आयु 10 वर्ष है और वह मिरगी से ग्रस्त है। उसे पहला दौरा (हल्का) 6 वर्ष की आयु में पड़ा था। उसके बाद, तीन–तीन महीने के अंतराल पर उसे दो दौरे और पड़े, जिसके बाद वह लगातार लगभग दो घंटे तक बेहोशी की अवस्था में रही और हमें उसे अस्पताल में भर्ती कराना पड़ा। एमआरआई परीक्षण से पता चला कि उसे मिज़ीयल टेम्पोरल स्क्लेरोसिस (एमटीएस) (Mesial temporal sclerosis–MTS) **था। इसके बाद से उसकी मिरगीरोधी दवाओं की खुराक बढ़ती जा रही है। इस समय वह प्रतिदिन सुबह 300 मिग्रा. डाइलेक्स** (Dilex 300 mg) **और 300 मिग्रा. सेल्ज़िक** (Selzic 450 mg) **और शाम को 300 मिग्रा. डाइलेक्स और 450 मिग्रा. सेल्ज़िक ले रही है। उसके दौरों के साथ कभी बुख़ार नहीं होता। उसका आईक्यू अच्छा है किंतु वह आलसी होती जा रही है। इसके अतिरिक्त, उसकी भाषा भी थोड़ी अस्पष्ट होती जा रही है। वह हमारा इकलौता बच्चा है और हम उसके भविष्य के बारे में अत्यधिक चिंतित हैं। हमें आगे क्या करना चाहिए? क्या किसी तंत्रिका शल्य चिकित्सक से परामर्श करना और उसकी शल्यचिकित्सा कराना उचित होगा?**

उ. यदि दौरों को नियंत्रित करने वाली औषधियों का कोई प्रभाव नहीं हो रहा है या उन्हें अधिक मात्रा में देने के कारण उनका दुष्प्रभाव बढ़ रहा है, या फिर उनसे स्कूल में उसके परिणामों पर

अथवा उसे सामाजिक व्यवहार पर असर पड़ रहा है, तो शल्यचिकित्सा पर विचार किया जा सकता है। देश में कई स्थानों पर ऐसी सुविधाएँ उपलब्ध हैं।

अपने तंत्रिका विज्ञानी से इस विषय पर चर्चा करें कि क्या शल्य चिकित्सा से आपकी बेटी को लाभ होगा और इस बारे में किसी अच्छे तंत्रिका शल्यचिकित्सक से सलाह लें।

57. क्या न्यूरोफाइब्रोमा (neurofibroma) की वृद्धि को रोका जा सकता है?

प्र. मेरी आंटी की बेटी की आयु 10 वर्ष है। उसे न्यूराफाइब्रोमेटोसिस, (neurofibromatosis), अर्थात् तंत्रिकाओं में ट्यूमर होने की बीमारी है। वह मानसिक रूप से अशक्त है, क्योंकि जन्म के समय उसके मस्तिष्क में पानी चला गया था, हालाँकि बाद में यह समाप्त हो गया। तंत्रिकओं में ट्यूमरों की संख्या बढ़ गई है और इनमें दिन–प्रतिदिन वृद्धि होती जा रही है। चिकित्सकों का कहना है कि वे ट्यूमर निकाल सकते हैं, किंतु यह इलाज अस्थायी होगा। कृपया इस समस्या का कोई स्थायी समाधान बताएँ।

उ. आपने जिस प्रकार की न्यूरोफाइब्रोमेटोसिस का उल्लेख किया है, वह दोषपूर्ण जीन्स से संबंधित है। यह अत्यधिक दुःखदायी रोग है। शायद मुझे भी ट्यूमरों को बढ़ने से रोकने के लिए किसी स्थायी उपचार की जानकारी नहीं है। वर्तमान परिस्थिति में सबसे अच्छा इलाज केवल उन ट्यूमरों को निकालना होगा जो समस्या उत्पन्न कर रहे हैं, जैसे – मेरू रज्जु या किसी महत्त्वपूर्ण तंत्रिका को दबाने वाले ट्यूमर। दुर्भाग्य से, ऐसे अनेक ट्यूमर लगातार बनते रहेंगे। जब भी उनसे समस्या उत्पन्न होगी, उन्हें शल्यक्रिया द्वारा निकलवाना पड़ेगा।

58. मेरे बच्चे की जाँच के परिणाम सामान्य होने के बाद भी, क्या दौरे पड़ने पर उसे एप्टिनोल (Eptinol) देने की ज़रूरत होगी ?

प्र. मेरे बेटे की आयु 13 वर्ष है। लगभग एक महीना पहले रात के भोजन के समय अचानक उसे एक दौरा पड़ा। हम उसे निकट के एक नर्सिंग होम में ले गए जहाँ उसे एप्टिनोल (Eptinol) इंजेक्शन के साथ तीन दिन के लिए ऑक्सीकार्ब (Oxicarb) दिया गया। उसका एमआरआई और सीटी स्कैन सामान्य था। न्यूरोलॉजिस्ट ने उसे एप्टिनोल लेते रहने की सलाह दी। कुछ दिन बाद मेरे बेटे के सारे शरीर पर लाल चकत्ते निकल आए और उसका मुँह सूज गया। अब डॉक्टर ने दवा बदल दी है। मेरे बेटे को कितने दिनों तक दवा लेने की आवश्यकता होगी, जबकि उसकी जाँच की सभी रिपोर्टें सामान्य हैं? इन दवाओं के साइड प्रभाव क्या हो सकते हैं?

उ. दौरे के कारणों का पता लगाने के लिए ईईजी करना बहुत महत्त्वपूर्ण होता है। मुझे समझ नहीं

आया कि सीटी स्कैन और एमआरआई, दोनों क्यों किए गए जबकि कोई एक ही पर्याप्त रहता? दवाओं और इनकी अवधि के बारे में केवल ठोस निदान होने के बाद ही बताया जा सकता है। एप्टिनोल (Eptinol) श्रेष्ठ औषधियों के अंतर्राष्ट्रीय डाटा बैंक में शामिल नहीं है। तथापि, शायद इसमें फेनिटोइन सोडियम (Phenytoin sodium) (कृपया दवा की स्ट्रिप पर देखें) होता है। इसे लेने से त्वचा पर लाल चकत्ते उभर आते हैं, जो इसका एक सह-प्रभाव है, अतः इसे बंद करना होगा। भविष्य में भी बच्चे को किसी भी ब्रांड की फ़ेनिटोइन युक्त औषधि न दें। ईईजी होने तक, बच्चे को कंट्रोल्ड-रिलीज़्ड कार्बामज़ेपीन (Carbamazepine), ट्रेड नाम कार्बाकोन्टिन (Carbacontin), 200 मिग्रा, प्रतिदिन दिन में दो बार दी जा सकती है। आप अपने न्यूरोलॉजिस्ट से दोबारा पूछ सकती हैं, क्योंकि आजकल "फर्स्ट लाइन ड्रग" के रूप में वाल्प्रोएट (Valproate) की तुलना में कार्बामज़ेपीन (Carbamazepine) के प्रयोग पर काफ़ी बहस हो रही है। ऐसा करना ज़रूरी होगा, ताकि इस दौरान बच्चे को दूसरा दौरा न पड़े।

59. अपने–आप पलक झपकने का क्या कारण होता है ?

प्र. मेरे 13–वर्षीय बेटे में अपने–आप जल्दी–जल्दी पलक झपकने (अधिकतर दाहिनी आँख के दाहिने कोने पर) की समस्या उत्पन्न हो गई है। हमने एक तंत्रिका चिकित्सक को दिखाया, जिसने ईईजी कराने की सलाह दी, किंतु रिपोर्ट सामान्य थी। उसने हमें एक मनोचिकित्सक के पास भेज दिया। उसने बताया कि हमारे पुत्र को क्रॉनिक टिक (काफ़ी समय से चला आ रहा पेशी–संकुचन) है, जिसके कारण पलक अपने–आप झपकती है और इसके लिए इस समय किसी दवा की आवश्यकता नहीं है। उसने हमें प्रतीक्षा करने की सलाह दी। क्रॉनिक टिक क्या होता है? क्या इसके लिए कोई दवा उपलब्ध है? आप इस बारे में क्या परामर्श देंगे?

उ. "क्रॉनिक टिक" शरीर के किसी भी भाग में अपने-आप होने वाली क्रिया है। अधिकांश मामलों में, इसके कारणों का पता नहीं चलता। इसकी शुरूआत किसी की नकल करने से हो सकती है जिसके बाद यह आदत बन जाती है। यह घबराहट के कारण भी हो सकती है, और तब इसे नर्वस टिक (घबराहट में होने वाला पेशी संकुचन) कहा जाता है। उससे बात करें और पूछें कि क्या वह किसी कारण तनावग्रस्त तो नहीं है, और उसकी चिंता को दूर करने का प्रयत्न करें। किसी नेत्ररोग विशेषज्ञ को भी दिखाएँ ताकि यह पता चल सके कि उसे कोई नेत्ररोग तो नहीं है। इस बारे में अधिक चिंता करना छोड़ दें क्योंकि उसकी जाँच रिपोर्ट सामान्य है। कभी-कभी जब आप इस पर ध्यान देना बंद कर देते हैं और तनावमुक्त हो जाते हैं, तो टिक या पेशी संकुचन स्वयं ही ठीक हो जाता है।

60. प्रमस्तिष्कीय पक्षाघात या सेरेब्रल पाल्सी क्या होता है ?

प्र. मेरे भाई की आयु 13 वर्ष है और वह प्रमस्तिष्कीय पक्षाघात या सेरेब्रल पाल्सी से

पीड़ित है। मैं इस रोग के बारे में अधिक विस्तार से जानना चाहता हूँ। इसकी चिकित्सा के लिए दिया जाने वाला ऑक्सीजन उपचार क्या है? वह प्रतिदिन – गार्डिनल (फीनोबार्बिटोन) [Gardenal (phenobarbitone)] **और टेग्रेटोल (कार्बामज़ेपीन)** [Tegretol (carbamazepine)] **की गोलियाँ भी खाता है।**

उ. प्रमस्तिष्कीय पक्षाघात या सेरेबरल पाल्सी **(Cerebral palsy)** मस्तिष्क के अनेक विकारों के लिए प्रयोग किया जाने वाला एक प्रमुख शब्द है। अब इन्हें कभी-कभी सेंट्रल मोटर डेफिसिट (प्रमुख मोटर दोष) भी कहा जाने लगा है। इन विकारों की विशेषता यह है कि यह अधिक नहीं बढ़ते। समझा जाता है कि सभी प्रकार के प्रमस्तिष्कीय पक्षाघात विकासशील मस्तिष्क को चोट पहुँचने से उत्पन्न होते हैं। पहले यह माना जाता था कि सभी प्रकार के प्रमस्तिष्कीय पक्षाघात जन्म के समय श्वास रुक जाने के कारण होते हैं, किंतु अब इस अवधारणा को सही नहीं माना जाता। कुछ प्रकार के प्रमस्तिष्कीय पक्षाघात मस्तिष्क के सेरेब्रम कहे जाने वाले भाग में दोष होने से उत्पन्न होते हैं। इससे शरीर में ऐंठन होती है, हाथ-पैर मुड़ जाते हैं और व्यक्ति की आवाज़ बदल जाती है। शरीर के विभिन्न भागों को प्रभावित करने वाले उपवर्गों के लिए कई नामों का प्रयोग किया जाता है। उदाहरण के लिए, शरीर के दाहिने या बाएँ हिस्से को प्रभावित करने वाले प्रमस्तिष्कीय पक्षाघात के लिए हेमीप्लेजिक सीपी **(hemiplegic CP)** का प्रयोग किया जाता है। अन्य प्रकार के प्रमस्तिष्कीय पक्षाघातों में बेचैनी होती है या शरीर का कोई अंग अपने-आप गति करने लगता है।

आपके भाई को दी जाने वाली मिरगीरोधी दवाओं से पता चलता है कि उसे दौरे पड़ते होंगे।

इन विकारों के इलाज के लिए विभिन्न अनुशासनों के चिकित्सकों को शामिल करना महत्त्वपूर्ण होगा। इस दल में भौतिक चिकित्सक (फिज़ियो थैरेपिस्ट) शामिल होना चाहिए जिसका कार्य प्रमुख जोड़ों के चारों ओर संकुचन होने पर उत्पन्न होने वाली विकृति से बचाना होगा। व्यावसायिक चिकित्सक (ऑक्यूपेशनल थैरेपिस्ट) और वाणी एवं भाषा चिकित्सक की भूमिका भी महत्त्वपूर्ण होगी। सेरेब्रल पाल्सी के नवीनतम इलाजों में पेशियों की ऐंठन दूर करने के लिए बोटुलिनम टॉक्सिन **(Botulinum toxin)** का प्रयोग किया जाता है। ऑक्सीजन थैरेपी की सफलता को सिद्ध नहीं किया जा सका है। कुछ लोगों का दावा है कि इसमें एक्युपंक्चर के प्रयोग से लाभ होता है।

नेत्र रोग

61. क्या मेरे बेटे की "लेज़ी आई" का इलाज हो सकता है ?

प्र. मेरे बेटे की एक आँख "लेज़ी आई" है, जिसका 3 वर्ष पहले पता चला था। डॉक्टर ने पैच लगाने का परामर्श दिया किंतु मेरा बेटा इसे नियमित रूप से प्रयोग नहीं करता। अब उसकी आयु 15 वर्ष है और उसकी बाईं आँख की दृष्टि 6/18 और एक्सिस 110 सिल. +1.00 स्फीयर +2.50 है। उसकी दाहिनी आँख की दृष्टि 6/6 और +0.5 है। क्या उसके दृष्टि–दोष को सुधारा जा सकता है?

उ. एम्बल्योपिया (amblyopia) के इलाज में जीवन के पहले 5–7 वर्षों में सबसे अच्छे परिणाम मिलते हैं। यह अवधि समाप्त हो जाने के बाद, तंत्रिका प्रणाली में लचीलापन होने के कारण, पैच का प्रयोग करने, इत्यादि से दृष्टि में कोई सुधार नहीं होता। तथापि, इस समय रोगी की आयु 15 वर्ष हो जाने के कारण, इस आयु में उसकी दृष्टि को सुधारना कठिन होगा। यदि वह चाहे, तो किसी कुशल नेत्र विशेषज्ञ की देखरेख में, दाहिनी आँख पर कॉण्टैक्ट लैंस पहनने के साथ पैच का प्रयोग कर सकता है।

62. क्या दृष्टिविहीन आँख में दृष्टि लौटाई जा सकती है ?

प्र. मेरे 15 वर्षीय पुत्र की एक आँख पूरी तरह दृष्टिविहीन (मृत) है और दूसरी की पावर –4 है। उसे जन्म से ही यह समस्या है और उसके चश्मे बहुत मोटे हैं। हमने उसे कई चिकित्सकों को दिखाया और सभी ने उसे केवल चश्मा लगाने की सलाह दी। क्या इस समस्या का कोई दूसरा इलाज है? क्या उसकी मृत आँख में दृष्टि लौटाई जा सकती है? मुझे बताया गया है कि लेज़र उपचार द्वारा भी यह सम्भव नहीं है। कृपया मेरी सहायता करें।

उ. मेरे लिए आँख की जाँच किए बिना "मृत आँख" का सही कारण बता पाना असम्भव होगा, किंतु आपके विवरण से लगता है कि शायद आपके पुत्र की आँख "लेज़ी आई" होगी, जिसे कभी-कभी एम्बल्योपिया (amblyopia) कहा जाता है। इस बात को ध्यान में रखते हुए कि आपके बेटे की उस आँख में जन्म से दृष्टि नहीं थी, आधुनिक तकनीकों के चमत्कारिक प्रयोग के बाद भी उसमें दृष्टि लौटा पाना सम्भव नहीं होगा। इस स्थिति में, पहली प्राथमिकता यह होगी कि आप उसकी दूसरी आँख की अत्यधिक सावधानीपूर्वक देखभाल करें, और अपने बेटे के चश्मे को उसकी आवश्यकताओं के अनुरूप, अद्यतन बनाए रखने के लिए नियमित अंतराल पर नेत्ररोग विशेषज्ञ को दिखाते रहें।

63. हम अपनी दृष्टि क्षमता को कैसे स्थिर रख सकते हैं?

प्र. मेरा भतीजा 11 वर्ष का है और उसकी आँखों की पावर इस प्रकार है– दाहिनी आँख: –7.50; बाईं आँख: –5.50; सिलिण्ड्रिकल पावर: –3। उसके पिता और दादाजी की पावर भी इतनी ही अधिक है। क्या सिलिंड्रिकल पावर में लगातार वृद्धि होने से उसकी दृष्टि खो जाएगी? यदि सिलिंड्रिकल पावर बढ़ती रही, तो क्या उसकी आयु 18 वर्ष हो जाने पर दृष्टि में सुधार के लिए शल्य चिकित्सा (लासिक) नहीं की जा सकेगी। लासिक सर्जरी के लिए अधिकतम कितनी पावर होनी चाहिए? कृपया कोई व्यायाम या औषधि बतायें जिससे उसकी पावर स्थिर हो सके। आँखों की समस्या के कारण वह न तो ठीक से कुछ देख पाता है और न ही कुछ कर पाता है।

उ. मायोपिया या अल्पदृष्टि अक्सर आनुवंशिक होती है। आपके भतीजे की आँखों की माइनस पावर का कारण उसकी आँखों का असामान्य आकार और माप है और इसे कभी बीमारी नहीं समझना चाहिए। शरीर के किसी भी अंग का आकार और माप भिन्न हो सकता है। अभी, क्योंकि वह बढ़ रहा है, इसलिए यह समस्या अगले 6–7 वर्ष में और अधिक बढ़ेगी। आपको चिंता नहीं करनी चाहिए। इससे आँखों की रोशनी समाप्त नहीं होगी। उसे अपने आँखों की प्रतिवर्ष किसी नेत्ररोग विशेषज्ञ से जाँच करानी होगी और सही पावर के चश्मे या काँटैक्ट लैंस पहनने होंगे। लगभग 20 वर्ष का होने के बाद वह लासिक सर्जरी करा सकता है, किंतु इस सर्जरी की सफलता प्रत्येक व्यक्ति में भिन्न होती है और कॉर्निया की मोटाई पर निर्भर करती है। यह शल्य चिकित्सक पर भी निर्भर करती है। आपके भतीजे को मंद रोशनी में नहीं पढ़ना चाहिए और पुस्तक को अपनी आँखों के अधिक नज़दीक नहीं रखना चाहिए। कहा जाता है कि कठोर, गैस-परमिएबल काँटैक्ट लैंस मायोपिया को बढ़ने से रोकते हैं। लैंसों के प्रयोग से उसकी दृष्टि में सुधार होगा और वह सभी कार्य सुगमतापूर्वक कर सकेगा, ठीक ढंग से पढ़ सकेगा और खेलकूद में भी भाग ले सकेगा। उसे मायोपिया के बारे में अधिक चिंता नहीं करनी चाहिए।

अस्थि रोग

64. क्या मुझे जुड़े हुए घुटनों (नॉक नीज़) के लिए शल्य चिकित्सा करानी होगी ?

प्र. मैं 15 वर्षीय लड़की हूँ ओर मेरे दोनों घुटने एक–दूसरे से टकराते (knock knees) हैं। तीन वर्ष पूर्व, जब मेरी माँ ने पहली बार इस पर ध्यान दिया, तो हम अपने घर कराची लौट आए और वहाँ इसे चिकित्सकों को दिखाया, जिन्होंने मेरे दाहिनी पैर की सर्जरी कराने की सलाह दी। वास्तव में, उन्होंने मेरी टाँग को सीधा कर दिया, ताकि चलते या दौड़ते समय मेरे दोनों घुटने आपस में न टकराएँ। अब चिकित्सकों का कहना है कि मुझे अपनी बाईं टाँग का भी ऑपरेशन करा लेना चाहिए, हालाँकि मुझे कभी–कभार ही ऐसा महसूस होता है कि मेरे दोनों घुटने आपस में टकरा रहे हैं। उनका कहना है कि यदि मैंने इसे अभी नहीं कराया तो भविष्य में मुझे समस्या हो सकती है। दूसरी टाँग की शल्यचिकित्सा नहीं कराने के क्या ख़तरे हो सकते हैं?

उ. आपके दिए गए विवरण से पता चलता है कि आपको आम भाषा में "नॉक नीज़" या घुटने मुड़े होने के कारण उनके आपस में टकराने की समस्या है जिसे तकनीकी भाषा में "गेनु वल्गस" (Genu valgus) कहा जाता है। लड़कियों में यह समस्या आमतौर पर किशोरावस्था में पाई जाती है। यदि आपकी जाँघ और टाँग के बीच बनने वाला कोण 10 डिग्री से अधिक है (इसे मापने का भी एक तरीका है) तो इसे सुधारने के लिए शल्यचिकित्सा करनी होगी। हो सकता है कि इससे अभी आपको कोई समस्या न हो रही हो, किंतु आगे चलकर, कम आयु में ही घुटने का क्षय (आर्थराइटिस) शुरू हो सकता है। आप पहले ही अपनी दाहिनी टाँग की शल्यचिकित्सा सफलतापूर्वक करा चुकीं हैं, अतः आपको बाईं टाँग के लिए भी यही प्रक्रिया दोहरानी होगी, ताकि उपचार पूरा हो सके। आप अपने सर्जन से, "मिनिमली इनवेसिव सर्जरी (एमआईएस)" नामक नवीनतम तकनीक के बारे में भी बात कर सकती हैं जिसमें कम-से-कम काट-छाँट की जाती है और स्वास्थ्य लाभ जल्दी होता है तथा ऊतकों को कम हानि पहुँचती है।

65. क्या "पिजन चैस्ट" का कोई इलाज है ?

प्र. मेरी पुत्री की आयु 14 वर्ष है। उसका वक्ष अभी पूरी तरह विकसित नहीं हुआ है। अस्थिरोग विशेषज्ञ के अनुसार, उसकी छाती की दाहिनी ओर का विकास विकृत है। वक्ष की दाहिनी ओर की अस्थियों का विकास असामान्य है जबकि बाईं ओर का विकास सामान्य है। एक वरिष्ठ अस्थिरोग विशेषज्ञ का कहना है कि उसकी बाहरी बनावट को छोड़कर उसमें कोई विकृति नहीं है और उसकी रीढ़ में कोई कमी नहीं है। कृपया बतायें कि इसका क्या इलाज हो सकता है?

उ. यह अवस्था "पैक्टस कैरिनेटम" (Pectus carinatum) या "पिजन चैस्ट" (Pigeon chest) प्रतीत होती है। यदि इस स्थिति से कोई समस्या नहीं आ रही हो और केवल देखने में अजीब लगता हो, तो इसके लिए किसी उपचार की आवश्यकता नहीं होगी। बनावट सुधारने के लिए किसी प्रकार की कठोर और विस्तृत पुनःसंरचनात्मक शल्यचिकित्सा की कतई आवश्यकता नहीं है। बड़ी होने पर, यदि वह अपनी शारीरिक बनावट से संतुष्ट न हो, तो बाद में वह शल्यचिकित्सा कराने पर विचार कर सकती है।

66. 12–वर्षीय बच्चे के "फ्लैट फीट" या चपटे पैरों का क्या इलाज है ?

प्र. मेरे बेटे की आयु 12 वर्ष है और उसके पैर समतल (फ्लैट फीट) हैं। 2½ वर्ष पहले हम उसे कॉर्टीसोन (Cortisone) दे रहे थे। उसके बाद उसका वज़न बढ़ना शुरू हो गया। क्या इस आयु में उसके पैरों में कोई ऑर्थोपीडिक साधन, जैसे उसके जूतों में ऊँची एड़ी, इत्यादि लगाकर या पाँव के लिए कोई अन्य साधन अपनाकर, उसके पैरों को ठीक किया जा सकता है? चिकित्सक का कहना है कि समतल पैरों के कारण उसकी पिंडली और जाँघ में घुमाव उत्पन्न हो रहा है और उसका वज़न बढ़ रहा है। इसका सबसे अच्छा इलाज क्या है? क्या मुझे अपने बेटे को किसी न्यूरोलॉजिस्ट को दिखाना चाहिए? वज़न बढ़ने का कारण क्या हो सकता है?

उ. बच्चे के समतल पैरों को अनदेखा नहीं करना चाहिए, क्योंकि बाद में इसके दुष्प्रभाव बहुत समय तक रहते हैं। किसी अस्थिरोग विशेषज्ञ से उसकी सावधानीपूर्वक जाँच कराने की आवश्यकता है, जो आपको उसके इलाज के बारे में सलाह देगा और उसके जूतों में विशेष प्रकार के तले डालने और पैरों के विभिन्न व्यायामों के बारे में बताएगा। यदि आपका चिकित्सक कहता है कि उसकी पिंडलियों और जाँघों पर इसका बुरा असर पड़ रहा है तो वह शल्यचिकित्सा का निर्णय ले सकता है। सामान्य रूप से, केवल परेशानी उत्पन्न करने वाले समतल पैरों का ही इलाज कराने की आवश्यकता होती है, किंतु लचीले और दर्दरहित समतल पैरों का केवल ध्यान रखना ज़रूरी होता है। पैर में 8 वर्ष की आयु तक सामान्य घुमाव बन जाना चाहिए। इस संबंध में किसी तंत्रिका-संबंधी कारण का संशय दूर करने के लिए किसी न्यूरोलॉजिस्ट की राय लेना उचित रहेगा। यदि बच्चे के वज़न में स्टीरॉयड देने के बाद वृद्धि हुई हो, तो किसी बालरोग एण्डोक्रिनोलॉजी विशेषज्ञ से जाँच कराना उचित होगा, जो वज़न कम करने के उचित उपाय भी बता सकेगा।

शिक्षा संबंधी समस्याएँ/इंटरनेट

67. मैं अपनी बेटी को सहज होकर पढ़ने में कैसे मदद कर सकती हूँ ?

प्र. मेरी बेटी की आयु 10 वर्ष है। तीन वर्ष की होने से पहले उसे तीन बार तीव्र बुखार होने पर दौरे (फेब्राइल कन्वल्ज़न) (Febrile convulsions) पड़े थे। बचपन में वह, विशेष रूप से भीड़भाड़ में जल्दी ही चिड़चिड़ा उठती थी। अब, उसकी यह आदत बदल गई है और वह आसानी से मित्र बना लेती है। जब वह और उसका बड़ा भाई घर पर होते हैं, तो वह अपने बड़े भाई पर एकदम नाराज़ हो उठती है। वह छोटी–छोटी बातों पर गुस्सा करती है, अपने–आप को मारती–पीटती है और नोच लेती है। वह स्कूल में पढ़ाए जाने वाले विषयों को ठीक ढंग से समझ नहीं पाती और उनका विश्लेषण नहीं कर पाती। मुझे चिंता है कि वह कैसे पढ़ाई कर पाएगी, जो आगे चलकर अधिक कठिन हो जायेगी। वैसे वह बहुत मेहनती है। मैं उसकी मदद कैसे कर सकती हूँ ? अभी उसके स्कूल में साप्ताहिक मूल्यांकनों के आधार पर अगली कक्षा में चढ़ाया जाता है। उसे C, B+ और A ग्रेड मिलता है। मुझे लगता है कि उसमें विश्लेषण करने की क्षमता नहीं है। कृपया मेरी मदद करें।

उ. बुख़ार होने पर दौरे (फेब्राइल कन्वल्ज़न) पड़ना पुरानी बात हो गई है और आपको उसकी इस बीती समस्या के बारे में चिंता नहीं करनी चाहिए। यदि आपको लगता है कि आपकी बच्ची स्कूल में ठीक ढंग से नहीं पढ़ पा रही है तो आपने ज़रूर उसमें कोई कमी देखी होगी। इनमें से कुछ बातें जैसे – ध्यान केंद्रित कर पाने में असमर्थता, आसानी से ध्यान बँट जाना, एक जगह टिक कर न बैठ पाना, किसी की देखरेख के बिना काम पूरा न कर पाना, कक्षा में अधिक बातें करने के बारे में स्कूल की शिकायतें, कक्षा कार्य नोट न करना, अपनी वस्तुएँ भूल जाना, इत्यादि से पता चलता है कि शायद उसे "अतिसक्रियता के साथ एकाग्रता में कमी संबंधी विकार" या (attention deficit disorder with hyperactivity–ADHD) हो। दूसरे, यदि आपको महसूस होता है कि उसकी मौखिक बातचीत करने की क्षमता, लिखने की क्षमता से बेहतर है, या उसे अपनी क्षमता से कम

अंक मिलते हैं, या उसकी लिखावट ख़राब है अथवा स्पेलिंग में अधिक गलतियाँ होती हैं, तो उसमें सीखने की क्षमता में कमी (learning disability) हो सकती है, जिसका मूल्यांकन करने की आवश्यकता होगी। आपको तत्काल एक मनोविज्ञानी और एक बाल मनोविज्ञानी अथवा किसी विशेष शिक्षक से सम्पर्क करना होगा। अंत में, उसे प्रोत्साहित करें और अपनी आशाओं के अनुकूल परिणाम प्राप्त करने के लिए दबाव देना बंद कर दें। वह अपने-आप या जानबूझकर ऐसा नहीं करती। इन समस्याओं से छुटकारा पाने के लिए उसे आपकी सहायता की आवश्यकता है।

68. जब भी मेरे बेटे से पढ़ने के लिए कहा जाता है, तो वह रोने क्यों लगता है ?

प्र. मेरे बेटे की आयु 11 वर्ष है और उसकी एक जुड़वाँ बहन भी है। 2½ वर्ष की आयु तक वह अपनी नानी के घर में पला है। उसकी समस्या यह है कि पढ़ने के लिए कहते ही वह रोने लगता है। वह कहता है कि वह पढ़ चुका है जबकि उसकी पढ़ाई पूरी नहीं होती है। जब उसे उसकी गलतियाँ बताई जाती हैं, तो क्रुद्ध हो उठता है और पढ़ने से इनकार करता है। उसे खेलना, टेलीविज़न देखना या कम्प्यूटर के सामने बैठे रहना अच्छा लगता है। वह हमेशा अपनी बहन से तुलना करता रहता है। कृपया इस संबंध में उचित सलाह दें।

उ. आपके पुत्र की पढ़ाई से विमुखता की प्रवृत्ति की जाँच करने की आवश्यकता होगी, क्योंकि हो सकता है कि उसमें सीखने में कमी (learning disability) का विकार हो। शायद उसे सुधारात्मक शिक्षण की ज़रूरत होगी और उसे किसी विशेष स्कूल में प्रवेश दिलाना होगा। यदि उसमें शिक्षा-संबंधी कोई विकार नहीं है, तो शायद वह किसी मनोवैज्ञानिक समस्या से ग्रस्त होगा। शायद वह अपने नाना-नानी की कमी महसूस कर रहा हो। यदि सम्भव हो, तो उसे अपने नाना-नानी से मिलने-जुलने और उनके पास जाने दें। शायद वह अपने माता–पिता के प्यार से वंचित महसूस करता हो क्योंकि उसे बचपन में नाना-नानी के घर भेज दिया गया था और शायद अपनी जुड़वाँ बहन के साथ वह प्रतिस्पर्द्धा महसूस करता हो जो हमेशा आप ही के पास रही थी। ऐसे कामों की योजना बनाएँ जो दोनों बहन-भाई एक साथ मिलकर कर सकें, ताकि वे मित्र बन जायें और उनके मन में एक-दूसरे के प्रति स्नेह उत्पन्न हो तथा आपका ध्यान अपनी ओर आकर्षित करने के लिए वे दुश्मनों की तरह न लड़ें।

आपको अपने बच्चे को अपनी भावनाएँ स्वयं समझने में मदद करनी होंगी। उसे लगातार होमवर्क करने, इत्यादि के निर्देश देते रहने के स्थान पर, उसके साथ प्यार से बात करें। यदि वह तब भी दुःखी रहे, तो किसी मनोविज्ञानी या परामर्शक से सलाह लें। शायद इसके बाद वह खुश रहने लगे और ठीक ढंग से पढ़ाई कर सके।

69. मेरा बेटा उन उत्तरों को भी क्यों नहीं लिख पाता, जो उसे याद होते हैं?

प्र. मेरे बेटे की आयु 10 वर्ष है और वह पढ़ाई में कमज़ोर है, किंतु मेरी बेटी होशियार है। मेरा बेटा पाँचवीं कक्षा में पढ़ता है और मेरी बेटी पहली कक्षा में है। मेरे बेटे की समस्या यह है कि वह सारे उत्तर जुबानी तो सुना देता है किंतु उन्हें लिख नहीं पाता। क्या यह कोई बीमारी है?

उ. आपने उसके बारे में विस्तार से नहीं लिखा है, किंतु आपकी बातों से पता चलता है कि उसे सीखने में कठिनाई होती है और इसके लिए उसकी जाँच किसी मनोविज्ञानी या परामर्शक से करानी होगी। यदि जाँच के सारे परिणाम सामान्य हों तो शायद यह उसके विकसित होने और सीखने की प्रक्रिया में परिवर्तन की एक सामान्य अवस्था होगी। अक्सर स्कूलों में बच्चों को बहुत अधिक मात्रा में लिखित कार्य दिया जाता है, किंतु सभी बच्चों को लिखना अच्छा नहीं लगता; कुछ बच्चे तो लिख ही नहीं पाते। क्या आपके बेटे को पुस्तकें पढ़ना अच्छा लगता है? क्या उसके कुछ दोस्त हैं? क्या वह आपको बताता है कि स्कूल में उसने क्या किया? क्या उसके अध्यापक उसे पसंद करते हैं? यदि इन सभी प्रश्नों का उत्तर "हाँ" हो, तो कुछ अधिक ध्यान देकर इस समस्या को हल किया जा सकता है। कोई मनोविज्ञानी या स्कूल काउंसिलर आपको परामर्श दे सकता है कि उसके लिए शिक्षा के कौन से तरीके अधिक उपयुक्त होंगे।

इसके अतिरिक्त, बच्चे की क्षमताओं पर भी ध्यान दें। शायद वह खेलकूद में अच्छा हो। शायद उसकी संगीत में रुचि हो। हो सकता है कि वह चित्रकारी में अच्छा हो या सबको चुटकुले सुनाकर हँसाता रहता हो। पता लगायें कि उसकी प्रतिभा किस क्षेत्र में अधिक है और उसके लिए उसकी प्रशंसा करें। इसके बाद लिखाई का अभ्यास शुरू करें। जैसे-जैसे वह बड़ा होगा, उसमें लिखने की प्रतिभा का स्वयं विकास होने लगेगा। दोनों बच्चों में तुलना न करें। प्रत्येक बच्चे में कोई-न-कोई ऐसी क्षमता अवश्य होती है जिससे वह अपने माता–पिता और परिवार को ख़ुश रख सकता है। भाई-बहन की आपस में तुलना करने से उनका मनोबल कम होता है और आत्म-सम्मान को ठेस पहुँचती है।

70. क्या मेरा बच्चा अपनी आयु के अनुकूल कक्षा में है?

प्र. मेरी बेटी की आयु 10 वर्ष है और वह पाँचवीं कक्षा की छात्रा है। क्या यह कक्षा उसकी आयु के अनुकूल है? हमने 3½ वर्ष के स्थान पर उसे 3 वर्ष 2 माह की आयु में प्लेस्कूल में भर्ती करा दिया था, किंतु अब मैं उसके विकास और सीखने की क्षमता के बारे में थोड़ा परेशान रहती हूँ। किसी ने मुझे उसे 1 वर्ष पिछली कक्षा में रोकने की सलाह दी है। क्या यह उचित होगा?

उ. बच्चे का ऐसी कक्षा में प्रवेश कराना उचित नहीं है जहाँ वह शेष सभी बच्चों से छोटा हो। यदि उसने कक्षा में तालमेल बना लिया है तो पिछली कक्षा में रोक देने से उसे अधिक समस्या हो सकती है। उसे अपने संगी-साथियों के उपहास का सामना करना पड़ेगा और उसकी सहेलियाँ उससे

बिछुड़ जायेंगी। यदि वह स्कूल में अच्छी तरह पढ़ रही हो और केवल आपके मन में ही उसके भविष्य के बारे आशंका हो, तो इस स्थिति में कोई बदलाव न करें। यदि आपको यह लगता हो कि वह पढ़ाई के बढ़ते हुए भार को सहन नहीं कर पा रही है, तो आप स्कूल या कक्षा बदलने के बारे में सोच सकती हैं। किंतु, कोई बड़ा परिवर्तन करने से पहले अपनी बच्ची की राय अवश्य लें।

71. हम अपने बेटे के आईक्यू में कैसे सुधार कर सकते हैं?

प्र. मेरे बेटे की आयु 12 वर्ष है और उसका आईक्यू 70–75 है, जो चिकित्सकों के अनुसार सामान्य से कम है। इस कारण उसे अपनी पढ़ाई में अनेक कठिनाइयों का सामना करना पड़ता है। मैं जानना चाहता हूँ कि क्या उसके आईक्यू में सुधार हो सकता है या यह जीवन–भर इतना ही रहेगा। हम उसकी कैसे मदद कर सकते हैं?

उ. जन्म से ही बच्चों में कार्य करने की क्षमता भिन्न-भिन्न होती है। बौद्धिक क्षमता के लिए एक मानक परीक्षा ली जाती है, जिसके परिणामों को आईक्यू (IQ) कहा जाता है। आप बच्चे के प्रारंभिक विकास, जैसे – उसके चलने, बात करने, खाने-पीने और टॉयलेट, इत्यादि के तरीके, पढ़ने और लिखना सीखने की क्षमता, इत्यादि के आधार पर भी यह पता लगा सकते हैं कि बच्चा सामान्य है या मंद बुद्धि। आईक्यू की परीक्षा पर परीक्षा के दौरान बच्चे की मानसिक अवस्था और स्वास्थ्य का भी प्रभाव पड़ता है। हमें जन्म से लेकर 12 वर्ष की आयु तक हुए उसके विकास का विश्लेषण करना होगा। यदि उसका आईक्यू वास्तव में 75 है, तो आपको बहुत पहले ही पता लग गया होगा कि वह औसत बच्चे की तुलना में मंद बुद्धि है।

तथापि, यदि बच्चे को अभी तक अपने स्कूल के काम में कोई समस्या नहीं हुई है, तो शायद उसका आईक्यू कम नहीं होगा। आपको किसी दूसरे क्लिनिक में उसके आईक्यू की एक बार फिर जाँच करा लेनी चाहिए। बच्चे की क्षमता जो भी हो, उनका पूरी तरह प्रयोग करना बहुत ज़रूरी है ताकि वह दैनिक जीवन की आवश्यकताओं को पूरा कर सके। उसके अध्यापक क्या कहते हैं? क्या उसने पहली से लेकर पाँचवीं कक्षा तक की पढ़ाई किसी कठिनाई के बिना पूरी की है? क्या वह आपसे बात करता है और आपकी बात को ध्यान से सुनता है? क्या उसके मित्र हैं? क्या वह कार्टून फ़िल्म देखता और उन्हें समझता है? ऐसे कई प्रश्न हैं जिनके उत्तरों की आवश्यकता होगी? माता–पिता के रूप में, निश्चित रूप से आप उसकी क्षमताएँ सुधारने में मदद कर सकते हैं। आपको थोड़ा धैर्य रखना होगा और यह जानना होगा कि ऐसा कैसे किया जा सकता है। यदि वास्तव में उसका आईक्यू 75 हो तो निराश न हों। स्कूली शिक्षा में सफलता प्राप्त करना ही जीवन का अंतिम लक्ष्य नहीं है। आजकल कई ऐसे व्यावसायिक पाठ्यक्रम और कैरियर विकल्प मौजूद हैं, जिनके लिए अधिक ऊँचे आईक्यू की आवश्यकता नहीं होती। किसी विशेषज्ञ से सलाह लें। उसकी दूसरी प्रतिभाओं, जैसे – संगीत, गाना, पेंटिंग, इत्यादि का पता लगायें। हो सकता है कि आपके पुत्र में इनमें से किसी क्षेत्र में श्रेष्ठ परिणाम प्राप्त करने की प्रतिभा हो, जिसके लिए उसे आपके सक्रिय सहयोग और प्रोत्साहन की आवश्यकता होगी।

72. क्या मुझे अपनी पुत्री को अच्छे परिणामों के लिए एक वर्ष पिछली कक्षा में ही रखना चाहिए ?

प्र. मेरी बेटी की आयु 14 वर्ष 3 माह है। वह कुछ सप्ताह में 10वीं कक्षा में चली जायेगी। वह प्रतिभाशाली बच्ची है, किंतु परीक्षाओं में जैसे–तैसे पास हो गई है। कभी–कभी वह अच्छा प्रदर्शन करती है और 75% अंक ले आती है, किंतु कभी–कभी उसके केवल 50% अंक ही आते हैं। क्या उसे और एक वर्ष उसी कक्षा में रखना ठीक होगा? अपनी कक्षा के दूसरे बच्चों से उसकी आयु भी कम है। क्या वह कम आयु के कारण ही लगातार अच्छे अंक नहीं ला पाती? वह केवल मेरे कहने पर ही पढ़ने बैठती है।

उ. किसी भी बच्चे को दो साल तक एक ही कक्षा में रहना अच्छा नहीं लगता, जब तक कि इसका कोई ठोस कारण न हो। बहुत कम स्कूल ऐसे होंगे जो उसे उसकी आयु के कारण पिछली कक्षा में रखने के लिए तैयार होंगे। इस विषय में आपको केवल अपनी बेटी ही सही परामर्श दे सकती है। मुझे पूरा विश्वास है कि उसी कक्षा में रहने की आशंका होने पर, जबकि उसके मित्र अगली कक्षा में चले जायेंगे, वह स्वयं ही अधिक मेहनत करेगी। उससे बात करें और इससे भी ज़रूरी है कि उसकी बात सुनें। उसके साथ एक व्यक्ति के रूप में महत्त्व देते हुए बात करें, जिसके अपने अधिकार हैं और अपना निजी दृष्टिकोण और मूल्य हैं। धीरे-धीरे उसे अपना होमवर्क, इत्यादि स्वयं करने की ज़िम्मेदारी उठाने दें। जब बच्चों को उनके काम याद दिलाने वाला कोई व्यक्ति मौजूद होता है तो बच्चे बेफ़िक्र रहते हैं और काम के लिए कहे जाने की प्रतीक्षा करते हैं। यदि आप अच्छे अंक लाने के लिए उस पर अधिक दबाव डालेंगी, तो वह यह महसूस करना शुरू कर देगी कि आपके लिए उसका मूल्य स्कूल के परिणामों से संबंधित है। निश्चित रूप से, आप नहीं चाहेंगी कि वह ऐसा महसूस करे। पूरे मामले को प्यार से सँभालें, इसका समाधान स्वयं हो जायेगा।

73. मैं परीक्षा से बिल्कुल पहले सब कुछ क्यों भूल जाता हूँ ?

प्र. मेरी आयु 12 वर्ष है और मैं 9वीं कक्षा का छात्र हूँ। मैं कक्षा में अच्छा हूँ किंतु परीक्षा में अच्छा नहीं कर पाता। परिणाम मिलने पर मैं वास्तव में बहुत निराश हो जाता हूँ। अब 9वीं कक्षा में आने के बाद मैं नहीं चाहता कि मेरे परिणाम ख़राब रहें। मुझे समझ नहीं आता कि ऐसा क्यों होता है? मेरे अध्यापकों को मुझसे यह शिकायत उस समय से है, जब मैं केवल 9 वर्ष का था। जब सभी मुझे अच्छी तरह पढ़ने की हिदायत देते हैं तो मुझे बहुत ख़राब लगता है। मैं वास्तव में बहुत मेहनत करता हूँ और परीक्षा से पहले मुझे सब कुछ याद होता है, किंतु प्रश्नपत्र देखते ही मैं सब कुछ भूल जाता हूँ। मैं अपना वज़न भी बढ़ाना चाहता हूँ क्योंकि मैं हड्डियों का ढाँचा दिखाई देता हूँ।

उ. आप शायद "परीक्षा की चिंता" (एक्ज़ाम एंक्ज़ाइटी) से ग्रस्त हैं। आपको तनाव दूर करने की

तकनीक, जैसे गहरी साँस लेना और समय का प्रबंधन सीखने से मदद मिलेगी। निम्नलिखित तरीके अपनाने का प्रयास करो:

- परीक्षा से पहले बहुत अधिक मत पढ़ो। परीक्षा के लिए काफ़ी समय पहले तैयारी शुरू कर दो।
- पाठ को समझने के बाद, उसे छोटे-छोटे हिस्सों या प्वाइंट्स में याद करने की कोशिश करो।
- परीक्षा देने के लिए बैठने पर, परीक्षा पत्र पढ़ने से पहले गहरी साँस लो।
- परीक्षा से पहले अभ्यास के लिए कुछ सैम्पल प्रश्न पत्र हल करो और "मौक टैस्ट" दो।
- अपने मन में यह संकल्प करो कि तुम सभी प्रश्नों का उत्तर अच्छी तरह दे सकते हो। मन ही मन यह मत दोहराते रहो कि तुम्हें कुछ भी याद नहीं है।
- प्रश्न पत्र को दो मिनट तक अच्छी तरह पढ़ो।
- सबसे पहले उस प्रश्न का उत्तर लिखो जो तुम्हें आसान लगता हो।

एक बार में एक क्रम का पालन करो। तुम्हें शीघ्र ही महसूस होगा कि तुम सभी प्रश्नों का ठीक उत्तर दे पा रहे हो। यदि इससे कोई सुधार न हो तो किसी मनोविज्ञानी या चिकित्सक की सहायता लो।

जब कोई व्यक्ति तनावग्रस्त होता है तो उसका असर भूख पर पड़ता है। व्यक्ति या तो बहुत अधिक खाने लगता है और मोटा हो जाता है अथवा खाना छोड़ देता है और दुबला हो जाता है। आपको लगता है कि आप हड्डियों का ढाँचा लगते हो। क्या आपको स्वयं ही ऐसा लगता है या आपके मित्र और परिवारजन भी ऐसा कहते हैं? क्या आपका वज़न हाल ही में घटा है या आप हमेशा से ही दुबले-पतले थे? किसी चिकित्सक के पास जाकर जाँच कराएँ और उससे पौष्टिक और स्वास्थ्यवर्द्धक भोजन के बारे में भी सलाह लें। यदि कोई बीमारी होगी, तो उसका इलाज कराना होगा और यदि यह पोषक आहार में कमी के कारण है तो उचित आहार के साथ उपयुक्त व्यायाम करने और मन को शांत रखने से आपके वज़न में वृद्धि हो सकती है।

74. क्या स्मरण शक्तिवर्द्धक दवाओं से लाभ होता है ?

प्र. मेरी आयु 15 वर्ष है और मैं दसवीं कक्षा में पढ़ता हूँ। मुझे लगता है कि मुझे अपनी स्मरणशक्ति बढ़ाने की आवश्यकता है। मैंने सुना है कि ब्राह्मी कैप्स्यूल और "मैमॅरी प्लस" कैप्स्यूल खाने से स्मरण शक्ति बढ़ जाती है। क्या ये सुरक्षित हैं? क्या इनके कोई सह–प्रभाव होते हैं? इनकी खुराक क्या होती है? यदि यह सुरक्षित न हों, तो क्या आप किसी अन्य दवाई का नाम बता सकते हैं?

उ. लगता है कि आपको स्मरणशक्ति बढ़ाने वाली दवा की नहीं, अपितु अपने ऊपर भरोसा और आत्मविश्वास बढ़ाने की आवश्यकता है। स्पष्ट रूप से दसवीं कक्षा में होने के कारण आप पर अच्छे अंक लाने का काफ़ी दबाव होगा। किंतु, स्मरण शक्तिवर्द्धक दवाओं का सहारा लेना ठीक नहीं होता। इनकी कोई गारंटी नहीं होती। यदि हम मान लें कि इस दवा से आपको लाभ होगा, किंतु हमें यह भी देखना होगा कि आपके ऊपर इसका क्या प्रभाव होता है। भले ही इससे कोई शारीरिक क्षति न हो, किंतु निश्चित रूप से इसके बाद आप इस दवा पर आश्रित रहने लगेंगे।

भविष्य में आप को जब भी तनाव होगा, तो शायद आप कोई छोटा और सरल मार्ग ढूँढने का प्रयास करेंगे। हो सकता है कि तब आपको ऐसी किसी वस्तु की लत लग जाये। इस प्रक्रिया में आपकी अपनी मानसिक क्षमता बहुत मंद हो जायेगी। यदि आप वास्तव में अपनी स्मरणशक्ति बढ़ाना चाहते हैं, तो कोई मानसिक व्यायाम करें। योगाभ्यास द्वारा आप अपनी ध्यान केंद्रित करने की क्षमता और स्मरणशक्ति को सुधार सकते हैं। किसी भी प्रकार का शारीरिक व्यायाम करने से भी आपको मदद मिलेगी। आप किसी ऐसे स्थान का भी पता लगा सकते हैं, जहाँ तंत्रिका-मनोविज्ञान-संबंधी व्यायाम कराएँ जाते हों जो विशेष रूप से स्मरणशक्ति को बढ़ाते हैं।

75. मेरा बेटा कक्षा में क्यों सो जाता है और ठीक ढंग से नहीं पढ़ता ?

प्र. मेरे बेटे की आयु 15 वर्ष है। दिन के समय वह कक्षा में सो जाता है और रात को सोते समय बड़बड़ाता है। वह बोर्डिंग स्कूल में है और ठीक ढंग से पढ़ाई नहीं करता। कक्षा में उसके परिणाम ख़राब होने से हमें शर्मिंदगी महसूस होती है। इसका कारण क्या हो सकता है? क्या उसे मानसिक परामर्श दिलाने या किसी अन्य उपचार की आवश्यकता है?

उ. आपको पता लगाना होगा कि आपका बेटा कक्षा में क्यों सो जाता है और नींद में क्यों बोलता है। क्योंकि वह बोर्डिंग स्कूल में है, तो आपको उसके बारे में अधिक जानकारी पाने के लिए उसके स्कूल के अधिकारियों, अध्यापकों और वार्डन से बात करनी चाहिए। इन बातों से परेशान होने की कोई आवश्यकता नहीं है। आपको अन्य बातों पर भी ध्यान देना होगा, जैसे यह स्थिति कब से है, क्या उसमें अचानक यह परिवर्तन आया है या धीरे-धीरे, और क्या उसके व्यवहार में कोई और परिवर्तन भी दिखाई दे रहा है? आपके द्वारा दिए गए विवरण से लगता है कि पढ़ाई के अतिरिक्त, उसके अन्य किसी कार्य पर कोई प्रभाव नहीं पड़ा है। यदि ऐसा हो, तो आपको इसका अधिक ध्यान रखना होगा। कृपया उसे किसी चिकित्सक, मनोवैज्ञानिक या परामर्शक को दिखाएँ, जो आपको इस बारे में अधिक जानकारी दे सकेगा।

आपको शर्मिंदगी महसूस होने की समस्या पर अलग से ध्यान देना होगा, क्योंकि इससे पता चलता है कि शायद आप अपने पुत्र से बहुत अधिक अपेक्षाएँ रखते हैं। सबसे ज़रूरी है कि आप अपनी इन भावनाओं से उसके विकास में बाधा नहीं डालें। जब कोई बच्चा यह देखता है कि उसके माता–पिता उससे निराश हो गए हैं तो वह अपराध-भावना से ग्रस्त और निरुत्साहित हो जाता है। इसके बाद वह अपने दोषों को सुधार पाने में असफल रहता है। अपने बेटे को केवल एक छात्र न समझ कर, एक व्यक्ति भी समझें। उससे बात करें और उसमें सुरक्षा का यह अहसास जगाएँ कि आप उसकी मदद के लिए हमेशा मौजूद हैं।

76. क्या मेरी बेटी की फ़िल्मों और अभिनेताओं में अधिक रुचि होने से उसकी पढ़ाई पर विपरीत प्रभाव पड़ सकता है ?

प्र. मेरी बड़ी बेटी की आयु 13 वर्ष है। वह पढ़ाई में अच्छी है। मैं और मेरे पति दोनों काम करते हैं और स्कूल के बाद वह और उसकी छोटी बहन शाम को 6 बजे तक घर में अकेले रहते हैं। मेरी परेशानी यह है कि मेरी बड़ी बेटी को फ़िल्में और सीरियल देखने का बहुत शौक है। वह कुछ और देखना ही नहीं चाहती। आजकल उसने अमृता राव के चित्र जमा करने शुरू कर दिए हैं जिसे वह बहुत अधिक पसंद करने लगी है और उसके लिए दीवानी रहती है। क्या इससे उसकी पढ़ाई में नुकसान होगा? मैं उसे कैसे सुधार सकती हूँ ? इसके अतिरिक्त, छुट्टी के दिन उसे 9.00 बजे तक सोते रहने की आदत है। इन बातों के लिए मैं उस पर चीखती–चिल्लाती हूँ। मैं जानती हूँ कि यह ठीक नहीं है। मैं अपने–आप को कैसे नियंत्रित करूँ ? मैं जानती हूँ कि किशोरावस्था में ऐसी सनक लग जाती है, किंतु तब भी मैं चाहती हूँ कि आप मुझे कोई संतोषजनक सलाह दें।

उ. आप ठीक समझ रही हैं कि आपकी बेटी किशोरावस्था से गुजर रही है, जिसमें बच्चे अपने समय के नवीनतम लोकप्रिय शौक और फ़िल्म स्टारों में अधिक दिलचस्पी लेते हैं और वह सभी काम करना चाहते हैं जिन्हें वह "कूल" समझते हैं। माता–पिता के रूप में आपको उसे सहयोग देना चाहिए, जिसका अर्थ है कि न तो आपको उस पर चिल्लाना चाहिए और न ही उसे लेकर अधिक परेशान होना चाहिए। देर से उठना, फ़िल्मों और टेलीविज़न में दिलचस्पी लेना, हीरो-हीरोइन को अपना आदर्श मान लेना, इत्यादि इस आयु की विशेषता है। अधिकांश बच्चे प्रतिदिन स्कूल जाने के लिए जल्दी उठते रहने से ऊब जाते हैं। छुट्टियों के दिनों में उसे तनावमुक्त रहने दें और देर तक सोते रहने की अनुमति दें। आप भी छुट्टी के दिनों में तनावमुक्त रहें और अपने नियमों में थोड़ी ढील दें। याद रखें कि आप किसी किशोरवय बच्चे से ज़बरदस्ती या अधिकार जताकर अपनी बात नहीं मनवा सकतीं। आप उसके साथ मित्र की तरह बर्ताव करके और उसे बड़ा समझकर ही अपनी बात समझा सकती हैं। आप मानती हैं कि वह पढ़ाई में अच्छी है जिसका अर्थ है कि उसमें अपनी किशोरवय रुचियों और शिक्षा के क्षेत्र में अपनी उपलब्धियों के बीच संतुलन बनाने की क्षमता है। स्वयं अच्छा आदर्श बनने का प्रयास करें और अनुशासन को संतुलित रखें। पारिवारिक वातावरण में सख्त अनुशासन, स्नेह और स्थिरता का मिलाजुला प्रयोग करें।

77. मेरी भतीजी की पढ़ने में रुचि समाप्त क्यों हो गई है ?

प्र. मेरी भतीजी की आयु 11 वर्ष है और वह मुम्बई में सातवीं कक्षा में पढ़ती है। अचानक उसकी पढ़ाई में रुचि समाप्त हो गई है और बहुत चिड़चिड़ी तथा अक्खड़ हो गई है। यदि हम उससे कोई काम करने के लिए कहते हैं, तो वह चिढ़ जाती है। वह इंटर–स्कूल स्तर पर बैडमिंटन खेलती थी, किंतु लगभग 1 वर्ष से उसने खेलना छोड़ दिया है और उसका

कहना है कि वह शारीरिक तनाव सहन नहीं कर पाती। क्या आप बता सकते हैं कि हम इस समस्या को कैसे हल करें, क्योंकि अगले कुछ वर्षों में वह दसवीं कक्षा में चली जायेगी? अभी वह पढ़ाई में औसत है और 70% अंक प्राप्त करती है।

उ. आपकी भतीजी किसी प्रकार की कठिनाई से गुज़र रही है। उससे बात करके देखें कि उसे कौन सी बात परेशान कर रही है या उसे किस कारण गुस्सा आ रहा है। यदि आपको लगता है कि उसमें अचानक यह परिवर्तन आया है, तो शायद इसका कारण उसकी बढ़ती उम्र न हो, इस पर अधिक ध्यान देने की आवश्यकता होगी। इस आयु में, बच्चों को यह सुनना कदापि अच्छा नहीं लगता कि उन्हें क्या करना चाहिए। आपको परेशान होने की आवश्यकता नहीं है। उसकी बढ़ती आयु के इस दौर को तनावरहित बनाने के लिए परिवार के सदस्यों को निम्नलिखित कदम उठाने चाहिए: (i) धैर्य रखें और उसका समर्थन करें – आलोचना नहीं; (ii) बातचीत का मार्ग खुला रखें; (iii) कठोर सीमाएँ निर्धारित करें; (iv) पढ़ने के लिए उसे अच्छी पुस्तकें दें; (v) अध्यापिकाओं और मित्रों से सम्पर्क बनाये रखें; (vi) उसकी क्लिनिकल जाँच कराएँ; (vii) किसी मनोवैज्ञानिक या स्कूल परामर्शक से सलाह लें।

78. मैं अपने पुत्र की पढ़ने में कठिनाई की समस्या का समाधान कैसे कर सकती हूँ?

प्र. मेरे बेटे की आयु 10 वर्ष है। मैं उसकी पुस्तक पढ़ने की गति के बारे में परेशान हूँ। वह बहुत धीमी गति से पढ़ता है। उसके संगी–साथियों की तुलना में उसके धीमेपन को देखकर मैंने पिछले वर्ष उसे रीडिंग प्रोग्राम में प्रवेश दिला दिया। तब से उसमें कुछ सुधार हुआ है, किंतु इतना नहीं कि वह अपनी आयु के औसत बच्चों के साथ बराबरी कर सके। मैंने उसमें निम्नलिखित कमियाँ पाई हैं – कई बार वह b को d और d को b पढ़ जाता है और अपनी गलती पता लगते ही उससे वाक्य छूट जाता है। जिन शब्दों में ce, ca, ci, cu, इत्यादि का प्रयोग होता है, उनमें वह c और k का गलत प्रयोग कर बैठता है। अक्सर वह is को in और then को when पढ़ता है। जब मैं उसे लम्बे शब्दों की स्पैलिंग बताने को कहती हूँ, जिन्हें वह पढ़ नहीं पाता, तो वह गलत स्पैलिंग बताता है, उदाहरण के लिए, वह C के स्थान पर S और H के स्थान पर T बताता है। वह गणित में अच्छा है और अपनी कक्षा के स्तर के गणित के प्रश्नों को हल कर लेता है। वह सभी तर्कपूर्ण प्रश्नों को काफ़ी अच्छी तरह हल कर लेता है। कृपया कोई उचित सलाह दें।

उ. मैं आपको अपने बेटे की पढ़ने की क्षमता और गलतियों पर इतनी बारीकी से ध्यान देने के लिए बधाई देता हूँ। मुझे लगता है कि शायद उसे "डिस्लैक्सिया" (Dyslexia) या सीखने में अक्षमता की समस्या है। आपको उसे किसी मनोचिकित्सक या परामर्शक को दिखाना चाहिए ताकि वह बीमारी का सही निदान कर सके जिसके बाद इसके इलाज के लिए उसे विशेष प्रशिक्षण की आवश्यकता होगी। सीखने में अक्षमता का अर्थ मंद बुद्धि नहीं होता। वास्तव में अनेक अत्यधिक

बुद्धिमान लोग भी सीखने की क्षमता में कमी की समस्या से ग्रस्त होते हैं।

मैं यहाँ कुछ सामान्य सुझाव दे रहा हूँ। उसकी तुलना अन्य बच्चों से न करें। तुलना करते समय अक्सर बच्चे की क्षमताओं को उभारने के स्थान पर, उसकी कमियाँ गिनाई जाती हैं। हो सकता है कि आपका बच्चा चित्रकारी, संगीत या फुटबॉल में निपुण हो। ऐसा होने पर, उसकी कमियाँ गिनाने के स्थान पर, उसकी इस योग्यता को उभारने से उसे मदद मिलेगी। इसके अतिरिक्त, सभी बच्चों को कहानियाँ अच्छी लगती हैं, और आप अपने बच्चे में कहानियाँ पढ़ने की रुचि उत्पन्न कर सकती हैं। ऐसा करने से वह कहानी को समझने की कोशिश करेगा और इसके साथ-साथ स्पेलिंग और उच्चारण भी अपने-आप सीख जायेगा। चुपचाप मन में पढ़ाई करना, पढ़ने की रुचि को बढ़ावा देने का सबसे अच्छा तरीका है। भारत के बड़े शहरों में डिस्लैक्सिया से ग्रस्त बच्चों की मदद के लिए कुछ व्यावसायिक संस्थान भी हैं। इंटरनेट से भी ऐसे स्रोतों की जानकारी मिल सकती है।

79. मैं अपनी पुत्री की नेट पर चैट करने की आदत कैसे छुड़ा सकती हूँ?

प्र. मेरे बार–बार मना करने के बावजूद मेरी 15–वर्षीय बेटी नेट पर अपने मित्रों से चैट करने की आदत छोड़ नहीं पा रही है। मैं चाहती हूँ कि वह अपनी पढ़ाई पर अधिक ध्यान दे और मेरे टेलीफ़ोन का ख़र्च भी कम हो जाए। मैंने उसे समझाने की बहुत कोशिश की कि यदि हम फ़िज़ूलखर्ची बंद कर देंगे तो मेरे पास उसकी कोई मनपसंद चीज़ खरीदने के लिए अधिक पैसे होंगे। वैसे वह बुद्धिमान और समझदार लड़की है किंतु उसे हर समय चैटिंग करने की लत लग गई है। क्या मैं मॉडम निकाल दूँ जिसके बाद वह नेट को कनैक्ट ही नहीं कर पाएगी। यदि वह चैटिंग नहीं कर पाती तो उदास हो जाती है। इसके अतिरिक्त, वह फ़ोन पर भी लंबी बातें करती है। इस समस्या का समाधान कैसे करूँ? यदि चैटिंग बिल्कुल बंद कर देने पर वह उदास रहने लगे, तो मुझे क्या करना चाहिए? सामान्य रूप में वह एक खुशमिज़ाज़ लड़की है, और विशेष रूप से अगले साल आने वाली उसकी बोर्ड की परीक्षाओं को देखते हुए मैं उसे दुःखी या उदास भी नहीं देखना चाहती।

उ. मेरे विचार से आपकी पुत्री काफी बड़ी है और वह समझ सकती है कि उसे अपने समय को नियोजित करना होगा और उसमें पढ़ाई, खेल और मित्रों के लिए निश्चित समय निर्धारित करना होगा। उसके साथ मिलकर एक विस्तृत दैनिक टाइम टेबल बनाएँ और देखें कि वह नेट पर चैटिंग करने में कितना समय बिताती है। केवल यह समझाने से कि इसमें होने वाले ख़र्च (टेलीफ़ोन कॉल पर) को किसी बेहतर ढंग से खर्च किया जा सकता है, कोई वांछित प्रभाव नहीं पड़ेगा।

उसे आपको यह वचन देना होगा कि एक दिन में नेट पर अपने मित्रों से बात करने में वह 50–60 मिनट से अधिक समय नहीं बिताएगी। यदि वह इस सुझाव को शांति से न माने तो आप कम्प्यूटर किसी बड़े कमरे में रख दें, जहाँ उसे अधिक एकांत न मिल सके। यदि ऐसा करना संभव न हो तो आपको उसे बताना होगा कि उसे समय सीमा का ईमानदारी से पालन करना चाहिए।

अगला टेलीफ़ोन बिल आने पर, यदि उसमें चैट-लाइन का अधिक घंटों तक प्रयोग होने का पता चले, तो उसे बताएँ कि वह मॉडम कट जाने के लिए तैयार रहे। वह थोड़ा नाराज़ ज़रूर होगी, किंतु इससे उसे कोई बड़ी हानि नहीं होगी। बच्चों में संवेदना का स्तर अलग-अलग होता है और इस बात का फ़ैसला केवल आप ही कर सकती हैं कि आपको उसके साथ कितनी सख्ती बरतनी है। उसे समझाएँ कि भविष्य के बारे में उसके सभी फ़ैसले केवल बोर्ड की परीक्षा में उसके परिणामों पर भी निर्भर करेंगे। वह शिक्षा का अधिक दबाव महसूस किए बिना अपनी क्षमता के अनुसार परीक्षाओं की अच्छी तैयारी कर सकती है। उसकी वर्तमान गतिविधियों को उसकी भावी आशाओं से जोड़ दें। हो सकता है, वह आपसे कहे कि वह फ़ोन पर अपनी सहेली से होमवर्क के बारे में बात कर रही थी। अपने नियमों को उस पर सख्ती से लागू करें, किंतु अपनी बातचीत में नरमी के साथ-साथ हास्य का पुट भी शामिल कर लें। यदि आप अपने दृष्टिकोण में उसके पिता या परिवार के किसी अन्य सदस्य को शामिल कर लेंगी तो इसका अच्छा प्रभाव पड़ेगा। इसके बाद उसकी सत्र, इत्यादि की परीक्षाओं में मिलने वाले अच्छे अंक उसकी मेहनत का पुरस्कार होंगे। किंतु उसके मन में स्वयं इसकी प्रेरणा उत्पन्न होनी चाहिए। आप केवल आगे बढ़ने में उसकी मदद कर सकती हैं। वह 15वें बरस में आयु के एक कठिन दौर से गुज़र रही है। अब से एक साल बाद स्थिति बेहतर हो जाएगी।

नवयुवक (16 से 19 वर्ष)

- **अति–अवसाद (डिप्रेशन)**
- **दुश्चिंता संबंधी विकार**
- **मद्यपान की लत**
- **नशीले पदार्थों का सेवन और लत**

- विकास
- आत्म-सम्मान
- यौन समस्या
- व्यवहार-संबंधी समस्याएँ
- शराब तथा नशीली दवाओं की लत
- पोषण/आहार/मोटापा/व्यायाम
- स्वास्थ्य/चिकित्सा
- संधिरोग और आमवातिक ज्वर
- स्त्री रोग/प्रसूति
- कान/आँख के रोग
- शिक्षा की समस्या/इंटरनेट

अति–अवसाद (एक्यूट डिप्रेशन)*

अति-अवसादग्रस्त या एक्यूट डिप्रेशन होने पर व्यक्ति में उदासी के कम-से-कम पाँच लक्षण दिखाई देते हैं जो कम-से-कम दो सप्ताह तक लगातार मौजूद रहते हैं। उसके कामकाज करने के तौर-तरीकों में परिवर्तन दिखाई देने लगता है। उसका मन उदास रहता है और वह किसी बात में रुचि या आनंद नहीं लेता। यदि बच्चे या किशोर अकारण ही चिड़चिड़ाने लगें, तो समझ जाना चाहिए कि शायद वे अवसादग्रस्त हैं। अवसाद होने पर भूख कम लगती है, वज़न घटने लगता है और व्यक्ति के वज़न में प्रत्याशित बढ़ोतरी होनी बंद हो जाती है। अवसादग्रस्त होने पर बच्चों और किशोरों के साथ-साथ, बड़ों में भी अनिद्रा या अतिनिद्रा, मानसिक क्षमता में उत्तेजना या मंदी, थकावट और व्यर्थता का अहसास होने लगता है या अपराध-बोध के लक्षण प्रकट होने लगते हैं। ध्यान केंद्रित न कर पाना और मन में हमेशा मृत्यु के विचार आते रहना भी अवसाद के लक्षण हैं, जो सभी आयु वर्गों में समान रूप से दिखाई दे सकते हैं। यह लक्षण उत्पन्न होने पर व्यक्ति दुःखी रहने लगता है कोई काम ठीक ढंग से नहीं कर पाता।

यह समस्या कितनी सामान्य है?

अनुमानतः, 15%–20% किशोर अपने जीवन में अत्यधिक अवसाद से पीड़ित रहते हैं, जो अवसाद पीड़ित वयस्कों की संख्या के समान है। बच्चों और किशोरों के मानसिक विकारों के अध्ययनों से यह धारणा सिद्ध होती है कि युवावस्था में शुद्ध अवसाद की घटनाएँ लगभग न के बराबर होती हैं। लगभग 40% से 70% बच्चों और किशोरों में अन्य रोगों के साथ मानसिक रुग्णता के लक्षण साथ पाए जाते हैं और 50% तक व्यक्तियों में इसके साथ दो या अधिक अन्य रोग मौजूद रहते हैं।

इसके कारण क्या हैं?

नवयुवकों में अवसाद की दर काफ़ी अधिक है। पाया गया है कि अति-अवसाद की घटनाएँ ऐसे व्यक्तियों में अधिक होती हैं, जिनमें यह दोष पारिवारिक होता है। आत्म-सम्मान में कमी और जीवन में होने वाली दुःखद घटनाएँ भी अति-अवसाद उत्पन्न होने का कारण होती हैं।

इसके लक्षण और संकेत क्या हैं?

अवसाद के निम्नलिखित लक्षण होते हैं:

- हमेशा दुःखी और चिड़चिड़ा रहना
- नींद, भूख और ऊर्जा में स्पष्ट परिवर्तन दिखाई देना
- सोचने, ध्यान केंद्रित करने और कुछ याद करने में कठिनाई होना
- काम करने की गति मंद या अधिक हो जाना
- उन कामों में रुचि या आनंद समाप्त हो जाना, जिनमें पहले ख़ुशी मिलती थी।
- अपराधबोध, व्यर्थता, निराशा और खालीपन महसूस करना

*संयोजनः डॉ. संजय चुघ

- मन में बार-बार मरने या आत्महत्या के विचार आना
- शरीर में लगातार ऐसे विकार उत्पन्न होना जिन पर इलाज का कोई प्रभाव न पड़ता हो, जैसे – सिरदर्द, पाचन रोग और शरीर में तीव्र दर्द होना।

अति-अवसाद होने पर बच्चों की मनःस्थिति में प्रमुख रूप से, दुःख, पागलपन या ऊब के लक्षण दिखाई देते हैं। जिन बच्चों की मानसिक स्थिति और कार्यक्षमता में अचानक तीव्र परिवर्तन दिखाई देते हैं, उनमें अक्सर अवसाद की पहचान हो जाती है, किंतु हर समय दुःखी और चिड़चिड़े रहने वाले बच्चों में कभी-कभी अवसाद के लक्षणों का पता नहीं चल पाता। बच्चों की तुलना में किशोरों में अवसाद के कुछ विशेष लक्षण, जैसे अपराध भावना, निराशा और अपने भविष्य के बारे में आशंकाओं के लक्षण अधिक स्पष्ट रूप में दिखाई देते हैं।

इसका उपचार क्या है?

जब अवसाद के अनेक लक्षण एकसाथ दिखाई दें, ये लक्षण दो सप्ताह से अधिक समय तक बने रहें और दैनिक कार्यों में बाधा उत्पन्न करें, तो तत्काल व्यावसायिक उपचार की आवश्यकता होती है।

अवसाद के लिए मूलतः तीन प्रकार का उपचार दिया जाता हैः औषधियों द्वारा, मानसिक चिकित्सा द्वारा तथा बिजली के झटकों द्वारा। इन्हें अकेले या एकसाथ प्रयोग किया जा सकता है।

औषधियाँ: पहली बार, अवसादरोधी दवाओं का प्रयोग वर्ष 1950 में किया गया था। अनुसंधानों से पता चला है कि न्यूरोट्रांसमीटरों, जैसे – सिरोटोनिन, डोपामीन और नोरपाइनफ्राइन में उत्पन्न होने वाले असुंतलन को अवसादरोधी दवाओं से सुधारा जा सकता है।

मानसिक चिकित्सा (साइकोथेरेपी): अवसाद दूर करने में कई प्रकार की मानसिक चिकित्सा प्रभावकारी रहती है, जिनमें ज्ञान-व्यवहार चिकित्सा (कॉग्निटिव बिहेवियर थेरेपी – सीबीटी) और पारस्परिक-सम्पर्क चिकित्सा (इंटरपर्सनल थेरेपी – आईपीटी) शामिल हैं। अनुसंधानों से पता चला है कि मंद-से-मध्यम प्रकार के अवसाद का इन दोनों में से किसी एक चिकित्सा पद्धति द्वारा भी सफलतापूर्वक उपचार किया जा सकता है। तथापि, अधिक गंभीर अवसाद में मानसिक चिकित्सा और औषधियाँ, दोनों की आवश्यकता होती है।

बिजली के झटके या इलेक्ट्रोकन्वल्सिव थेरेपी (ईसीटी): अवसाद के गंभीर दौरे पड़ने पर ईसीटी उपचार काफ़ी अधिक प्रभावकारी सिद्ध होता है। जब केवल औषधियों या मानसिक चिकित्सा देने अथवा दोनों उपचार एकसाथ देने से भी कोई लाभ न हो, या मानसिक रुग्णता या आत्महत्या के गंभीर लक्षणों में अधिक अंतर न आए, तो ईसीटी देने पर विचार किया जा सकता है। ऐसे लोगों के लिए भी ईसीटी का प्रयोग उचित रहता है जो किसी कारणवश अवसादरोधी औषधियाँ लेने में असमर्थ हों।

दुश्चिंता विकार*

दुश्चिंता (एंक्ज़ाइटी) संबंधी विकारों में व्यक्ति बहुत बेचैनी महसूस करता है या डर के कारण उसके हाथ-पैर सुन्न हो जाते हैं।

दुश्चिंता क्या है ?

दुश्चिंता एक भौतिक अवस्था है, जिसमें व्यक्ति की सोचने-समझने की क्षमता, शरीर, भावनाओं और व्यवहार पर प्रभाव पड़ता है। यह सभी अवस्थाएँ एकसाथ मिलने पर भय, आशंका और चिंता की भावनाएँ उत्पन्न हो जाती हैं। दुश्चिंता के साथ अन्य शारीरिक लक्षण, जैसे – हृदय की धड़कन बढ़ जाना, चक्कर आना, छाती में दर्द होना, साँस न आना या सिरदर्द होना, इत्यादि भी उत्पन्न हो जाते हैं।

दुश्चिंता के प्रकार

डर लगना

भय या डर का एक महत्त्वपूर्ण लक्षण यह है कि व्यक्ति को 4 सप्ताह में 4 दौरे पड़ते हैं, या एक या अधिक दौरे पड़ने के बाद, व्यक्ति के मन में बार-बार दोबारा दौरा पड़ने का डर बना रहता है। यह दौरे किसी भयावह परिस्थिति का सामना करने पर या किसी शारीरिक रोग के कारण नहीं पड़ते। इनके साथ निम्नलिखित में से कम-से-कम 4 लक्षण अवश्य उपस्थित होते हैं: श्वास लेने में कठिनाई होना, हृदय की धड़कन की गति तेज़ होना, छाती में दर्द, गले में घुटन या श्वास में रुकावट आना, चक्कर आना, स्वयं को अजीब दुनिया महसूस करना, संवेदनाहीन होना, अधिक गर्मी या सर्दी लगना, पसीना आना, मूर्छा, कँपकँपाहट या घबराहट होना, सिर चकराना या पेट में दर्द होना।

एग्रोफोबिया

एग्रोफोबिया को ऐसे डर के रूप में परिभाषित किया जाता है जिसमें व्यक्ति ऐसे स्थानों या परिस्थितियों में जाने से डरता है, जहाँ से, अचानक कोई आवश्यकता पड़ जाने पर, बाहर निकलना या कोई सहायता प्राप्त करना कठिन हो। इस भय के कारण एग्रोफोबिया से ग्रस्त व्यक्ति, घर से बाहर नहीं निकलता या घर से बाहर जाने पर हमेशा किसी को अपने साथ रखता है।

सामाजिक भय

सामाजिक भय में व्यक्ति निरंतर किसी अनजाने भय से घिरा रहता है और उसके मन में यही प्रबल इच्छा बनी रहती है कि वह ऐसी परिस्थितियों में न जाये जिनमें कोई व्यक्ति दूसरों के सामने उसे अपमानित या लज्जित कर दे। वह इन भयातुर परिस्थितियों से बचता है या उनका सामना न कर पाने की चिंताओं से त्रस्त रहता है, और उसके इस व्यवहार से उसके व्यावसायिक

***संयोजनः डॉ. संजय चुघ**

या सामाजिक कार्यकलापों में बाधा आती है अथवा भय के कारण वह अत्यधिक दुःखी रहता है। वह इस बात को समझता है कि उसका भय अकारण या अनुचित है। सामाजिक भय से ग्रस्त व्यक्ति किसी के सामने बोलने या खाने, सार्वजनिक शौचालयों में जाने, दूसरों के सामने लिखने से डरता है और उसके मन में यह आशंका बनी रहती है कि वह किसी के सामने कोई मूखर्तापूर्ण बात न कह दे।

मनोग्रस्त–बाध्यता विकार (आब्सैसिव–कम्पल्सिव डिसऑर्डर)

आब्सैसिव-कम्पल्सिव डिसऑर्डर से ग्रस्त व्यक्ति किसी काम को बार-बार करने की सनक और विवशता से ग्रस्त रहता है, जिसका कारण कोई मानसिक विकार नहीं, अपितु कोई प्रबल दुःख या परेशानी होती है। यह सनक या बाध्यता व्यक्ति को बहुत दुःखी कर देती है, किसी भी काम में उसका एक घंटा से भी अधिक समय बर्बाद हो जाता है अथवा इससे व्यक्ति की सामान्य दिनचर्या या कामकाज या सामाजिक कार्यों में रुकावट आती है। व्यक्ति यह समझता है कि यह बाध्यता और सनक उसके लिए असहनीय होती जा रही है, किंतु कुछ कर पाने में असमर्थ रहता है।

दुर्घटना के बाद मानसिक विकार (पोस्ट–ट्रॉमैटिक स्ट्रैस डिऑर्डर)

दुर्घटना के बाद होने वाले मानसिक विकार को किसी तनाव उत्पन्न करने वाली परिस्थिति में तनाव के लक्षण एक साथ प्रकट होने के रूप में परिभाषित किया जाता है, जिसमें वह उक्त दुर्घटना को बार-बार महसूस करता है, जड़ीभूत हो जाता है या अधिक उत्तेजित रहने लगता है। यह लक्षण, कम-से-कम एक महीने तक लगातार रहते हैं और (1) उक्त दुर्घटना के समान या उससे मिलती-जुलती कोई घटना होने पर उसमें घोर मानसिक संताप उत्पन्न हो जाता है, तथा (2) दुर्घटना से जुड़ी बातें याद करने से बचता है।

सामान्य दुश्चिंता विकार (जनरलाइज़्ड एंक्ज़ाइटी डिसऑर्डर)

अंतर्राष्ट्रीय संदर्भ में, सामान्य दुश्चिंता विकार से ग्रस्त व्यक्ति में अवास्तविक या अत्यधिक दुश्चिंता और चिंता बनी रहती है, जिसके साथ निम्नलिखित 4 में से 3 लक्षण मौजूद रहते हैं: (1) मानसिक तनाव, (2) स्वतःचलित अतिसक्रियता, (3) सतर्कता एवं छानबीन की प्रवृत्ति, तथा (4) आशंकापूर्ण स्थितियों की अपेक्षाएँ। चिंताग्रस्त मनःस्थिति कम-से-कम एक महीने तक लगातार बनी रहती है।

विशिष्ट भय (स्पैसिफिक फोबिया)

विशिष्ट भय में व्यक्ति के मन में निरंतर एक विशेष प्रकार का भय बना रहता है जो आवश्यकता से बहुत अधिक और व्यर्थ होता है तथा जो किसी विशेष वस्तु या परिस्थिति (जैसे – उड़ना, ऊँचाई, पशु, इंजेक्शन लगने या रक्त देखने) की उपस्थिति या कल्पना से बढ़ जाता है। ऐसी परिस्थिति में होने पर या उसकी कल्पना मात्र से व्यक्ति बुरी तरह डर जाता है

और भय के कारण वह अधिक उदास रहने लगता है या अपने दैनिक काम भी ठीक ढंग से नहीं कर पाता।

दुश्चिंता विकार का क्या इलाज है ?

दुश्चिंता सबसे अधिक संख्या में होने वाला रोग है जिसका उपचार आसानी से किया जा सकता है। इसके लिए मानसिक व्यवहार चिकित्सा, तनावमुक्त करने की तकनीक और मांसपेशियों को शांत करने के लिए बायोफीडबैक का प्रयोग किया जाता है। कुछ मामलों में दुश्चिंता-निरोधक दवाएँ देने की आवश्यकता होती है।

- सबसे पहले यह जानना आवश्यक होता है कि दुश्चिंता के क्या प्रभाव होते हैं। दुश्चिंता में शारीरिक और मानसिक, दोनों प्रकार के लक्षण उत्पन्न होते हैं, जो व्यक्ति में "लड़ने या भागने" की प्रतिक्रिया उत्पन्न करते हैं। जब शरीर ख़तरे में होता है तो वह स्वतः ही अपनी रक्षा करने या भाग खड़े होने के लिए तैयार हो जाता है।
- मानसिक और शारीरिक लक्षणों का आपसी संबंध एक ऐसा दुश्चक्र तैयार करता है जो कभी-भी, किसी भी लक्षण से प्रेरित हो जाता है। दुश्चिंता का सामना करने के लिए सबसे पहले यह दुश्चक्र तोड़ना ज़रूरी होता है। इसका एक तरीका मन को शांत करने वाली विश्रांति तकनीकों के अभ्यास द्वारा, शारीरिक तनावों को कम करना है।
- शारीरिक लक्षणों के दुश्चक्र को ऐरोबिक व्यायाम द्वारा भी तोड़ा जा सकता है। इसके लिए हृदय की गति तेज़ करने वाला कोई भी सरल व्यायाम लाभदायक रहता है। हृदय का व्यायाम करने से, यह किसी भी अन्य मांसपेशी के समान अधिक मजबूत हो जाता है। हृदय मजबूत होने पर, विपरीत परिस्थितियों में उस प्रकार नहीं धड़कता जैसा शारीरिक तनाव होने या दुःखी होने पर धड़कता है।
- कैफ़ीन की मात्रा, जितना हो सके, कम कर दें, क्योंकि कैफ़ीन जैसे पेय पदार्थ अपना निजी दुश्चक्र स्थापित कर लेते हैं। इसी प्रकार शराब और निकोटीन के सेवन से दुश्चिंता में वृद्धि होती है और नींद भी ठीक से नहीं आती।

मद्यपान की लत*

मद्यपान की लत या दुर्व्यसन एक ऐसी स्थिति है, जिसमें व्यक्ति बार-बार शराब के हानिकारक परिणामों को झेलता है, शराब पीने के लिए मजबूर हो जाता है और (कभी-कभी) शारीरिक रूप से शराब पर निर्भर रहने लगता है (अर्थात् उसमें शराब के प्रति सहयता तथा/अथवा उदासी के लक्षण दिखाई देते हैं)। इस दोष का पता केवल तभी चलता है जब वह निरंतर यही व्यवहार दर्शाता है और काफ़ी कमज़ोर और अशक्त हो जाता है।

नेशनल इंस्टीट्यूट ऑफ एल्कोहल एब्यूज़ एंड एल्कोहोलिज़्म (एनआईएएए) द्वारा मद्यपान के व्यसन को मद्यपान के दुरुपयोग के रूप में परिभाषित किया है, जिससे व्यक्ति में शारीरिक एवं मानसिक क्षति या उदासी के, निम्नलिखित में से कोई तीन या अधिक विशिष्ट चिकित्सीय लक्षण उत्पन्न हो जाते हैं, जो बारह महीनों की अवधि में कभी-भी दिखाई दे सकते हैं:

- शराब के प्रति सहयता, जिसे निम्नलिखित में से किसी एक लक्षण से पहचाना जा सकता है:
  - नशा महसूस करने या वांछित प्रभाव के लिए शराब की मात्रा में धीरे-धीरे वृद्धि करने की आवश्यकता महसूस होना।
  - शराब का लगातार उसी मात्रा में सेवन करते रहने से, उसके प्रभाव में कमी होना।
- अंतर्मुखी हो जाना, जिसे निम्नलिखित में से किसी एक लक्षण से पहचाना जा सकता है:
  - नशीले पदार्थ की इच्छा होने पर अंतर्मुखी या उदास हो जाना।
  - उदासी दूर करने के लिए उसी पदार्थ का अथवा उसी प्रकार के अन्य पदार्थ (या उससे निकट रूप से संबंधित) का सेवन करना।
- व्यक्ति अधिक मात्रा में मद्यपान करता है या आशा से अधिक समय तक इसका सेवन करता रहता है।
- व्यक्ति में लगातार शराब को छोड़ने या नियंत्रित करने की इच्छा बनी रहती है, वह इसे छोड़ने के असफल प्रयास भी करता है।
- शराब लाने, पीने या उसके प्रभाव दूर करने में काफ़ी समय व्यर्थ गँवाता है।
- मद्यपान के कारण व्यक्ति महत्त्वपूर्ण सामाजिक, व्यावसायिक या मनोरंजक कार्य करना छोड़ देता है या कम कर देता है।
- मद्यपान से लगातार मानसिक और शारीरिक समस्याएँ उत्पन्न होने या उनमें वृद्धि होने और इसकी जानकारी होने के बावजूद, व्यक्ति शराब का सेवन जारी रखता है।

मद्यपान की लत होने की घटनाएँ कितनी सामान्य हैं?

अनुमान है कि कुल जनसंख्या का तीन-चौथाई भाग मद्यपान करता है। इनमें से लगभग 10% को ही यह पता होता है कि मद्यपान से उनके जीवन में गंभीर समस्याएँ उत्पन्न हो रहीं हैं, जिनमें स्वास्थ्य, परिवार तथा मित्रों के साथ संबंधों, कार्य और आर्थिक स्थिति से संबंधित समस्याएँ

*संयोजनः डॉ. संजय चुघ

शामिल हो सकती हैं। महिलाओं की तुलना में, पुरुषों में यह स्थिति उत्पन्न होने की सम्भावना 5 गुनी अधिक होती है। पिछले 30 वर्ष में महिलाओं में मद्यपान की घटनाओं में वृद्धि हुई है। शराब से सबसे अधिक 18–30 वर्ष की आयुवर्ग के लोग प्रभावित होते हैं।

मद्यपान के व्यसन के कारण क्या हैं?

मद्यपान की लत एक गंभीर और दीर्घकालिक रोग है, जिसके अनेक तंत्रिकाविज्ञानी और आनुवंशिक कारण हो सकते हैं।

मद्यपान एक रोग है। यद्यपि शराब पीने के किसी ठोस कारण की कोई जानकारी नहीं है, किंतु अनुसंधानों में यह प्रमाण मिले हैं कि मद्यपान की आदत, सम्भवतया आनुवंशिक होती है और यह रोग होने का ख़तरा ऐसे परिवारों में अधिक बढ़ जाता है जिनके संबंधी (विशेष रूप से, माता–पिता या बहन–भाई) शराब का सेवन करते हैं। अन्य कारणों में कुछ मानसिक अवस्थाएँ, जैसे – शिज़ोफ्रेनिया (खंडित मनस्कता), अवसाद (डिप्रैशन), या दुश्चिंता (एंग्ज़ाइटी) संबंधी विकार शामिल हैं। व्यक्ति के जीवन में गरीबी, सामाजिक अलगाव और संकोच की प्रवृत्ति मौजूद होने पर भी मद्यपान के व्यसन में पड़ने का जोखिम बढ़ जाता है।

सभी नशीले पदार्थ मस्तिष्क में एक "पुरस्कार प्रणाली" को उत्प्रेरित करते हैं। हर बार नशीले पदार्थ लेने पर, व्यक्ति को विशेष आनंद महसूस होता है, जिसके कारण वह दोबारा उसे लेने के लिए लालायित होता है। यह सामान्य स्थिति स्पष्ट रूप से दर्शाती है कि लोग नशीले पदार्थों, जिनमें शराब भी शामिल है, के व्यसन का शिकार क्यों हो जाते हैं। जैसाकि अधिकांश औषधियों के मामले में होता है, जब आप किसी दवा को नियमित रूप से लेते हैं तो धीरे-धीरे आपका शरीर उस दवा का आदी होने लगता है और वही प्रभाव प्राप्त करने के लिए उसे अधिक मात्रा में लेने की आवश्यकता पड़ती है। इसे सह्यता या सहनक्षमता कहा जाता है और सम्भवतया इसी सह्यता के कारण कोई व्यक्ति किसी नशीले पदार्थ या शराब की लत का शिकार होता है।

इसका उपचार क्या है?

इसके उपचार के लिए, प्रमुख रूप से इस समस्या के शारीरिक और मानसिक उपचार पर ध्यान दिया जाता है। उपचार करते समय, सबसे पहले विषाक्तता दूर की जाती है और इसके बाद कुछ विशेष दवाओं का प्रयोग करके व्यक्ति की उदासी या अंतर्मुखी रहने के लक्षणों को दूर करने पर ध्यान दिया जाता है।

मद्यपान के व्यसन के इलाज के लिए व्यवहार सुधारने की कई प्रणालियाँ, जैसे – प्रेरणावर्द्धक चिकित्सा, बौद्धिक-व्यवहार चिकित्सा, और बारह-सूत्री कार्यक्रम लाभदायक रहते हैं, जिनमें रोगी और चिकित्सक को उपचार की उचित कार्यपद्धति स्वयं चुनने का विकल्प दिया जाता है। चिकित्सक द्वारा परामर्श/मानसिक चिकित्सा देने के साथ दवाओं का प्रयोग करने से भी रोगी को शीघ्र लाभ होता है।

नशीले पदार्थों का सेवन और लत*

नशीली दवाओं की लत एक जटिल मानसिक रोग है जिसका इलाज संभव है। इस दुर्व्यसन से ग्रस्त व्यक्ति में नशीले पदार्थ लेने की उत्कट लालसा उत्पन्न होती है, और इनके गंभीर हानिकारक परिणाम भुगतने के बाद भी, वह इन्हें लेना नहीं छोड़ता।

यह शारीरिक, व्यावहारिक और मानसिक लक्षणों का मिलाजुला रूप है जिसमें व्यक्ति अपने जीवन के अत्यधिक महत्त्वपूर्ण कार्यों की तुलना में नशीले पदार्थों के सेवन को प्राथमिकता देने लगता है। नशीले पदार्थों की लत का सबसे प्रमुख लक्षण नशीले पदार्थ लेने की लालसा (अक्सर तीव्र, कभी-कभी प्रबल) (चिकित्सक की सलाह से या बिना) होती है। प्रमाण मिले हैं कि कुछ समय तक छोड़ देने के बाद, नशीले पदार्थों का सेवन दोबारा शुरू करने से, इन पदार्थों की लत से बचे रहने वाले व्यक्तियों की तुलना में, इनकी लत के शिकार व्यक्तियों में इस व्यसन के लक्षण दोबारा अधिक तेज़ी से उभर कर सामने आते हैं।

नशीली औषधियों के दुर्व्यसन का कैसे पता चलता है ?

क. **नशीली औषधियों का दुर्व्यसनः** नशीली औषधियों के प्रयोग की विनाशकारी पद्धति, जिससे व्यक्ति में विशिष्ट प्राकर के सामाजिक, व्यावसायिक या स्वास्थ्य-संबंधी दोष उत्पन्न हो जाते हैं।

ख. नशीली औषधि का अधिक मात्राओं में प्रयोग करने पर, व्यक्ति में निम्नलिखित में से 3 (या अधिक) लक्षण दिखाई दें:

1. सह्यता

व्यक्ति को नशे का प्रभाव महसूस करने के लिए अधिक मात्रा में नशीली दवाओं की आवश्यकता होती है, अथवा वही नशीला पदार्थ लगातार उसी मात्रा में लेते रहने पर, उसका प्रभाव कम होने लगता है।

2. उदासी के लक्षण

(क) या (ख)

(क) नशीली औषधि को बहुत अधिक मात्रा में या काफ़ी लम्बे समय तक लेने के बाद, इसकी मात्रा कम करने पर, कुछ घंटों से लेकर कुछ दिनों में निम्नलिखित में से दो (या अधिक) लक्षण दिखाई देते हैं:

- पसीना आना या हृदय की धड़कन बढ़ जाना।
- हाथों में कंपन होना।
- अनिद्रा।
- चक्कर आना या मितली होना।

*संयोजनः डॉ. संजय चुघ

- घबराहट होना।
- दुश्चिंता।
- कुछ देर के लिए देखने, स्पर्श करने या सुनने में विभ्रम उत्पन्न होना।
- भयानक दौरे पड़ना।

(ख) व्यक्ति उदासी और अनमनेपन के लक्षण दूर करने के लिए नशीले पदार्थों का प्रयोग करता है।

3. **आशा से अधिक मात्र में नशीली औषधियों का प्रयोगः**

   व्यक्ति नशीली औषधियों का अधिक मात्राओं में या आशा से अधिक समय तक प्रयोग करता है।

4. **नशीली औषधि के प्रयोग को कम या नियंत्रित करने का असफल प्रयासः**

   व्यक्ति नशीली औषधि की मात्रा कम या नियंत्रित करने का असफल प्रयास करता है।

5. नशीली औषधियों का सेवन करने या उसका हैंगओवर दूर करने में काफ़ी अधिक समय नष्ट करता है।

6. **नशीली दवा के कारण व्यक्ति के सामाजिक, व्यावसायिक या मनोरंजक कार्यों में कमीः**

   नशीली औषधियों के प्रयोग करने के कारण, व्यक्ति सामाजिक, व्यावसायिक या मनोरंजक कार्यक्रमों में भाग लेना कम या बंद कर देता है।

7. **नशीली औषधियों के प्रयोग से उत्पन्न होने वाली विशिष्ट समस्याओं की जानकारी होते हुए भी, दवाओं का प्रयोग लगातार जारी रखनाः**

   यह जानने के बावजूद कि उसे निरंतर रहने वाला और बार-बार होने वाला शारीरिक या मानसिक रोग नशीली औषधि लेने से बिगड़ जाता है, व्यक्ति नशीली औषधि का प्रयोग जारी रखता है।

इसका क्या इलाज है?

नशीली औषधियों का व्यसन वास्तव में एक जटिल रोग है जिसमें स्पष्ट रूप से, व्यक्ति के घर, कार्यालय या समाज में उसके कार्यकलापों के प्रत्येक पहलू पर बुरा प्रभाव पड़ता है। इस दुर्व्यसन की जटिलता और व्यापक दुष्परिणामों को देखते हुए, नशीली औषधियों की लत छुड़ाने के इलाज में अनेक पद्धतियों को शामिल किया जाता है। इनमें से कुछ पद्धतियों में, सीधे व्यक्ति द्वारा नशीली दवाओं के प्रयोग पर ध्यान दिया जाता है। अन्य पद्धतियों में व्यसन के शिकार व्यक्ति को, दोबारा अपने परिवार और समाज का ज़िम्मेदार सदस्य बनाने पर ध्यान दिया जाता है।

1970वें दशक के मध्य भाग के बाद हुए वैज्ञानिक अनुसंधानों से पता चला है कि इलाज कराने से, अनेक लोगों को अपना विनाशक व्यवहार बदलने, दुर्व्यसन का दोबारा शिकार होने से बचने और नशीली औषधियों के सेवन और लत से सफलतापूर्वक छुटकारा पाने में सफलता मिलती

है। नशीली दवाओं से छुटकारा पाने की प्रक्रिया काफ़ी लम्बी होती है और अक्सर कई उपचार एकसाथ देने की आवश्यकता होती है। इसका इलाज काफ़ी नियमित और योजनाबद्ध होता है जिसके लिए रोगी को कभी-कभी काफ़ी हिम्मत जुटाने की आवश्यकता पड़ती है। उपचार की योजना इस प्रकार तैयार की जाती है कि व्यक्ति अपनी हानिकारक आस्थाओं, स्व-धारणाओं और अपनी व्यवहार-पद्धति को स्वयं परख सके और दूसरों के साथ सम्पर्क बनाने के नए, अधिक सामंजस्यपूर्ण और रचनात्मक तरीकों का प्रयोग कर सके।

नशीली दवाओं की लत छुड़ाने के इलाज में परामर्श, मानसिक तथा/अथवा व्यवहार चिकित्सा और दवाओं का अथवा इन सभी का मिलाकर प्रयोग किया जाता है। सबसे पहले व्यक्ति की विषाक्तता दूर की जाती है, जिससे उसके उदासी के लक्षण कम होते हैं। रोगी की निरंतर उचित देखभाल की जाती है जिसमें उपचार की एक निर्धारित प्रणाली का प्रयोग किया जाता है ताकि व्यक्ति के जीवन के सभी पक्षों को सुधारा जा सके, जिनमें शारीरिक एवं मानसिक चिकित्सा तथा अनुवर्ती देखभाल (जैसे – समुदाय या परिवार पर आधारित स्वास्थ्य-लाभ की सहायक प्रणाली) शामिल हैं।

विकास

80. मेरे भाई की ऊँचाई बहुत अधिक क्यों है?

प्र. मेरे छोटे भाई की आयु 18 वर्ष है और वह 12वीं कक्षा का छात्र है। उसकी ऊँचाई 6 फुट 5 इंच है। अगले कुछ वर्षों में, शायद उसकी ऊँचाई कुछ और बढ़ जायेगी, अतः मेरे माता-पिता को लगता है कि यदि वह अधिक ऊँचा हो गया तो बहुत भद्दा लगेगा। हमें लगता था कि शायद इसका कारण उसके शरीर में एंडोक्राइन (अंतःस्रावी) ग्रंथि में कोई विकार हो। क्या बाज़ार में कोई प्रतिरोधक दवा, इत्यादि उपलब्ध है, जिससे व्यक्ति की बढ़ती ऊँचाई को रोका जा सके? मेरे पिता और मेरी ऊँचाई 6 फुट है और मेरी माँ की ऊँचाई 5 फुट 8 इंच है।

उ. आपके भाई की अधिक ऊँचाई का कारण हॉर्मोन में असंतुलन नहीं, अपितु पारिवारिक या जन्मजात है। तब भी, किसी बालरोग एण्डोक्रिनोलॉजी विशेषज्ञ से परामर्श लेना उचित होगा जो उसकी जाँच करके यह पता लगा सकता है कि उसके शरीर में हॉर्मोन की मात्रा अधिक तो नहीं है। कुछेक मामलों में, यह समस्या पिट्यूटरी ग्रंथि से विकास हार्मोनों का अधिक मात्रा में स्राव होने के कारण उत्पन्न होती है। उसकी ऊँचाई में होने वाली वृद्धि को हॉर्मोन चिकित्सा से रोका जा सकता है। उसे बास्केट बॉल या टेनिस जैसे खेलों में भाग लेकर अपनी ऊँचाई का अधिकतम उपयोग करना सिखाएँ।

81. क्या आयु बढ़ने पर चेहरे की हड्डियों का आकार बदल जाता है?

प्र. मैं 19 वर्षीय लड़का हूँ। मैं यह जानना चाहता हूँ कि क्या आयु बढ़ने के साथ-साथ पुरुषों के चेहरे की हड्डियों की लम्बाई और चौड़ाई बढ़ जाती है? क्या आयु बढ़ने के साथ व्यक्ति के चेहरे की संरचना में भी परिवर्तन आता है?

उ. प्रायः 18 वर्ष का होने तक, व्यक्ति के चेहरे की सभी हड्डियाँ पूरी तरह विकसित हो जाती हैं। सामान्य रूप से, 18 वर्ष की आयु के बाद, उसके चेहरे की चयनात्मक सर्जरी की जा सकती है। कुछ दुर्लभ और असाधारण मामलों में, चेहरे की हड्डियों का ढाँचा थोड़ा सिकुड़ जाता है। अक्सर, 18 वर्ष की आयु के बाद, व्यक्ति का वज़न बढ़ जाने पर चेहरा अधिक चौड़ा लगने लगता है। तब वह अधिक परिपक्व और अनुभवी दिखाई देता है।

82. क्या 18–वर्षीय लड़के की ऊँचाई बढ़ाई जा सकती है?

प्र. मेरे एक रिश्तेदार के बेटे की उम्र 18 वर्ष और ऊँचाई 135 सेमी. है। उसके शरीर का विकास 7–8 वर्ष के लड़के के समान है। उसके आगे के दाँत अब गिरे हैं। उसका मानसिक विकास सामान्य है। उसने सीनियर स्कूल की परीक्षा प्रथम श्रेणी में उत्तीर्ण की है। क्या अब उसकी ऊँचाई बढ़ना संभव है? यदि हाँ, तो उसका क्या इलाज करना चाहिए?

उ. लड़के की ऊँचाई निश्चित रूप से काफ़ी कम है। इसके कई कारण हो सकते हैं। उसकी ऊँचाई न बढ़ने के सही कारणों का पता लगाने के लिए किसी एण्डोक्रोनॉलाजी विशेषज्ञ से उसकी जाँच करानी होगी। जाँच और निदान के आधार पर डॉक्टर आपको उचित इलाज करने की सलाह देगा और वही आपको बता सकेगा कि क्या इस आयु में उसकी ऊँचाई बढ़ पाना संभव है या नहीं। पूरी जाँच करने और इस अवस्था के कारणों का पता लगाने के बाद ही, उपचार के बारे में कोई सलाह दी जा सकती है।

आत्म-सम्मान

83. मैं अपने माता-पिता को दो-व्यक्तित्वों (बाइपोलर या द्विध्रुवी प्रवृत्ति) में जीने के दोष को अभिशाप मानने से कैसे रोक सकता हूँ?

प्र. मेरी आयु 16 वर्ष है और बचपन में ही मुझे दो-व्यक्तित्वों (बाइपोलर या द्विध्रुवी प्रवृत्ति) में जीने के दोष से ग्रस्त बताया गया था। मेरा बचपन बहुत कठिन था। मैंने न तो अपने बचपन को ठीक ढंग से जिया और न ही मुझे कभी किशोरावस्था को जीने का सुख मिला। मैंने हमेशा सही निर्णय लिए, किंतु कुछ उतने सही भी नहीं थे। मैंने हमेशा अपने बारे में सभी लोगों की राय को, विशेष रूप से चिकित्सकों और डॉक्टरों की बातों को बहुत शांतिपूर्वक सुना। मेरे दो-व्यक्तित्वों (बाइपोलर) में जीने के विकार का, मेरी माँ ने भरपूर फ़ायदा उठाया। भले ही सुनने में यह अजीब लगे, किंतु मुझे लगता है कि मैं 16-वर्ष के लड़के के शरीर में कैद एक 20-वर्षीय युवती हूँ। पूरे जीवन मुझे किसी न किसी रोग से ग्रस्त बताया जाता रहा। मेरी तुलना मेरे पिता, बहन और भाई से की जाती रही, किंतु किसी ने भी मुझे एक अलग व्यक्ति के रूप में देखने की परवाह नहीं की – एक ऐसा व्यक्ति जिसका अपना एक अलग व्यक्तित्व है। कोई नहीं समझता कि एक दिन भी मेरी तरह जीने से कैसा लगेगा या मेरे समान सोच होने पर कैसा महसूस होगा। मुझे नहीं लगता कि मुझे कोई रोग या दोष है, मुझे लगता है कि लोग मुझे समझ ही नहीं पाते। मैं उन्हें अपने बारे में कैसे समझाऊँ? मैं उन्हें कैसे समझाऊँ कि मनोव्यथा, पीड़ा और किसी के द्वारा विश्वासघात के साथ जीना कैसा होता है? मैं उन्हें कैसे समझाऊँ कि मैं एक स्वतंत्र व्यक्तित्व हूँ और उनके प्रयोगों का कोई नमूना नहीं हूँ? मैं यह जानना चाहता हूँ कि क्या कोई ऐसा प्रमाणित तरीका है जिससे पता चल सके कि मैं बाइपोलर दोष से ग्रस्त हूँ या नहीं?

उ. आपकी बातों से साफ़ पता चल रहा है कि आप इस निदान से तथा अपने माता-पिता और परिवारजनों के आवश्यक सहयोग की कमी के कारण बहुत अधिक परेशान हैं। शायद आपको

अपनी जाँच के परिणामों पर भी संदेह है। ऐसे मामले में किसी दूसरे मनोविज्ञानी की राय लेना अच्छा रहेगा। इससे आपको अपने रोग के निदान की पुष्टि करने या उसे अपने मन से निकाल देने में मदद मिलेगी, ताकि आपकी चिंता समाप्त हो जाये। आपको किसी अच्छे परामर्शक या मनोचिकित्सक से भी सलाह लेनी चाहिए जो अपनी परिस्थिति से समझौता करने में आपकी मदद करेगा। परामर्शक, प्रमुख रूप से, रोगी और उसके परिवार के सदस्यों या उसकी देखरेख करने वाले व्यक्ति को समस्या के प्रकार और उसकी देखभाल के बारे में पूरी जानकारी देते हैं। अतः, यदि परिवार के सदस्य भी, किसी समय आपके साथ परामर्श सत्र में भाग लेंगे, तो आपको इससे काफ़ी सहायता मिलेगी। लगता है कि आपका परिवार, विशेष रूप से आपकी माताजी को इस समस्या को स्वीकारने में काफ़ी अधिक कठिनाई हो रही है। दुर्भाग्य से उनके व्यवहार से आपको कोई सहायता नहीं मिल रही है। आजकल, पूरी दुनिया इस बात को समझने लगी है कि हमारा संबंध व्यक्ति के साथ होता है, उसकी पहचान से नहीं। मनोरोग के लक्षणों को नियंत्रित करने के अतिरिक्त, हमारा प्रमुख लक्ष्य उक्त व्यक्ति को, अन्य व्यक्तियों के समान क्रियाशील बनाना भी होता है। किसी मानसिक समस्या के निदान को तभी प्रमाणित माना जाता है जब रोगी के सभी व्यक्तिनिष्ठ अनुभवों, लक्षणों और उसके तटस्थ व्यवहार को एकसाथ मिलाकर देखा जाता है, जैसाकि दूसरे व्यक्ति उसे देखते हैं। इस प्रक्रिया में, अनेक कारणों पर विचार किया जाता है तथा समान लक्षण उत्पन्न करने वाले दूसरे लक्षणों को जाँच में शामिल नहीं किया जाता।

यदि आप चाहें, तो सीधे पारिवारिक चिकित्सा करा सकते हैं। इससे आप सबको मदद मिलेगी। इसके बाद आपको यह समझने में अधिक मदद मिलेगी कि आपके साथ सहानुभूति रखने के बावजूद दूसरों के लिए यह समझ पाना कठिन क्यों है। अतः, आपको उनसे स्वयं बात करके इस बारे में बताना होगा। अक्सर, देखभाल करने वाले व्यक्ति को समस्या के बारे में और उनसे की जाने वाली अपेक्षाओं के बारे में कोई जानकारी नहीं होती और इसके साथ-साथ उन्हें अपनी भावनाओं से भी जूझना पड़ता है। ऐसी स्थिति में मनोचिकित्सक अधिक सहायता दे सकते हैं।

व्यापक रूप में, मानसिक बीमारी को हेय दृष्टि से देखा जाता है और दुनिया भर में इन्हें समझने और इनके प्रति सकारात्मक रुख अपनाने के लिए प्रचार चल रहा है। सौभाग्य से, इसे अभिशाप समझने की नकारात्मक सोच में अब धीरे-धीरे बदलाव आ रहा है। लोग अधिक जागरूक हो रहे हैं, ऐसी समस्याओं के प्रति उनकी संवेदनशीलता बढ़ रही है। तथापि, सबसे ज़रूरी यह है कि आप स्वयं इसे अभिशाप समझना बंद कर दें। यदि आप स्वयं यह विश्वास करेंगे कि आपमें कुछ गलत है, तो छोटी-से-छोटी बात भी आपको तकलीफ़ देगी। इसे अभिशाप न मानने की शुरुआत स्वयं आपको और आपके परिवार को करनी होगी, ताकि यह सुनिश्चित हो सके कि आप अपने जीवन को आत्मसम्मान से, पूरी गरिमा और प्रतिष्ठा के साथ जी रहे हैं। परिवार के निकट सदस्यों को यह समझा देना चाहिए कि वे रोगी की आलोचना न करें और अन्य लोगों से उसकी तुलना करना बंद कर दें, क्योंकि इससे समस्या हल न होकर, अधिक जटिलताओं को जन्म देगी।

84. मैं परीक्षा में नकल करने के अपराधबोध से कैसे छुटकारा पा सकती हूँ?

प्र. मेरी आयु 18 वर्ष है और मैं 12वीं कक्षा की छात्रा हूँ। मैं ट्यूशन के लिए जाती

हूँ, जहाँ अक्सर हमारे टेस्ट होते रहते हैं। दुर्भाग्य से, पिछले तीन सप्ताह से मैं यह टेस्ट नहीं दे पा रही थी, अतः मेरे अध्यापक ने मुझसे अगले दिन टेस्ट देने के लिए कहा। मुझे एक प्रश्न का उत्तर नहीं आता था, अतः उत्तर खोजने के लिए मैंने अपनी पुस्तक खोल ली, किंतु मेरे अध्यापक ने मुझे पकड़ लिया। उन्होंने केवल मुझे दोबारा ऐसा न करने की हिदायत देकर छोड़ दिया। मुझे बहुत बुरा लगा और अब मैं अपराधी महसूस कर रही हूँ तथा उनके सामने जाने में संकोच महसूस करती हूँ। मैं अपनी पढ़ाई पर भी ध्यान नहीं दे पाती और जब भी इस घटना के बारे में सोचती हूँ, मैं परेशान और तनावग्रस्त हो जाती हूँ। मैं पढ़ने में अच्छी हूँ, किंतु इस घटना ने मुझ पर गहरा प्रभाव डाला है। मैं शांति से सो भी नहीं पाती। कृपया इस अपराध भावना से छुटकारा पाने में मेरी मदद करें।

उ. बहुत बड़ी बात है कि इस कठिन अनुभव को झेलने के बाद भी आपको अपनी क्षमता पर भरोसा है। हम सभी को ऐसे अनुभव होते हैं जिनके कारण हम बेचैनी महसूस करने लगते हैं। आपकी यह प्रतिक्रिया स्वाभाविक है। आप इस अनुभव को अपने जीवन की एक सीख समझें और निश्चय कर लें कि आप इसके कारण तनावग्रस्त होकर अपना समय बर्बाद नहीं करेंगी। इसके लिए आपको इस परिस्थिति से भागना नहीं, बल्कि इसका आँख मिलाकर सामना करना होगा। शायद आपको यह सुनकर घबराहट हो, और पहली कुछ बार ट्यूटर का सामना करना कुछ अटपटा लगे, किंतु ट्यूटर के सामने जाने से आपका अपराधबोध धीरे-धीरे कम हो जायेगा। इस घटना को अधिक तूल देना बंद कर दें। आपको दुःख है कि ऐसा क्यों हुआ, किंतु यह केवल एक घटनामात्र है और आप धीरे-धीरे इसे भूल जायेंगी। जहाँ तक आपके अध्यापक का प्रश्न है, उनके साथ ऐसी घटनाएँ होती रहती होंगी और वह इस बारे में इतनी गंभीरता से नहीं सोच रहे होंगे जितनी गंभीरता से आप सोच रही हैं। अच्छा होगा कि आप अपने अध्यापक से खुलकर आमने-सामने बात करें और उन्हें अपनी अपराध भावना के बारे में बता दें। निश्चय ही, वह आपको सहयोग देंगे और आपका मार्गदर्शन करेंगे। अपनी क्षमताओं और सामर्थ्य को हमेशा याद रखें और उनका भरपूर लाभ उठायें। भविष्य की ओर देखें। आपको अच्छा लगेगा।

85. मैं अधिक दृढ़ और आत्मविश्वासी कैसे बन सकती हूँ?

प्र. मैं 18–वर्षीय लड़की हूँ और एक कॉलेज की छात्रा हूँ। मुझमें आत्मविश्वास की कमी है। पहली कक्षा से ही मेरी अध्यापिकाएँ बुद्धिमान और स्मार्ट लड़कियों को प्यार करती हैं और अधिकांश छात्राएँ भी ऐसी ही लड़कियों को अपना मित्र बनाना पसंद करती हैं, जो मैं नहीं हूँ। इस कारण पढ़ाई में मेरी रुचि समाप्त हो गई है। मैंने ग्यारहवीं कक्षा में अपनी पढ़ाई में सुधार किया। मैंने अपनी भाषण देने की क्षमता का स्वयं ही विकास किया। मुझे अजनबियों से बात करने में हिचकिचाहट नहीं होती। किंतु मेरी कक्षा की कुछ सहपाठी और सहेलियाँ मुझे चोट पहुँचाते हैं और मेरा आदर नहीं करते, और मुझे नीचा दिखाने की कोशिश करते हैं। मैं उन्हें जवाब नहीं दे पाती

और चुनौतियों का सामना करने से डरती हूँ। मुझे लगता है कि शायद मैं चुनौती स्वीकार किए बिना भी बेहतर काम कर सकती हूँ। मुझे अपने ऊपर भरोसा नहीं है और अपने निर्णयों पर विश्वास नहीं कर पाती, और शायद इसीलिए लोग मेरा इस्तेमाल करते हैं। मैं सभी से, यहाँ तक कि अपने जूनियर छात्रों से भी ख़ुश होकर बात करती हूँ, किंतु मेरी सहेलियों का कहना है कि आपमें एक ख़ास तरह का कृत्रिम दिखावा होना चाहिए, वरना लोग आपका आदर नहीं करते। हो सकता है कि कुछ हद तक यह सही हो, किंतु क्या मेरा ऐसा व्यवहार गलत है? मैं दिखावा नहीं कर सकती, किंतु मैंने दृढ़ होकर अपनी बात कहना शुरू कर दिया है। पहले मैं लड़ाई–झगड़े से डरती थी और चुपचाप रहती थी। मैं ऐसी दुनिया में कैसे रह सकती हूँ जहाँ न मेरी कोई मित्र है, न मेरी अध्यापिकाएँ मुझसे प्यार करतीं हैं और न ही मैं किसी के साथ हँस–खेल पाती हूँ? मेरा परिवार मेरा ख़याल रखता है, किंतु कुछ ऐसी बातें होती हैं जिन्हें हम अपने मित्रों के साथ बाँटना चाहते हैं। यदि मैं अपनी भावनाएँ अपनी सहेलियों के सामने प्रकट करती हूँ तो वह मेरा मज़ाक बनाती हैं या मेरी कमज़ोरियों का फ़ायदा उठाती हैं। मुझे अपनी दृढ़ता और विश्वास पर शर्म आने लगी है। मैं अपनी निजी शैली छोड़कर, अपनी सहेलियों के समान बर्ताव करने लगी हूँ। मैं उनके जैसा नहीं बनना चाहती। मैं दृढ़निश्चयी और आत्मविश्वासी कैसे बन सकती हूँ ?

उ. सबके साथ बर्ताव करने में कोई बुराई नहीं है। कृत्रिम आचरण का मतलब यह नहीं है कि आप दूसरों के साथ कठोर बर्ताव करें। कठोर व्यवहार करना या दूसरे लोगों और उनके अधिकारों का आदर न करना, दृढ़ता की निशानी नहीं है, बल्कि यह आक्रामकता के लक्षण है। इसके अतिरिक्त, आत्मविश्वास का अर्थ है कि आप स्वयं को समझते हैं। इसका तात्पर्य है कि आप अपनी कमियों और अच्छाइयों, दोनों को समझते और स्वीकार करते हैं। दृढ़ता एक ऐसी स्थिति है जिसमें आप दूसरे व्यक्तियों की भावनाओं और अधिकारों का आदर करते हैं और उनका अनादर नहीं करते। इसी प्रकार, आप दूसरों को अपने साथ ऐसा व्यवहार नहीं करने देते। दृढ़व्यवहार, एक निजी कुशलता है जिसे सीखा जा सकता है और इसमें मनोचिकित्सक के परामर्श से मदद मिल सकती है। समस्याओं के समाधान बने-बनाए या पैकेटबंद नहीं आते। हमें किसी धारणा को समझकर और कोशिश करके, उस पर अपनी परिस्थितियों के अनुसार विचार करके सर्वश्रेष्ठ समाधान तलाशने होते हैं। परामर्श या मानसिक चिकित्सा में, हम रोगी को यह नहीं बताते हैं कि उसे क्या करना चाहिए, बल्कि उन्हें अपने निर्णय स्वयं लेने में मदद करते हैं, क्योंकि अंत में, प्रत्येक व्यक्ति को अपनी निजी आवश्यकताओं के अनुसार, अपने लिए सर्वश्रेष्ठ रास्ते स्वयं तलाशने होते हैं।

आत्म-विश्वास बढ़ाने के लिए, स्वयं से प्यार करना शुरू करें, अपनी अच्छाइयों पर ध्यान दें, वे काम करने का प्रयास करें जिनमें आप सफलता हासिल कर सकते हैं, अपने परिवार और संगी-साथियों को महत्त्व दें और अपना ध्यान रखें। ख़ुशी महसूस करने पर जीवन के सभी क्षेत्र, जैसे मानसिक, सामाजिक, शैक्षणिक और शारीरिक प्रभावित होते हैं। दुनिया आपके साथ वही व्यवहार करती है जो आप स्वयं अपने साथ करते हैं। यदि आप अपनी इच्छाओं से समझौता करते

रहेंगे, तो आपकी सहेलियाँ आपसे ऐसा ही करते रहने की अपेक्षा करेंगीं। अपने जीवन की डोर अपने हाथों में लें और वही बनें जैसा आप स्वयं को देखना चाहती हैं।

86. प्रत्येक व्यक्ति को लगता है कि मैं अपरिपक्व हूँ, मैं क्या करूँ?

प्र. मेरी आयु 18 वर्ष है। मुझे लगता है कि मैं शर्मीला हूँ, मुझमें बचपना है और मैं हठी हूँ। मुझे लगता है कि मैं अपनी आयु के अनुरूप परिपक्व नहीं हूँ। मुझमें जोश नहीं है। मेरे मित्र मुझे अपनी व्यक्तिगत बातें नहीं बताते। मेरे परिवार के सदस्य भी मुझसे बच्चों जैसा व्यवहार करते हैं। यदि मैं अपनी तुलना अपने संगी–साथियों से करता हूँ तो मुझे लगता है कि मुझे कोई भी आसानी से मूर्ख बना सकता है। इस समस्या से छुटकारा पाने के लिए मैं क्या करूँ? कृपया मेरी मदद करें।

उ. आपने यह नहीं बताया कि आपको दूसरे लोग, और आप स्वयं भी बच्चा क्यों समझते हैं। सबसे पहले आपको यह समझने का प्रयास करना होगा कि आपके आसपास के लोग आपको अपरिपक्व क्यों समझते हैं। कुछ लोग जल्दी परिपक्व हो जाते हैं, कुछ देर से परिपक्व होते हैं और कुछ की स्थिति इन दोनों के बीच की होती है। क्या आपको लैंगिक विषयों की अधिक जानकारी नहीं है और क्या इसीलिए आपके मित्र आपको अपनी व्यक्तिगत बातों से दूर रखते हैं? यदि ऐसा है तो यौन-संबंधी विषयों की पुस्तकें पढ़कर, किसी चिकित्सक या किसी बड़े व्यक्ति से, जिस पर आप विश्वास करते हों, चर्चा करके, इस कमी को आसानी से सुधार सकते हैं। लोगों का आपको बातें न बताने का दूसरा कारण शायद यह हो कि वह अपनी सभी व्यक्तिगत बातें गुप्त रखना चाहते हों और उन्हें यह संदेह हो कि शायद आप उन्हें गोपनीय नहीं रखेंगे। क्या पहले कभी ऐसा कुछ हुआ है जब उन्हें ऐसा लगा हो कि आपने उनके विश्वास को तोड़ दिया हो? यहाँ सबसे महत्त्वपूर्ण बात यह है कि आप अपने बारे में बहुत अधिक सचेत हैं। किसी समस्या के समाधान का यह पहला चरण है। हठी होना अनिवार्य गुण नहीं है, हमें केवल यह महसूस होता है कि हठी लोगों को, जो वे चाहते हैं, आसानी से मिल जाता है। इसके विपरीत, दृढ़निश्चयी होना अधिक ज़रूरी है, जिसका तात्पर्य है कि आपको आक्रामक हुए बिना, अपनी राय और अपने कार्यकलापों पर दृढ़ बने रहना आता है।

जहाँ तक आपको मूर्ख बनाने की बात है, तो आपको लोगों द्वारा कही गई बातों का महत्त्व समझने का सजग प्रयास करना होगा और यह सीखना होगा कि सभी पर विश्वास करना ज़रूरी नहीं होता। दुनिया के बारे में अधिक जानकारी प्राप्त करने का एक अच्छा तरीका अच्छी कहानियाँ, यहाँ तक कि प्राचीन कहानियाँ पढ़ना है। कहानियों की पुस्तकों और उपन्यासों से, हम अपनी कल्पना से अधिक सीखते हैं। धीरे-धीरे, मानवीय व्यवहार के बारे में हमारे ज्ञान में वृद्धि होने लगती है और हम वास्तविक जीवन की समस्याओं को हल करना सीख जाते हैं। यदि आपकी संगीत में रुचि हो तो अपने खाली समय में संगीत की कक्षा में जाना शुरू कर दें। इसके अतिरिक्त, आप किसी हॉबी क्लब के सदस्य बन सकते हैं, जहाँ आपको अपनी साझी रुचियों के नए लोग मिलेंगे और आपके लिए नए मित्र बनाना आसान हो जायेगा। यदि आप सबसे घुलमिलकर बात

करते हैं और उनकी मदद करते हैं तो लोग आपको पसंद करने लगेंगे। दूसरों की सहायता करने में रुचि लें। आपको शीघ्र ही पता चल जायेगा कि शर्मीला होना कोई समस्या नहीं है। किसी परामर्शक की सलाह लेना भी लाभकारी रहेगा।

87. मैं अपने अकेलेपन और उदासी को कैसे दूर कर सकता हूँ?

प्र. मैं एक 19–वर्षीय छात्र हूँ और किसी व्यावसायिक कोर्स में प्रवेश लेने के लिए परीक्षाओं की तैयारी कर रहा हूँ। जब मैं प्रतिदिन सुबह सोकर उठता हूँ तो अपने जीवन के बारे में सोच कर इतना अधिक तनावग्रस्त हो जाता हूँ कि कभी–कभी कुछ पलों के लिए अपने होशो–हवास खो बैठता हूँ। मुझे लगता है खून मेरे चेहरे की शिराओं में तेज़ी से दौड़ रहा है। मैं किसी के साथ, यहाँ तक कि अपने माता–पिता के साथ भी, खुलकर बात नहीं कर सकता। मैंने तीन बार आत्महत्या करने की कोशिश की, किंतु हर बार ईश्वर ने मुझे बचा लिया। मैं हमेशा भ्रमित रहता हूँ और हमेशा अत्यधिक जुकाम और सिरदर्द से पीड़ित रहता हूँ। मुझे मित्रों के साथ बातचीत करना नहीं आता और मेरा कोई मित्र नहीं है। मैं अपने जीवन से पूरी तरह निराश हो गया हूँ। इंटरनेट और गेम्स ही मेरे मित्र और परिवार हैं। मैं इस सबसे कैसे छुटकारा पा सकता हूँ? मैं एक खुशनुमा ज़िंदगी जीना चाहता हूँ। मेरा एक अकेला शौक लघु कहानियाँ लिखना और आई–पौड सुनना तथा अकेले रहना है। मेरे पिता के मित्र अक्सर कहते हैं कि मैं अपने जीवन में पूरी तरह असफल हूँ, जिससे मेरी तकलीफ़ और बढ़ जाती है। क्या इस भयानक रेगिस्तान, अर्थात् मेरे जीवन की इन दुर्दम्यताओं से बाहर निकलने का कोई रास्ता है, या केवल मौत ही इसका एकमात्र हल है?

उ. आप ने जो विवरण दिया है, उससे स्पष्ट रूप से पता चलता है कि आप चिकित्सीय दृष्टि से अवसाद (डिप्रेशन) से ग्रस्त हैं। अवसादग्रस्त होना ऐसा ही है, जैसे खिली दुपहरी में काले चश्मे पहनना। काले चश्मे पहनकर जब आप आकाश को देखते हैं तो वह काला ही नज़र आता है। जब आप शीशे में अपना प्रतिबिंब देखते हैं तो आपको केवल एक काली परछाईं दिखती है। क्या यह अंधेरापन वास्तविक है या काले काँच से दिखने वाला काला प्रतिबिंब है? आप इसे कैसे स्पष्ट करेंगे? चश्मा उतार कर दिखाई देने वाले दृश्य की चश्मे के साथ दिखने वाली कालिमायुक्त परछाईं से तुलना करके न! बिल्कुल यही स्थिति आपकी अवसादपूर्ण स्थिति पर लागू होती है। इसने आपके विचारों, अनुभूतियों, भावनाओं और संवेदनाओं तथा आपके व्यवहार को भी, इसी प्रकार ढककर धुँधला कर दिया है। इसका समाधान अवसाद के कारण उभरने वाली नकारात्मक सोच से छुटकारा पाने में है। यह अवसाद स्वयं नहीं जायेगा और न ही यह अचानक ठीक हो जायेगा। आपको तत्काल किसी मनोचिकित्सक से सहायता लेने की आवश्यकता है जो आपकी आँखों के आगे से काले चश्मे हटाने में आपकी मदद करेगा जिन्हें अवसाद ने आपकी आँखों और आपके मन पर चढ़ा दिया है। कृपया अधिक समय नष्ट किए बिना, तत्काल किसी मनोचिकित्सक की सहायता लें।

यौन समस्याएँ

88. मेरे माता–पिता मेरे चचेरे भाई के साथ मेरे संबंध का विरोध कर रहे हैं, मुझे क्या करना चाहिए ?

प्र. मेरी आयु 17 वर्ष है। मैं अपनी 20–वर्षीय चचेरे भाई से प्यार करती हूँ। मैं उससे बहुत प्यार करती हूँ। वह मेरे लिए सब कुछ है। स्कूल में मैं अच्छी तरह पढ़ाई नहीं कर पा रही थी, तब उसने मेरा आत्मविश्वास बढ़ाने में मेरी मदद की। अब मैं शीघ्र ही स्नातक की शिक्षा पूरी कर लूँगी। हम एकसाथ रहते हैं, जिसके कारण मेरे माता–पिता उससे नफ़रत करते हैं। इसके अतिरिक्त, मैं गर्भवती भी थी, जिससे उन्हें शर्मिंदगी होती थी। उन्होंने मुझसे कहा कि यदि मैं उसके साथ रहना बंद नहीं करूँगी, तो वे मुझसे अपने संबंध तोड़ लेंगे। जब मैं बड़ी हो रही थी, तो मेरे माता–पिता ने मुझे कभी प्यार नहीं किया। वह प्यार और सुख मुझे अपने चचेरे भाई से मिला। मेरे लिए क्या करना सही होगा?

उ. आपके चचेरे भाई ने आपके लिए जो कुछ किया, उसे देखते हुए उसके प्रति आपके प्यार को समझा जा सकता है। यह मान लेने पर कि आपके माता–पिता आपको प्यार नहीं करते या कम करते हैं, किसी दूसरे व्यक्ति द्वारा प्यार जैसी भावना दर्शाना बहुत सुखद लगता है और अंततः वह बहुत महत्त्वपूर्ण हो जाता है। अतः यह समझना कठिन नहीं है कि आप उस रिश्ते को अपने से दूर नहीं जाने देना चाहतीं। आपने अपने गर्भ के बारे में स्पष्ट नहीं किया। आप अभी गर्भवती हैं या आपने गर्भपात करा लिया है? क्या आप माँ बनने की ज़िम्मेदारी को समझती हैं? क्या आपके चचेरे भाई ने अपनी शिक्षा पूरी कर ली है? क्या वह इतना कमा लेता है कि आपकी और आपके बच्चे की ज़िम्मेदारी उठा सके? आपकी शिक्षा का क्या होगा? क्या आप अपने पैरों पर खड़ी होना नहीं चाहतीं? रोमांटिक संबंध बनाना एक बात है और कोई सुरक्षित साधन बनाए बिना यौन संबंध बना लेना, कोई ज़िम्मेदारी समझे बिना, बच्चों की तरह बड़ों जैसे काम करना दूसरी बात है। क्या आपका प्यार समय की कसौटी पर ख़रा उतरेगा? जीवन केवल एक संबंध नहीं है। जीवन में इससे

भी अधिक बहुत कुछ है और आपको अभी अपने लिए बहुत कुछ करना है। आपकी उम्र में यह समझना अधिक महत्त्वपूर्ण हो जाता है कि हम अपने जीवन के दूसरे पहलुओं को अनदेखा न कर दें। मेरी सलाह है कि आप इस पूरे प्रकरण को कुछ समय तक ऐसे ही छोड़ दें। इस समय को अपने दूसरे सपने पूरे करने के लिए प्रयोग करें। आप दोनों को अपने-अपने माता–पिता के साथ बैठकर बात करनी चाहिए और ऐसा समाधान खोजना चाहिए जो आप दोनों के वर्तमान और भविष्य, दोनों के हित में हो। शायद समाज भी आपके इस संबंध को मान्यता नहीं देगा।

89. जब मैं अपने माता–पिता को यौनक्रिया करते देखती हूँ, तो मुझे गुस्सा क्यों आता है ?

प्र. मेरी आयु 18 वर्ष है। एक दिन मैंने अपने माता–पिता को संभोग करते हुए देख लिया। अब उनका वह चित्र मेरी आँखों के सामने से नहीं हटता और मुझे गुस्सा आता रहता है। उनका कहना है कि पति–पत्नी के लिए यह सामान्य बात है। इसके अतिरिक्त, वे मेरे माता–पिता हैं, तो यह कोई गलत काम नहीं है। क्या ऐसी बातों पर गुस्सा आना ठीक है? कृपया बतायें कि विवाहित जीवन में यह महत्त्वपूर्ण क्यों होता है?

उ. आपकी प्रतिक्रिया स्वाभाविक है। अधिकांश बच्चे यह जानकर दुःखी हो जाते हैं कि उनके माता–पिता नियमित रूप से संभोग करते हैं। यदि वे अपने माता–पिता को संभोग करते हुए देख लेते हैं तो उन्हें तीव्र मानसिक आघात लगता है, जिससे शायद वे अधिक उलझन में पड़ जाते हैं। तथापि, यह समझना ज़रूरी है कि प्रत्येक रिश्ते की अपनी एक अलग परिभाषा और उसके साथ जुड़ी अलग अपेक्षाएँ होती हैं। इसकी अपनी एक अलग विशेषता और अनिवार्यता होती है। संभोग वैवाहिक जीवन का एक अभिन्न अंग है और इस रिश्ते को सार्थक बनाता है। यौन संबंधों के बारे में हमारी धारणाओं और विचारधारा पर बहुत कुछ निर्भर करता है। यदि हम इसे बुराई, अनैतिक या ख़राब कार्य के रूप में देखते हैं, तो हमारी प्रतिक्रिया भी हमारी इसी धारणा के अनुरूप होती है। यदि इसे प्राकृतिक और मनुष्य की बुनियादी आवश्यकता के रूप में देखेंगे तो शायद हम इसे स्वीकार कर सकेंगे।

दूसरी बात अपने गुस्से को समझना है। जब हमें लगता है कि किसी व्यक्ति ने नियमों का उल्लंघन किया है, तो हम नाराज़ हो जाते हैं। आपने अपने मन में यह नियम बना रखा था कि "मेरे माता–पिता के बीच में कोई यौन संबंध नहीं है" और जब आपने उन्हें यह नियम तोड़ते देखा, तो आप नाराज़ हो उठीं। जीवन में आगे बढ़ने के लिए यह ज़रूरी है कि आप इन नियमों को बदलें, अपने माता–पिता को नहीं। एक बार इन नियमों को सुधार लेने के बाद, आपका गुस्सा अपने-आप कम हो जायेगा।

90. मैं लैंगिक दृष्टि से अपनी माँ की ओर आकर्षित हूँ, मुझे क्या करना चाहिए ?

प्र. मेरी आयु 19 वर्ष है और मैं इंजीनियरिंग की पढ़ाई कर रहा हूँ। मुझे एक

मानसिक समस्या है, जिसे मैं किसी को नहीं बता सकता। मेरे मन में अपनी माँ से यौन संबंध बनाने की प्रबल इच्छा उत्पन्न होती है, जो चालीस वर्ष की आयु पार कर लेने के बाद भी काफ़ी आकर्षक हैं। क्या यह एक स्वाभाविक भावना है या मानसिक विकार, जिसका दवाओं से उपचार किया जा सकता है? मैं उनके बारे में अपनी भावनाओं को नियंत्रित कर पाने में असफल रहता हूँ। कई दिनों तक हमें अकेले रहना पड़ता हैं, क्योंकि मेरे पिता अक्सर दौरे पर शहर से बाहर जाते रहते हैं। मैं उनका इकलौता बच्चा हूँ। क्या मैं उनके बारे में अपनी भावनाओं को स्पष्ट रूप से बता दूँ और उनसे मदद करने के लिए कहूँ? कई बार मेरे मन में आया कि उन्हें सब कुछ बता दूँ, किंतु मुझे नहीं पता कि वह कैसे प्रतिक्रिया करेंगी। वह मुझसे बहुत प्यार करती हैं, और मुझे गले लगाती हैं तथा मेरी भावनाओं को जाने बिना काफ़ी अधिक शारीरिक स्पर्श भी करती हैं। क्या उनकी स्वीकृति से, संभोग किए बिना, उनके साथ यौन सम्पर्क बनाना ठीक होगा? यदि वह भी चाहें, तो क्या ऐसा करने में कोई बुराई है? क्या हमारे समाज में ऐसे संबंध होते हैं?

उ. बढ़ती उम्र में लड़के, सामान्य रूप से अपनी माँ की ओर और लड़कियाँ अपने पिता की ओर आकर्षित होती हैं, और जैसे-जैसे वह बड़े होते हैं, इसे भूल कर दूसरी चीज़ों में ध्यान लगाना शुरू कर देते हैं। किंतु, आपके मन में अभी भी अपनी माँ के लिए यह असामान्य लालसा बनी हुई है और शायद आप काफ़ी समय से ऐसा महसूस कर रहे हैं। लगता है कि समय के साथ आपकी इच्छा अधिक प्रबल होती जा रही है, यहाँ तक कि यह आपको दूसरे विकल्प तलाशने से भी रोक रही है। अत्यधिक या दबी हुई कामेच्छा हम पर बुरी तरह हावी होकर हमारे विवेक को कुंठित कर देती है। किंतु, ऐसी स्थिति में कोई निर्णय नहीं लेना उचित नहीं होता। अतः, आपको अपनी माँ से इस बारे में बात करनी चाहिए या नहीं, इसका फ़ैसला अभी छोड़ दीजिए। दोनों विकल्पों का लाभ-हानि विश्लेषण करके देखिए। सोचिए कि अभी आपका अपनी माँ से कैसा संबंध है और एक बार अपनी भावनाएँ अभिव्यक्त कर देने के बाद यह संबंध कैसा होगा? क्या आप चाहते हैं कि यह संबंध बिगड़ जाए? इसके अतिरिक्त, जब आप इन प्रश्नों का उत्तर ढूँढ रहे हों, तो अपनी ऊर्जा के प्रवाह को किसी दूसरी ओर मोड़ दीजिए। मित्रों से मेलजोल बढ़ाइये और देखिए कि कौन सी भावना आपको अपनी हमउम्र लड़कियों की ओर आकर्षित होने से रोक रही है। आप जो संबंध बनाने की बात कर रहे हैं, वह कम-से-कम भारत में तो नहीं होता। इस समय आपको किसी योग्य मनोविज्ञानी से मनोचिकित्सा कराने की आवश्यकता है ताकि उसके क्लिनिक के सुरक्षित वातावरण में बात करते समय आपकी आँखों के सामने आया परदा हट जाये।

91. क्या समलैंगिक संभोग में दर्द होता है ?

प्र. मैं 19 वर्षीय समलैंगिक हूँ। मीडिया में प्रचार के कारण, मैं जानता हूँ कि मेरी लैंगिक प्रवृत्ति में कोई दोष नहीं है। कभी–कभी, मैं समलैंगिक अश्लील फ़िल्में भी देखता हूँ। जब मैं उन्हें देखता हूँ तो मुझे लगता है कि समलैंगिक संभोग में निष्क्रिय

पार्टनर को कोई आनंद नहीं मिलता, बल्कि उसके लिए यह क्रिया पीड़ादायक होगी। मैं जानता हूँ कि जब भी मैं कोई समलैंगिक संबंध बनाऊँगा, तो मुझे ऊपर और नीचे दोनों अवस्थाओं में संभोग करना होगा। किंतु मैं अपने मन से यह डर नहीं निकाल पाता कि नीचे रहने वाले व्यक्ति को इससे दर्द होता होगा।

उ. इस संबंध में आपकी चिंता स्वाभाविक है। तथापि, इस विषय पर अधिक चिंता करने से पहले यह ज़रूरी है कि आप भलीभाँति जाँच लें कि क्या वास्तव में इस बारे में परेशान होने की आवश्यकता है। सबसे पहले अपनी लैंगिक प्रवृत्ति को समझने के लिए आपको किसी मनोविज्ञानी से परामर्श लेना चाहिए। यदि आपकी प्रवृत्ति समलैंगिक होगी, तो आपको सुरक्षित संभोग, यौन संक्रमणों और रोग-प्रतिरोधक टीकों के बारे में सलाह लेने की आवश्यकता होगी। चिकित्सक यौन संबंधों के बारे में आपका भय दूर करने में भी मदद करेगा।

सभी समलैंगिक संभोग एक जैसे नहीं होते। कुछ संबंधों में एक पार्टनर हमेशा (या प्रमुख रूप से) सक्रिय रहता है और दूसरा निष्क्रिय रहता है। मुझे लगता है कि आपको ऐसे किसी संबंध की शुरुआत करने से पहले इन प्रवृत्तियों को नज़रअंदाज़ करने के स्थान पर इनके बारे में खुलकर बात करनी होगी। यह सच है कि पहली कुछ बार में गुदासंभोग में दर्द हो सकता है, विशेष रूप से तब, जब इसे भद्दे या गलत तरीके से किया जाये। योनि संभोग में भी ऐसा ही होता है। पर्याप्त चिकनाई का प्रयोग करके शांत मन से संभोग करने पर दर्द बहुत कम होता है। जैसाकि आप जानते हैं कि दुनिया भर के लाखों-करोड़ों पुरुषों ने इन प्रारंभिक समस्याओं पर जीत हासिल की है और वे नियमित रूप से इसे करते हैं। यदि प्रत्येक व्यक्ति को इसमें हर बार दर्द होता, तो समलैंगिक संभोग कोई नहीं करता। एक बार यौन संबंध बना लेने के बाद, आप स्वयं पता लगा सकते हैं कि आपको इस बारे में क्या अच्छा लगता है और क्या नहीं। इसके बाद आप इसमें परिवर्तन कर सकते हैं या ऐसी क्रिया को छोड़ सकते हैं जिसमें आपको आनंद न मिलता हो। ऐसा कोई नियम नहीं है जिसमें आप वह काम करने के लिए मजबूर हों, जो आपको अच्छा नहीं लगता।

92. मैं यौन संबंधों में पड़ने की अपराध-भावना को कैसे दूर करूँ?

प्र. मेरी आयु 19 वर्ष है और मैंने अपने ब्वायफ्रेंड के साथ मुख-संभोग किया। जब हमने पहली बार ऐसा किया तो हमें बहुत मज़ा आया क्योंकि हमारे लिए सब कुछ नया था। मगर इस अनुभव ने मुझे अपराध भावना से भर दिया। मैं पूरी तरह दृढ़निश्चयी थी कि मैं कभी भी ऐसा नहीं करूँगी, किंतु मेरा ब्वायफ्रेंड स्वयं को नियंत्रित नहीं कर पाया। जब हम ऐसा कर रहे थे तो मुझे यह अच्छा नहीं लगा और मैं घृणा और अत्यधिक अपराधबोध महसूस करने लगी। जब हम ऐसा कर रहे थे तो मैंने इसमें कोई रुचि नहीं दिखाई और उसे रोकने की कोशिश भी की। उसके बाद, हम कभी एक-दूसरे के इतने निकट नहीं आए, किंतु वह दृश्य बार-बार मेरे मस्तिष्क में कौंधने लगता है। वह भी अपराधी महसूस कर रहा है। उसने मुझे बताया कि उसे मैं शारीरिक रूप में आकर्षक लगती हूँ, किंतु मुझे उसके बारे में ऐसा नहीं लगता और

मैंने उस दिन उसके साथ केवल प्यार के कारण ऐसा किया। मैं उस घटना को भुला नहीं पाती और रात-दिन इस बारे में सोच-सोच कर मेरा सिर चकराने लगा है। इस बारे में उसके साथ बात करने और यह सुनने के बाद कि उसे वह सब कैसा लगा, मेरा मन शांत होने लगा है। मैं इस घटना को भुलाने में, वास्तव में उसकी मदद करना चाहती हूँ, क्योंकि मैं नहीं चाहती कि इसके लिए वह स्वयं को ही दोषी समझता रहे। मैं स्वयं भी इसे भूल पाने में असमर्थ हूँ। मैं क्या करूँ ?

उ. स्पष्ट रूप से, आपका अपराधबोध आपको पागल बना रहा है। सामान्य रूप से, पहली बार यौन संबंधों में पड़ने पर, अनेक लोगों के साथ ऐसा ही होता है। सबसे पहले, किसी और की मदद करने से पहले अपनी समस्या का समाधान कीजिए। जब तक आप स्वयं इस घटना से समझौता नहीं करेंगी, तब तक आप अपने ब्यायफ्रेंड की भी कोई मदद नही कर पाएँगी। इसलिए, अपने ऊपर लादे हुए इस अतिरिक्त बोझ को उतारिये। यह घटना शायद इसलिए भी बार-बार आपका पीछा कर रही है, क्योंकि आपको जीवन के इस क्षेत्र, अर्थात् सेक्स के बारे में अधिक जानकारी नहीं है, जहाँ आप स्वयं अपने मूल्यों के विरुद्ध चली गई हैं। इसीलिए आप आवश्यकता से अधिक अपराध बोध से ग्रस्त हैं! अपराधी महसूस करने से आपको कोई लाभ नहीं होगा, बल्कि आप निरंतर दुःखी रहेंगी। अपराधबोध से छुटकारा पाने का केवल यही तरीका है कि आप स्वयं को माफ़ कर दें। इसका अर्थ यह नहीं है कि आप उस घटना को भूल जायें। यह ज़रूरी है कि आप इस घटना को अपने जीवन में एक महत्त्वपूर्ण मील के पत्थर के रूप में याद रखें, राह की रुकावट के रूप में नहीं। इन यादों से भागना छोड़ दें। जिस व्यक्ति पर विश्वास करते हों, उसे इस घटना के बारे में तथा अपनी भावनाओं के बारे में खुलकर बता दें। स्वयं से पूछें कि ऐसा क्या है जो यह घटना आपको इतना अधिक परेशान कर रही है। मानवीय मूल्य हमें पंगु बनाने के लिए नहीं, बल्कि हमारा मार्गदर्शन करने के लिए बनाए गए हैं। यदि मूल्यों का दृढ़ता से पालन करने की हमारी प्रवृत्ति समस्या उत्पन्न कर रही हो, तो कुछ समय के लिए इसे छोड़ देना चाहिए। इस विषय पर अपने ब्यायफ्रेंड के साथ खुलकर बात करें। इसके अतिरिक्त, इस विषय पर सही जानकारी एकत्र करें। यौन संबंधों के परिणामों के प्रति भी सतर्क रहें। साथ ही यह भी सुनिश्चित कर लें कि आप किसी ऐसी बात को लेकर परेशान होना या अपराधी महसूस करना शुरू न करें, जिसमें वास्तविकता न हो। इस विषय पर अधिक जानकारी के लिए इंटरनेट का प्रयोग करें। यदि तब भी आप अपने अपराध के बोझ से छुटकारा न पा सकें, तो किसी परामर्शक या मनोविज्ञानी की सहायता लेना उचित होगा।

93. क्या अण्डग्रंथियों के आकार में अंतर होना सामान्य बात है ?

प्र. मेरी आयु 19 वर्ष है। मेरी अण्डग्रन्थियों (टेस्टिकल्स) में समस्या है; दोनों का आकार और लम्बाई बराबर नहीं हैं। हस्तमैथुन करने के बाद मेरा बायाँ अण्डकोष छोटा हो जाता है। मेरा बायाँ अण्डकोष थोड़ा नीचे की ओर अधिक लटका हुआ है। मैंने कभी किसी के साथ संभोग नहीं किया, किंतु मैं अपने तकिये को अपना पार्टनर

समझकर उस पर मैथुन करता हूँ। जब मैं 12 वर्ष का था, तो रबड़ की एक गेंद से मुझे चोट लग गई थीं। उसके कारण मैं केवल 2 घंटे तक दर्द से बेचैन रहा था, उसके बाद कुछ नहीं हुआ। मेरे मित्र कहते हैं कि इसके कारण मेरे कभी बच्चे नहीं होंगे। कृपया मेरी सहायता करें।

उ. अण्डग्रंथि के माप में सामान्य रूप से अंतर होता है। प्रत्येक अण्डग्रंथि की लम्बाई 3 सेमी. होती है। बाईं अण्डग्रंथि दाहिने की तुलना में हमेशा नीचे की ओर लटकी हुई होती है। आप पूरी तरह सामान्य हैं, क्योंकि आपमें संभोग और मैथुन की सामान्य इच्छाएँ जन्म लेती हैं। इन विषयों पर अपने मित्रों की सलाह न लें। इस विषय पर उनकी जानकारी भी उतनी ही है जितनी आपकी। यदि आप इस बारे में अधिक जानकारी प्राप्त करना चाहते हैं तो किसी चिकित्सक से मिलें जो आपके शरीर की अच्छी तरह जाँच करेगा और आपकी आशंकाओं को दूर करेगा। आपको 12 वर्ष की आयु में एक रबड़ की गेंद से चोट लगी थी, तो उसके लिए आपको किसी अच्छे सर्जन से जाँच करा लेनी चाहिए, वही इस बारे में आपको सही सलाह दे सकेगा।

94. क्या विवाह से पहले यौन संबंध बनाना ठीक है?

प्र. मेरी आयु 20 वर्ष और मेरी गर्लफ्रेंड की आयु 19 वर्ष है। हम दोनों ने भविष्य में विवाह करने का फ़ैसला किया है। अपने परिवारों में सबसे छोटे होने के कारण, हम दोनों को विवाह के लिए 3–4 वर्ष तक इंतज़ार करना होगा। हम दोनों एक–दूसरे से खुलकर बात करते हैं और हमारे बीच शारीरिक संबंध भी हैं। हम दोनों ने अभी तक संभोग नहीं किया है, किंतु एक–दूसरे का हस्तमैथुन करते हैं। वह मुझे कभी मना नहीं करतीं और न हीं कोई संकोच करती है किंतु, कभी–कभी कहती है कि "उसे विवाह से पहले यह करना अच्छा नहीं लगता"। मुझे लगता है कि वह भविष्य के बारे में असुरक्षित महसूस करती है। किंतु सेक्स की इच्छा होने पर मैं असहाय हो जाता हूँ, मुझे और कुछ नहीं सूझता और मेरा दिमाग काम करना बंद कर देता है। मेरी और हमारे रिश्ते की कहानी बस इतनी ही है। क्या इससे हमारे भविष्य पर कोई प्रभाव पड़ सकता है? यदि हम ऐसा करते रहे, तो क्या विवाह के बाद इसमें हमारी रुचि कम हो जायेगी। क्या इन कार्यों से हमारे विवाह में कुछ बाधा आ सकती है? क्या उसे ऐसा करने से चोट लगती होगी? कृपया मुझे बतायें कि मैं क्या करूँ, क्योंकि यह सोच–सोचकर मैं बहुत उदास रहने लगा हूँ।

उ. लगता है आप अपनी नैतिकता और मूल प्रवृत्ति के बीच संघर्ष में फँस गए हैं। आपकी गर्लफ्रेंड की उलझन इस स्थिति को आपके लिए अधिक कठिन बना रही है। यौन भावना पर अनेक कारणों, जैसे – आपका वातावरण, जिसमें आप पलकर बड़े हुए हैं, निकट रिश्तेदारों, परिवार के सदस्यों और विपरीत लिंग के साथ आपके व्यक्तिगत अनुभवों, इत्यादि का गहरा प्रभाव पड़ता है। इस पर हमारे लैंगिक ज्ञान, कथाओं और नैतिक मूल्यों, समाज और हमारी व्यक्तिगत अपेक्षाओं का भी प्रभाव पड़ता है। इन मामलों में, एक-दूसरे पर विश्वास करना और ईमानदारी बहुत महत्त्व रखते हैं।

यदि आप दोनों इन विषयों पर खुलकर बात करेंगे, तो भविष्य में समस्याओं से बच सकेंगे। यदि आप एक-दूसरे के प्रति प्रतिबद्ध हैं और एक-दूसरे का अनुचित लाभ नहीं उठा रहे हैं, तो एक-दूसरे में आपका आकर्षण कम नहीं होगा। आगे चलकर, इस बारे में अधिक जानने और अधिक आनंद प्राप्त करने से इसमें वृद्धि ही होगी। यदि आप दोनों एक-दूसरे की भावनाओं और विचारों का आदर करेंगे तो आपको किसी बाधा का सामना नहीं करना पड़ेगा। यदि आप एक-दूसरे से खुलकर बात करेंगे तो आप स्वयं जान जायेंगे कि आप एक-दूसरे को तकलीफ़ तो नहीं पहुँचा रहे हैं। अंततः, सभी महान और अंतरंग रिश्ते एक-दूसरे की इच्छाओं का गहन आदर करने और अपने संवेगों, लैंगिक या अन्यथा पर नियंत्रण करने से ही मजबूत बनते हैं। ऐसा कोई नियम नहीं है जो हमें बताए कि विवाहपूर्व संभोग अच्छा है या बुरा; यह व्यक्तिगत चुनाव पर निर्भर करता है। यह ज़रूरी है कि दोनों पार्टनरों को यह सहज लगे। यदि एक व्यक्ति अपराधी या बाध्यता महसूस करता रहेगा, तो यह एक लम्बे रिश्ते की अच्छी शुरुआत नहीं होगी।

व्यवहार संबंधी समस्याएँ

95. मेरा बेटा अपनी बहन को दुश्मन क्यों समझता है?

प्र. मेरा एक 16–वर्ष का बेटा है, जिसकी सबसे बड़ी शिकायत यह है कि हम उसे अधिक समय नहीं देते और उसकी बहन को उससे अधिक प्यार करते हैं, जिसकी आयु 10 वर्ष है। परीक्षा में परिणाम ख़राब होने पर भी वह यही तर्क देता है और हमसे माँग करता है कि पढ़ाई में हम उसकी उसी प्रकार मदद करें, जैसे हम उसकी बहन की करते हैं, जो छठी कक्षा में पढ़ती है। हम जानते हैं कि वह प्रतिभाशाली छात्र है, और हमने उससे कहा भी है कि हमें विश्वास है वह स्कूल में इससे अच्छे परिणाम प्राप्त कर सकता है। क्या यह सच है कि उसके अंक स्वयं अपने और अपनी बहन के बारे में गलत धारणा के कारण कम आ रहे होंगे। उसके मन से यह गलत धारणा निकालने के लिए हमें क्या करना चाहिए? क्या उसका आत्म–विश्वास कम हो गया है? उसकी बहन उससे अच्छी श्रेणी प्राप्त करती है, वह भाषण प्रतियोगिता, नृत्य और नाटकों में भाग लेती है। मेरा बेटा भी स्कूल में भाषण प्रतियोगिताओं और नाटकों में भाग लेता है और स्कूल में उसे सबसे अच्छा वक्ता माना जाता है। वह सबकी मदद करता है, ज़िम्मेदार है, बहुत से समाचारपत्र, पत्रिकाएँ पढ़ता है, उसका सामान्य ज्ञान भी अच्छा है। हम उसकी मदद कैसे करें?

उ. आप भाग्यवान हैं कि ईश्वर ने आपको दो अत्यंत प्रतिभाशाली बच्चे दिए हैं। इसके लिए ईश्वर को धन्यवाद दें। एक ही परिवार में दो बच्चों के बीच, आमतौर पर, आपसी प्रतिस्पर्द्धा या प्रतियोगिता की भावना पाई जाती है। आपको बच्चे के मन से इस भावना को दूर करना होगा कि घर में उसके ख़िलाफ़ या उसकी बहन के पक्ष में कोई पक्षपात किया जाता है। जब वह पढ़ रहा हो, तो कभी-कभार उसके पास बैठें और अपना काम करने के साथ-साथ उससे बातें करते रहें, ताकि उसे आपके साथ होने का अहसास हो। यदि बच्चा प्रतिभाशाली और बुद्धिमान होता है तो हम उसे बड़ा मानने लगते हैं। एक 16 वर्ष के बच्चे को भी कभी-कभी माँ के साथ लिपटने की

आवश्यकता होती है और कभी-कभार चुटकुले सुन-सुनाकर आपको उसके साथ हँसना-हँसाना भी चाहिए। सख्ती बरतने के स्थान पर, उसे थोड़ा लाड़-प्यार भी दें। लगता है कि उसे केवल इसी आश्वासन की ज़रूरत है। आपके द्वारा कही गई इस बात से कि उसकी बहन को उससे अच्छे अंक मिलते है, साफ़ पता चलता है कि आप दोनों बच्चों के बीच तुलना करती हैं। हो सकता है कि यह कठिन हो, किंतु आपको उसे यह महसूस कराना और अपने हाव-भावों से यह दर्शाना भी होगा कि स्कूल के परिणाम कुछ भी क्यों न हों, माता–पिता के लिए प्रत्येक बच्चा अनमोल और प्यारा होता है। कभी-कभार पढ़ाई में उसकी मदद कर देने के बाद, वह अपना गृहकार्य स्वयं स्वतंत्र रूप से करने लगेगा। आत्म-सम्मान कोई ऐसी वस्तु नहीं है जिसे खोया या पाया जा सकता है। यह माता-पिता और अन्य व्यक्तियों के निरंतर संपर्क में रहने से धीरे-धीरे बनता है। उस पर अधिक अंक लाने के लिए दबाव देने के स्थान पर, उससे कहें कि यदि वह अपना मनचाहा कोर्स लेने के लिए अधिक मेहनत करेगा तो आपको भी संतुष्टि होगी। माता–पिता की अपेक्षाओं का दबाव कम होते ही वह पूरी मेहनत से जुट जायेगा। आप बहुत भाग्यवान हैं कि आपका बेटा उस आयु में आपसे अधिक प्यार की माँग कर रहा है जब अधिकांश बच्चे अपने माता–पिता को अपनी ज़िंदगी में हस्तक्षेप मानकर, उन्हें दूर करने का प्रयास करते हैं। आपका बेटा तो साफ़-साफ़ शब्दों में आपको बता रहा है कि उसे क्या चाहिए।

96. मैं अपनी बेटी को उसके ब्वायफ्रेंड के साथ संबंध बनाने से कैसे रोकूँ ?

प्र. मैं अपनी गोद ली बेटी को कैसे सँभालूँ, जिसकी आयु 17 वर्ष है? जब वह 9 वर्ष की थी तो मैं अपने पति से अलग हो गई थी। जब वह हाई स्कूल के प्रथम वर्ष में थी, तो मुझे पता चला कि उसका एक ब्वायफ्रेंड है। मैंने उसे चेतावनी दी कि यदि उसका यह आचरण जारी रहेगा तो मुझे उसका स्कूल छुड़ाना होगा। मगर उसने उससे अपने संबंध जारी रखे। अब उसका कॉलेज में प्रवेश कराना है और मैं सोच रही हूँ कि उसे कॉलेज में प्रवेश कराना चाहिए या नहीं। मुझे लगता है कि उसकी पढ़ाई बंद करा देने से शायद उसे अच्छा सबक मिलेगा। इस परिस्थिति को सँभालने का सबसे अच्छा तरीका क्या है?

उ. सबसे पहली और सबसे ज़रूरी बात यह है कि आप बच्ची को अपनी बेटी समझना शरू करें, गोद ली हुई बेटी नहीं। बच्चों को गोद लेने वाले अनेक अभिभावकों को, बच्चों की किशोरावस्था में ऐसी समस्या का सामना करना पड़ता है, क्योंकि उनके मन में यही बातें उठती रहती हैं कि कहीं-न-कहीं बच्चे की आनुवंशिकता में दोष है। तथापि, सगे माता–पिता को भी यही समस्याएँ भुगतनी पड़ती हैं। दूसरे, उसका ब्वायफ्रेंड होने की सज़ा के रूप में आप उसकी शिक्षा बंद नहीं कर सकतीं।

आज के अधिकांश बच्चे बहुत तेज़ी से बढ़ रहे हैं। अब, विपरीत लिंग का मित्र होना अपराध नहीं होता, जैसाकि पहले हुआ करता था। हो सकता है कि वह अपने जीवन में किसी पुरुष को खोज रही हो, क्योंकि आप अपने पति के साथ नहीं रहतीं और उसके जीवन में कोई पिता नहीं है।

आप भाग्यशाली हैं कि उसने अपनी आयु के लड़के से मित्रता की है और 'पिता के रूप में' किसी बड़ी आयु के व्यक्ति की ओर आकर्षित नहीं हुई है। उसे ब्वायफ्रेंड बनाने से रोकने के स्थान पर, आपको उसके साथ बैठकर विवाहपूर्व यौन संबंधों की हानियों, जैसे – अवांछित गर्भ, यौन संक्रमणों, इत्यादि के बारे में बताना चाहिए। उसे समझाएँ कि किसी लड़के के साथ की जाने वाली दोस्ती उसे शारीरिक या भावनात्मक क्षति पहुँचाने वाली दोस्ती नहीं, बल्कि उसके व्यक्तित्व और जीवन को सहारा देनी वाली दोस्ती होनी चाहिए। इस तथ्य से कि उनके बीच यह संबंध कई वर्षो से चल रहा है, पता चलता है कि एक-दूसरे के प्रति उनकी भावनाएँ काफ़ी गंभीर हैं। उस पर रोक लगाने के स्थान पर, आपको उस लड़के को अच्छी तरह जानने का प्रयास करना चाहिए।

उसकी शिक्षा बंद करके आप उसे क्या सबक देंगी? कुछ काम न होने और उस पर अंकुश लगाए जाने से मन में आक्रोश भरा होने पर, हो सकता है कि वह अधिक भटक जाये और इससे अधिक बड़ी समस्याओं में घिर जाये। उससे उसी के बारे में, उसके बड़े होने और अपने भविष्य के प्रति उसकी ज़िम्मेदारियों के बारे में बातें करें। सभी अभिभावकों को ऐसा करना चाहिए। उस पर तानाशाही धमकी देकर अपनी ज़िम्मेदारियों से न बचें! चाहे हमें अच्छा लगे या न लगे, किंतु हमें मानना होगा कि जब हम उसकी आयु के थे, तब से लेकर अब तक के समय में काफ़ी परिवर्तन आ गया है। आज के बच्चे स्वयं सोच-समझ सकते हैं और केवल वही मानते हैं जो उन्हें ठीक लगता है। मगर उन्हें आपके प्यार, सख्ती और दृढ़ता की भी आवश्यकता होती है। अपनी शंकाओं के समाधान के लिए वे बड़ों से बात करना चाहते हैं। अपना अधिकार जमाकर केवल नियम लागू कर देने से समस्या हल नहीं होगी। इसके साथ-साथ आपको उसे नशीली दवाओं और स्वच्छंद यौन संबंधों से भी बचाकर रखना होगा, और इसके लिए संयम बरतना होगा। यदि आप इस संवेदनशील दौर को अच्छी तरह पार कर लेंगी तो आपको जीवन भर के लिए एक बेटी के रूप में एक अच्छी दोस्त मिल जायेगी। यदि आप इस परिस्थिति को सँभालने में अधिक सहायता चाहती हैं, तो किसी परामर्शक या मनोविज्ञानी की सलाह लें।

97. एक विद्रोही नवयुवती के अवांछनीय व्यवहार को कैसे बदला जा सकता है?

प्र. यह प्रश्न एक 19 वर्षीय लड़की के बारे में है जिसे अपने माता–पिता की गंभीर आपत्तियों के बावजूद एक बुरे चरित्र के लड़के से गहरा लगाव और प्यार हो गया है। यह लड़का उससे तीन कक्षा आगे है, और सभी लोगों में, जिनमें अन्य छात्र और शिक्षक भी शामिल हैं, यह लड़का शराबी के रूप में मशहूर है। यह भी कहा जाता है कि पहले भी उसके कई लड़कियों के साथ उसके संबंध रह चुके हैं और उसका कोई भविष्य नहीं है। इस लड़के के साथ संबंध बनाने से पहले, यह लड़की इसी तरह एक अन्य लड़के के साथ रहती थी, जिसे गुंडा कहा जाता था। इस लड़के ने लड़की को एक मोबाइल फ़ोन भी लाकर दिया है जिस पर उससे अकेले में, यहाँ तक कि बाथरूम में जाकर भी, बातें करती रहती है। ऐसा एक वर्ष से चल रहा है। उसने पूरे वर्ष कोई पढ़ाई नहीं की और अपना एक वर्ष ख़राब कर दिया। यह सब शुरू होने से

पहले वह पढ़ने में बहुत होशियार थी। अब वह ज़िद्दी, अवज्ञाकारी, विद्रोही, बहुत बदतमीज़ हो गई है और उसे झूठ बोलने की भी आदत पड़ गई है। वह अपने माता–पिता और प्रोफेसरों सहित, किसी की बात नहीं सुनती और न ही किसी पर विश्वास करती है। यदि मैं उससे उसकी सहायता के लिए किसी मनोचिकित्सक से परामर्श लेने के लिए कहती हूँ तो वह एकदम मना कर देती है। यदि कोई व्यक्ति उसकी इच्छा के विरुद्ध कुछ कह देता है तो वह उसका दुश्मन बन जाता है। इससे पूरा परिवार और उस लड़की का भविष्य बर्बाद हो रहा है जिसने अपने छोटे भाई का भविष्य भी दाँव पर लगा दिया है। जब इस लड़की का जन्म हुआ था, तब उसके पिता का "ऑब्सैसिव–कम्पलसरी न्यूरोसिस" का इलाज चल रहा था। कृपया इसके समाधान का कोई उपाय बतायें। क्या उसे कोई बीमारी है या वह किसी प्रकार के अवसाद से ग्रस्त है, जिसने उसे वास्तविकता से आँखें मूँद लेने के लिए मजबूर कर दिया है?

उ. लड़की को काउंसलिंग या मनोचिकित्सा की आवश्यकता है ताकि वह समझ सके कि उसने विनाश का मार्ग चुन लिया है। किसी विद्रोही युवा को सलाह देकर, व्याख्यान देकर या ज़बरदस्ती बदल पाना बहुत कठिन होता है। व्यक्ति में भले-बुरे की स्वयं पहचान करने के बाद ही कोई बदलाव आ सकता है। आपको उससे, अधिकार जता कर नहीं, अपितु मुक्त वातावरण में खुलकर बात करनी होगी, ताकि वह इस संबंध के बारे में अपने विचार अभिव्यक्त कर सके। बातचीत का यह दौर कम-से-कम कुछ सप्ताह तक जारी रखना होगा ताकि वह स्थिति को स्पष्ट रूप में समझ सके। उसे मनोचिकित्सक की सहायता की आवश्यकता है। पता लगायें कि वह घर में किस बड़े व्यक्ति का आदर करती है और उस पर भरोसा करती है। वही व्यक्ति उससे बात कर सकता है, उसका मार्गदर्शन कर सकता है और उसे किसी मनोचिकित्सक या परामर्शक के पास जाने के लिए राज़ी कर सकता है।

98. मैं अपनी ध्यान केंद्रित करने की क्षमता को कैसे सुधार सकता हूँ?

प्र. मेरी आयु 19 वर्ष है और मैं गाड़ी नहीं चला सकता। मैंने इसके लिए बहुत बार प्रशिक्षण लिया, किंतु मैं ध्यान केंद्रित नहीं कर पाता। मैं एक चीज़ सीखता हूँ तो दूसरी भूल जाता हूँ। मेरा ध्यान भटक जाता है और मैं निर्धारित प्रक्रियाओं का प्रयोग नहीं कर पाता। मेरी माँ का कहना है कि मुझमें ध्यान केंद्रित करने की क्षमता में कमी मेरे अल्प रक्त–शर्करा स्तर से संबंधित है क्योंकि मुझे हमेशा भूख लगती रहती है और यदि मैं दिन भर ढेरों भोजन नहीं खाता तो मेरे हाथ–पैर काँपने लगते हैं। क्या यह सही है?

उ. आपने अपने प्रश्न का अधिकांश उत्तर स्वयं दे दिया है। आप गाड़ी चलाना सीखने का बहुत अधिक प्रयास कर रहे हैं, किंतु भीतर ही भीतर आपका ध्यान भटक जाता है। इससे पता चलता है कि आप प्रक्रियाओं का प्रयोग क्यों नहीं कर पाते। यदि आपका मस्तिष्क दूसरी बातों में लगा

रहेगा, तो आप अपने सामने मौजूद बात को कैसे आत्मसात कर पायेंगे? यदि आप ध्यान देकर सोंचे कि गाड़ी चलाना सीखते समय आपकी विचारधारा किस ओर भटकती है, तो इससे आपको मदद मिलेगी। यदि कोई समस्या आपको परेशान कर रही है, तो उसका समाधान खोजें ताकि आप अपने काम पर अधिक ध्यान दे सकें। ध्यान केंद्रित न कर पाने की समस्या अक्सर उदासी और चिंतापूर्ण विचारधारा से भी जुड़ी होती है।

आपने यह नहीं बताया कि क्या आप, आपके शब्दों में "ढेरों खाना" खाने से मोटे होते जा रहे हैं? इस प्रकार खाने की पद्धति को निश्चित रूप से "शांतिप्रदायक" भोजन कहा जाता है। वही लोग ऐसा करते हैं जो परेशान या तनावग्रस्त होते हैं। अल्प रक्त-शर्करा स्तर की समस्या के इलाज के लिए किसी चिकित्सक से परामर्श करें, जो खाना खाने से पहले और खाना खाने के बाद आपके रक्त-शर्करा के स्तर और इन्सुलिन के स्तर को मापकर आपको सही सलाह दे सकता है।

शराब एवं नशीले पदार्थों की लत

99. शराब पीने की समस्या से ग्रस्त किशोर की कैसे मदद की जा सकती है ?

प्र. मेरी बहन और उसके पति चिकित्सक हैं। पिछले वर्ष मेरे 18 वर्षीय भानजे ने मेडिकल और इंजीनियरिंग दोनों की प्रवेश परीक्षाएँ उत्तीर्ण कीं। इंटरव्यू के समय उसने कहा कि वह मेडिकल कॉलेज नहीं जाना चाहता। उस समय उसने इंजीनियरिंग में अपनी रुचि दिखाईं किंतु उसके माता–पिता उसे मेडिकल में भेजना चाहते थे और कुछ सप्ताह बाद उसने एक मेडिकल इंस्टीट्यूट में प्रवेश ले लिया। उसके माता–पिता दूसरे शहर में होने के कारण उसे होस्टल में प्रवेश दिला दिया गया। शुरू में वह होस्टल में ठीक रहा, किंतु पिछले चार महीनों से कुछ बुरे लड़कों की संगति में वह काफ़ी बिगड़ गया है। उसने सिगरेट पीना, शराब पीना और यहाँ तक कि ड्रग्स लेना भी शुरू कर दिया है। उसके कॉलेज का समय प्रातः 8 बजे से सायं 5 बजे तक होता है। किंतु, उसके सहपाठियों और प्रोफेसरों के अनुसार वह प्रतिदिन तड़के 4 बजे से 6 बजे के बीच नशे की हालत में होस्टल लौटता है। पिछली बार जब वह घर गया तो उसके माता–पिता ने उसकी पिटाई की और उसे अपनी बुरी आदतें छोड़ने की चेतावनी दी। उसने कहा कि वह कोशिश करेगा। अब वह वापस होस्टल आ गया है। यदि उसने दोबारा शराब पीना शुरू कर दिया तो क्या उसे वापस बुला लेना चाहिए और उसकी पढ़ाई बंद करा देनी चाहिए? यह देखते हुए कि उसे पढ़ने में कोई रुचि नहीं है, मुझे विश्वास है कि वह एमबीबीएस के प्रथम वर्ष में फेल हो जायेगा। हमें क्या करना चाहिए? हम उसे कैसे समझाएँ कि व्यक्ति का जीवन और भविष्य दोनों ही बहुत महत्त्वपूर्ण होते हैं?

उ. स्पष्ट रूप से, आपके भानजे को उसके माता–पिता ने उसकी इच्छा के विरुद्ध मेडिकल में प्रवेश लेने के लिए मजबूर किया है, जबकि वास्तव में वह इंजीनियरिंग में जाना चाहता था और उसे वहाँ

प्रवेश मिल भी गया था। अक्सर, जब किसी किशोर को उसकी इच्छा के विरुद्ध कुछ करने के लिए मजबूर किया जाता है तो वह विद्रोह करता है। हो सकता है कि इस विषय में उसकी कोई रुचि न होने के कारण वह हताश होने लगा हो और गलत तरीकों से, शराब पीकर और ड्रग्स लेकर स्वयं को दिलासा देने की कोशिश कर रहा हो। वह अपने जीवन में संकट के दौर से गुज़र रहा है, जो पूर्ण रूप से उसके माता–पिता के दबाव के कारण अधिक बढ़ गया है। इस समय उसे अपने माता–पिता के सहारे की आवश्यकता है जिन्हें उसे संवेदनशीलता से सँभालना होगा और अपना काफ़ी समय और सहयोग देना होगा।

यूँ तो उसे मारने, डाँटने, पढ़ाई छुड़ा देने और वापस घर बुला लेने, जैसे कई विकल्प मौजूद हैं, किंतु क्या वांछित परिणाम प्राप्त करने के यह सर्वश्रेष्ठ विकल्प हैं? क्या आपको नहीं लगता कि इस नवयुवक की पढ़ाई छुड़ा देने पर भी वह पीना जारी रखेगा और पिटाई करने पर वह अधिक शराब पीने लगेगा? आपको इस संवेदनशील युवक के साथ अधिक समय बिताना चाहिए, जो परिपक्वता के नाज़ुक मोड़ पर खड़ा है और अपने चारों ओर सही मार्गदर्शन तलाश रहा है। वह स्वयं परीक्षणों द्वारा जीवन की विभिन्न सच्चाइयों को जानने का प्रयास कर रहा है। शायद उसे अचानक अपनी देखभाल स्वयं करने के लिए अकेला छोड़ दिया गया और शायद शराब "पीकर देखने" के लिए मना कर पाने की हिम्मत नहीं जुटा पाया। इसका समाधान बहुत आसान नहीं है और इसके लिए कोई सरल हल तलाशना बहुत कठिन होगा।

इस स्थिति के बारे में उसका दृष्टिकोण जानना भी ज़रूरी होगा, उसे यह मूल्यांकन करने का मौका दें कि वह किन परिस्थितियों का सामना कर सकता है और किन का सामना नहीं कर सकता; तब उसके जवाब के आधार पर ही अपनी अगली कार्रवाई का फ़ैसला लें। जल्दबाज़ी में लिए गए निर्णय हानिकारक हो सकते हैं। माता–पिता को उस पर अपनी इच्छाएँ न लाद कर, उसके साथ बैठकर उसके भविष्य के बारे में निर्णय लेना होगा। यदि तब भी कोई परिणाम न निकले तो किसी स्थानीय मनोचिकित्सक के पास जाना हितकर रहेगा, जो उसे ड्रग्स और शराब की लत से छुटकारा दिलाने के लिए किसी निपुण काउंसिलर के पास भेज सकता है।

100. मेरी पुत्री को गंध सूंघने की लत लग गई है, क्या यह ख़तरनाक है?

प्र. मेरी बेटी की आयु 17 वर्ष है। उसे गंध सूँघने की लत है। सबसे पहले उसने कैम्फर की गोलियाँ (नैथलीन की गोलियाँ) सूँघनी शुरू कीं। जब हमने उसे टोका तो उसने दूसरी चीज़ें, जैसे – पैट्रोल, जूते की पॉलिश, थिनर (नेल पॉलिश रिमूवर) और तारपीन का तेल सूँघना शुरू कर दिया। मैंने उसे समझाने की बहुत कोशिश की मगर हर बार वह कोई नई चीज़ ढूँढ लेती है।

उ. भिन्न प्रकार के विषाक्त और मादक रसायनों को सूँघना एक व्यसन, व्यवहार संबंधी समस्या या जन्मजात विकार हो सकता है जिसका कोई कारण नहीं बताया जा सकता। ऐसा व्यवहार नशीले द्रव्यों के व्यसन को दर्शाता है। इसके लिए आपको किसी मनोचिकित्सक से शीघ्र सलाह लेने की आवश्यकता होगी, क्योंकि आगे चलकर यह आदत मजबूरी भी बन सकती है।

पोषण/आहार/मोटापा/व्यायाम

101. क्या वज़न घटाने के लिए एमवे (Amway) का पोज़ीट्रिम (Positrim) लेना उचित है?

प्र. मेरी पुत्री की आयु 17 वर्ष है। वह मोटी है और पॉलिसिस्टिक ओवरी सिण्ड्रोम (पीओसीएस) नामक बीमारी से ग्रस्त है तथा उसका दोनों समस्याओं के लिए एकसाथ इलाज चल रहा है। पहले उसका वज़न 100 किग्रा था। फिर मुझे वज़न घटाने के लिए एमवे के पोज़ीट्रिम पेय के बारे में पता चला। वह पिछले दो महीने से यह पेय ले रही है और उसका वज़न लगभग 2 किग्रा घट गया है। अब उसे बिना कोई दवाई लिए, स्वाभाविक रूप में माहवारी भी होने लगी है। मैंने पढ़ा है कि पोज़ीट्रिम हानिकारक हो सकती है। इस औषधि के सह–प्रभाव, यदि हों तो, क्या होते हैं? क्या इसे केवल 3 महीने तक लेना ठीक रहेगा? क्या वह ट्रेडमिल पर व्यायाम कर सकती है, क्योंकि उसे सैर करने या अन्य व्यायाम करने का समय नहीं मिलता? क्या ट्रेडमिल का प्रभाव भी वही होगा जो सैर का होता है और उसे ट्रेडमिल पर प्रतिदिन कितनी देर तक व्यायाम करना चाहिए?

उ. किसी चिकित्सक की देखरेख के बिना वज़न घटाने की दवाइयाँ लेना ख़तरनाक होता है। अनेक आहारीय दवाओं से व्यक्ति के स्वास्थ्य पर अनेक दीर्घकालीन और हानिकारक गंभीर दुष्प्रभाव पड़ सकते हैं। आपकी बेटी को पॉलिसिस्टिक ओवरी सिण्ड्रोम (पीओसीएस) है और मोटापा पीसीओएस के कारण ही होता है। आपकी बेटी का पीसीओएस के लिए इलाज करने वाले चिकित्सक से पूछें कि क्या उसके लिए ट्रेडमिल पर व्यायाम करना उचित है और उसी से वज़न घटाने की सलाह लें। भोजन में ली जाने वाली कैलोरी की मात्रा घटाना और व्यायाम तथा अन्य कार्यकलापों को बढ़ा देना, वज़न कम करने का सबसे अच्छा और स्वस्थ तरीका है। ट्रेडमिल पर व्यायाम करना अच्छा रहता है किंतु ट्रेडमिल पर व्यायाम के समय को धीरे-धीरे बढ़ाना चाहिए। उसे ट्रेडमिल पर व्यायाम के दौरान या बाद में कोई तकलीफ़ नहीं होनी चाहिए। वह प्रतिदिन 15–30 मिनट तक व्यायाम

कर सकती है। ट्रैडमिल पर व्यायाम करने का एक लाभ यह होता है कि व्यक्ति को स्वच्छ वायु में अच्छी ऑक्सीजन मिलती है और वह ताज़गी महसूस करता है, बशर्ते कि जहाँ ट्रैडमिल रखी है, उस स्थान पर कोई प्रदूषण न हो।

102. क्या वज़न घटाने के लिए मछली खाना छोड़ देना चाहिए ?

प्र. मेरे बेटे की आयु 18 वर्ष और उसका वज़न सामान्य से 37 किग्रा अधिक है। उसका वज़न बचपन से ही अधिक है, किंतु उसे कोई बीमारी नहीं है। वज़न घटाने के लिए उसने जिम जाना शुरू किया है। उसके प्रशिक्षक ने उसे एक आहार चार्ट दिया है, जिसमें विशेष रूप से यह उल्लेख किया गया है कि उसे मछली, मटन और मेमना नहीं खाना चाहिए। वह भुना हुआ मुर्गा खा सकता है। मुझे मछली के बारे में थोड़ा संदेह है कि क्या इससे कोलेस्ट्रोल बढ़ता है या नहीं? क्या वह जिम जाने के दौरान मछली खा सकता है, यदि हाँ, तो किस प्रकार की?

उ. मुझे प्रोटीन खाने पर इस प्रकार प्रतिबंध लगाने का कोई कारण दिखाई नहीं देता। मेरी सलाह है कि आप इस बारे में डॉक्टर से एक बार दोबारा पूछ लें। आप जिम प्रशिक्षक से बात कर सकते हैं और अपने पुत्र के लिए प्रयोग की जाने वाली व्यायाम प्रणाली और प्रशिक्षक द्वारा उसका वज़न घटाने के लिए तैयार किए गए कार्यक्रम के बारे में पूछ सकते हैं। जहाँ तक मछली में पाये जाने वाले कॉलेस्ट्रोल का प्रश्न है, तो अधिकांश शैल फ़िश, जैसे समुद्री झींगे और विशाल झींगे में कोलेस्ट्रोल की मात्रा बहुत अधिक होती है, किंतु अधिकांश मछलियों में प्रोटीन और अनिवार्य वसा अम्ल अधिक मात्रा में पाये जाते हैं, जो स्वास्थ्य के लिए लाभकारी होते हैं। उसे नियमित रूप से व्यायाम करना चाहिए तथा अपना अभीष्ठ वज़न, अर्थात् 75 किग्रा का लक्ष्य प्राप्त कर लेने के बाद, अगले एक वर्ष तक जिम में व्यायाम करना नहीं छोड़ना चाहिए।

103. हम अपने बेटे की वज़न घटाने में कैसे मदद कर सकते हैं ?

प्र. मेरे बेटे की आयु 17 वर्ष है। वह बहुत मोटा है, और उसका वज़न लगभग 95 किग्रा है। उसकी ऊँचाई लगभग 5 फुट 4 इंच है। हम उसका वज़न घटाने के अनेकों तरीके आज़मा रहे हैं। हमने उसके लिए एक ट्रैडमिल खरीद ली है और उसे प्रतिदिन 30 मिनट तक उस पर चलने या जॉगिंग करने के लिए कहते हैं। मेरा आपसे अनुरोध है कि मुझे इस तरीके का श्रेष्ठ ढंग से प्रयोग करने और अपने बेटे का जल्दी-से-जल्दी वज़न घटाने का लक्ष्य प्राप्त करने के लिए सुझाव दें। उसे प्रतिदिन कितने घंटों तक ट्रैडमिल पर चलना या जॉग करनी चाहिए? ट्रैडमिल में एक डिस्प्ले लगा हुआ है जो यह दिखाता है कि व्यायाम के दौरान हमने कितनी कैलोरी ख़र्च कीं और इसमें टाइमर भी लगा सकते हैं। उसे दिन में इस मशीन का कितनी बार प्रयोग करना चाहिए? उसका सामान्य वज़न कितना होना चाहिए और यदि वह ट्रैडमिल पर व्यायाम

करके कैलोरी ख़र्च करता रहे, तो सामान्य स्तर तक पहुँचने में उसे कितना समय लगेगा? मुझे आपकी सलाह का इंतज़ार रहेगा।

उ. अच्छी बात है कि आप अपने पुत्र की वज़न घटाने की आवश्यकता को समझते हैं और उसकी सहायता के लिए ठोस कदम उठा रहे हैं। वज़न कम करना कठिन काम हो सकता है, किंतु दैनिक व्यायाम करने से प्राप्त होने वाले अन्य लाभों से बहुत संतुष्टि मिलती है। व्यायाम करने से वज़न कम होने के साथ-साथ हम स्वस्थ महसूस करते हैं और हमारी शारीरिक तंदरुस्ती बढ़ती है। शरीर का वज़न या वसा कम करने के लिए एक अच्छे ऐरोबिक व्यायाम (जो आप काफ़ी अच्छी तरह कर रहे हैं), कुछ साधारण पेशी व्यायाम करने और संतुलित, स्वास्थ्यवर्द्धक तथा पोषक आहार लेने की आवश्यकता होती है, जिसमें कैलोरी की मात्रा कम हो। ऐसा इसलिए किया जाता है ताकि शरीर की कैलोरी अतिरिक्त ऊर्जापूर्ण कामों के माध्यम से ख़र्च हो जाये और उच्च कैलोरीयुक्त तत्व शरीर में जमा न होने पाए। वज़न कम करने में कुछ समय लगता है, जो इस बात पर निर्भर करता है कि व्यायाम के रूप में आप कितनी कैलोरी ख़र्च कर रहे हैं और भोजन के रूप में शरीर में दोबारा कितनी कैलोरी जमा कर रहे हैं।

आपका बेटा अभी बढ़ रहा है, इसलिए उसे अपने भोजन की मात्रा में अधिक कटौती नहीं करनी चाहिए, बल्कि उसे मिठाइयाँ, तले-भुने भोजन और जंक फूड बंद कर देना चाहिए।

वज़न धीरे-धीरे घटना चाहिए और आदर्श रूप में एक सप्ताह में एक किग्रा से अधिक वज़न नहीं घटना चाहिए, जिसका अर्थ है कि उसे आदर्श वज़न तक पहुँचने में 2–4 महीने लग सकते हैं। तेज़ी से वज़न घटाने से शरीर पर हानिकारक प्रभाव पड़ते हैं।

एक दिन में उसे कितने घंटे ट्रैडमिल पर चलना या दौड़ना चाहिए?

उसे प्रतिदिन कम-से-कम 20–60 मिनट तक ट्रैडमिल पर ऐरोबिक व्यायाम करना चाहिए। इस स्तर पर बहुत धीरे-धीरे आना चाहिए तथा प्रत्येक 4 दिनों में 5–10 मिनट का समय बढ़ा देना चाहिए। यदि उसे इतना समय एकसाथ न मिल पाए तो वह दिन में कई बार थोड़ी-थोड़ी देर के लिए व्यायाम कर सकता है। उसे अपनी पेशियों को अधिक मजबूत बनाने के लिए, अपनी दिनचर्या में पेट के कुछ साधारण व्यायाम, कमर को मजबूत बनाने के व्यायाम, कुछ साधारण पुश-अप, उकड़ू बैठने, पालथी में बैठने के व्यायाम और कुछ झुकने के व्यायाम भी जोड़ लेने चाहिए। सबसे ज़रूरी बात यह है कि उसे धैर्य रखना होगा और आपको उसके साथ कोई सख्ती नहीं करनी होगी। आपको उसे बताना होगा कि वह सही रास्ते पर चल रहा है और इसे जारी रखे। आपको भी यह समझना होगा कि वज़न कम करने के साथ-साथ वह दूसरे लाभ भी उठा रहा है। उसका स्वास्थ्य सुधर जायेगा और उसमें आत्मसम्मान और आत्मविश्वास की वृद्धि होगी, जिसके अच्छे परिणाम होंगे। आपको अपने बेटे को स्वास्थ्य का ध्यान रखने के लिए भी प्रोत्साहित करना होगा, जिसकी उसे कई बार आवश्यकता पड़ेगी।

104. मैं अपने शारीरिक माप को कैसे सुधार सकता हूँ?

प्र. मैं कॉलेज का छात्र हूँ और मेरी समस्या मेरे शरीर का माप है। 15 वर्ष का होने

तक मैं पूरी तरह स्वस्थ था। मगर मुझे एक तंत्रिका–संबंधी (न्यूरोलॉजिकल) रोग के लिए 4 वर्ष तक दवाएँ खानी पड़ीं। इस दवाई का नाम एपिलैप (Epilap) था, जिसे दिन में दो बार लेना पड़ता था। चिकित्सक ने कहा था कि यह दवाई बहुत तीव्र थी, और इसीलिए कमज़ोरी से बचने के लिए मैं बहुत अधिक मात्रा में भोजन खाने लगा, विशेष रूप से मैं ढेरों मक्खनयुक्त खाद्य पदार्थ अधिक मात्रा में खाने लगा था। इसके बाद मेरा वज़न बढ़ गया। अब मेरा वज़न 75 किग्रा है। मेरी जाँघें बहुत मजबूत हैं, किंतु मेरा सीना और पेट मेरे लिए समस्या हैं। मैं टी–शर्ट नहीं पहन सकता और शर्म के कारण अपनी कमीज़ नहीं उतार सकता। हालाँकि, मेरी तोंद नहीं निकली हुई है, किंतु मेरा पेट लड़कियों जैसा दिखाई देता है। भोजन में मैं चावल और सब्ज़ी लेता हूँ। दो सप्ताह में एक बार माँसाहारी भोजन भी खाता हूँ। मुझे तले हुए खाद्य पदार्थ, जैसे – मिक्सचर, तले हुए चिप्स, इत्यादि बहुत पसंद हैं। कृपया उपयुक्त परामर्श प्रदान करें।

उ. आपने सही विश्लेषण किया है कि आपको गलत प्रकार का भोजन खाने की लत पड़ गई है। अच्छा है कि आपमें अपना वज़न घटाने की प्रेरणा स्वयं उत्पन्न हुई है। वज़न घटाने के लिए कड़े परिश्रम और निरंतर प्रोत्साहन की आवश्यकता होती है। आपने पिछले कई वर्षों में जो चरबी अपने शरीर में जमा कर ली है, उससे कुछ ही दिनों में छुटकारा नहीं पाया जा सकता। अतः, तेज़ी से वज़न घटाने और खाना-पीना बंद करने का लक्ष्य न बनाएँ। प्रतिदिन, उचित व्यायाम करने और आहार नियंत्रित रखने से, निश्चित रूप से, अच्छे परिणाम प्राप्त होंगे।

निम्नलिखित व्यायाम करें:

1. *ऐरोबिक व्यायाम:* बढ़ा हुआ पेट कम करने के लिए, आपको पहले हृदय-फेफड़ों की (कार्डियोवैस्कुलर) कार्यक्षमता बढ़ाने का व्यायाम करना होगा। किसी भी गतिविधि – साईकल चलाने, दौड़ने, जॉगिंग करने, स्कीइंग करने, तैरने या तेज़-तेज़ चलने से आप अपने पेट को मूल आकार में ला सकते हैं। इन गतिविधियों के लिए शरीर में जमा वसा से ऊर्जा प्राप्त होती है। ऑक्सीज़न की उपस्थिति में (इन व्यायामों के दौरान हाँफना और तेज़ साँस नहीं लेना चाहिए तथा नियंत्रित साँस लेना चाहिए) वसा शरीर में जमा नहीं हो पाती और ऊर्जा देने के लिए उसका उपयोग हो जाता है। इससे पेट में मांसपेशियों के ऊपर जमा वसा घुल जाती है। शरीर में जमा हुई वसा की यह मात्रा ऊठक-बैठक के व्यायामों से नहीं घुलती। हृदय की धड़कन बढ़ाने वाली ऐरोबिक गतिविधियों से वसा को जलाने और वज़न घटाने में मदद मिलती है। अनेक विशेषज्ञ सप्ताह में कम-से-कम तीन बार 20–20 मिनट तक ऐरोबिक व्यायाम करने की सलाह देते हैं। लम्बे समय तक अपना वजन नियंत्रित रखने के लिए, आपको सप्ताह में चार बार, कम-से-कम 45–45 मिनट तक यह व्यायाम करने चाहिए।
2. *भार उठाना:* इसके लिए एक समाकलित भार-प्रशिक्षण कार्यक्रम तैयार करने की आवश्यकता होती है ताकि पूरे शरीर में वसारहित स्थूलता की प्रतिशतता में वृद्धि हो। पेट मोड़ने (क्रंच व्यायाम) और पैर उठाने के व्यायामों के साथ-साथ पीठ के निचले भाग के लिए भी पर्याप्त व्यायाम करें ताकि आपकी पीठ कमज़ोर न रह जाये। सर्वश्रेष्ठ परिणाम प्राप्त करने के लिए

शेष शरीर के व्यायाम भी करें। पेट के क्रंच और पीठ के सबसे निचले भाग के लिए पैल्विक लिट व्यायामों की संख्या बढ़ाने की तुलना में उनकी तकनीक और तरीके पर अधिक ध्यान दें। याद रखें कि इस प्रकार के व्यायामों से केवल मांसपेशियाँ सुदृढ़ और मजबूत बनती हैं, वसा नहीं जलती।

3. दिन भर पौष्टिक आहार लें। सही प्रकार के भोजन को शौक नहीं, बल्कि आदत बना लें, जिससे आपके पेट की अतिरिक्त चरबी कम होगी। कैलोरी कम रखें और अपने भोजन को छोटे-छोटे हिस्सों में, दिन में कई बार लें, रात में सभी प्रकार का भोजन एक साथ खाकर नहीं सोएँ, क्योंकि उस समय हमारा उपपाचन (मैटाबॉलिज़्म) बहुत कम होता है। तले हुए भोजन के स्थान पर पौष्टिक आहार लेने का प्रयास करें जिनसे आपकी खाते रहने की लालसा कम होगी। जब आपको अच्छे परिणाम दिखेंगे, तो आप स्वयं ही उच्च कैलोरीयुक्त पौष्टिक भोजन लेने लगेंगे।
4. *बैठने की मुद्राः* पेट को खींचकर, कमर सीधी रखकर तनकर बैठें और पूरा दिन अपने पेट को अंदर खींच कर रखें, इससे आपके पेट की मांसपेशियों में कसाव आएगा और आपकी कमर दुबली-पतली दिखेगी।
5. प्राणायाम और श्वसन व्यायाम से भी पेट के आसपास जमा वसा घटती है और आपके सामान्य स्वास्थ्य में सुधार होता है।

105. कमर पर जमे अतिरिक्त चरबी को कैसे कम करें?

प्र. मैं 17–वर्षीय लड़की हूँ, मेरा वज़न 50 किग्रा और ऊँचाई 5.6 फुट है। कमर के अतिरिक्त, मेरे शरीर के सभी भाग पतले और सही आकार के हैं। मेरी कमर देखने में बहुत भद्दी लगती है। अपनी स्कूल की यूनिफॉर्म में मैं बहुत मोटी लगती हूँ, जिसके कारण मेरी सहेलियाँ मुझे चिढ़ाती हैं। इसके लिए मैंने कई व्यायाम किए – प्रतिदिन रस्सी कूदना और ऊठक–बैठक, इत्यादि। मैंने अपने भोजन को भी नियंत्रित किया – तला–भुना भोजन लेना बंद कर दिया। मैं पाँच महीने से ऐसा कर रही हूँ, किंतु कोई लाभ नहीं हुआ। इस समस्या से छुटकारा दिलाने में मेरी सहायता करें।

उ. सबसे पहले इस बारे में चिंता करना छोड़ दें। यह कोई समस्या नहीं है। अधिकतर लोगों में शरीर के किसी-न-किसी भाग, जैसे – बाजुओं, जाँघों, कूल्हों या पेट पर चरबी जमा होती है। यह ध्यान रखने के साथ-साथ, कि आपके भोजन में अधिक मीठे या तले भुने पदार्थ न हों, आपको ऐसे व्यायाम करने होंगे जिनसे कमर के आसपास जमा चरबी घट जाये।

प्रतिदिन 30–40 मिनट तक सप्ताह में 5–6 बार तेज़-तेज़ चलने, जॉगिंग करने, साईकिल चलाने या तैरने से आपकी कमर कुछ पतली होगी। इसके साथ-साथ आपको पेट कम करने के लिए, पेट को मोड़ने और कमर को खींचने तथा शायद कुछ पुश-अप (ऊपरी शरीर के लिए) और पाँव मोड़कर उकड़ू बैठने-उठने के व्यायाम (निचले भाग के लिए) करने होंगे, ताकि आप अधिक ताकत महसूस करें और आपकी मांसपेशियों में कसाव आए। इससे आपकी मांसपेशियों के गठन में कसाव आएगा। इसे आवश्यकता से अधिक न करें, क्योंकि अधिक बार करने से मोच आने या चोट लगने का ख़तरा रहता है। इसे सप्ताह में केवल 2–3 बार करें और 6–7 सप्ताह में ही आपको अंतर

दिखाई देगा। इसके साथ कम कैलोरीयुक्त आहार लें और भोजन नियमित समय पर करें। आप किसी आहारविज्ञानी से भी बात कर सकती हैं, जो आपकी भोजन की मात्रा के बारे में उचित सलाह दे सकता है ताकि आप सही ढंग से वज़न कम करें।

106. मोटापा कम करने के लिए उचित आहार क्या हो सकता है?

प्र. मेरी आयु 18 वर्ष और मेरा वज़न 100 किग्रा है। मैंने प्रत्येक उपाय, जैसे – मार्शल आर्ट, डायटिंग, कम भोजन खाना, इत्यादि अपनाए, किंतु मेरे वज़न पर कोई असर नहीं पड़ा, जो लगातार बढ़ता जा रहा है। मेरा भोजन इस प्रकार है: नाश्ता – एक कप चाय और घर में बनी कम तेलयुक्त कोई वस्तु; दोपहर का भोजन – सलाद और रोटी; शाम को 5.00 बजे अल्पाहार में पाव–भाजी, और रात्रि का भोजन – कोई तेल–रहित भोजन। मैं सुबह 30 मिनट तक व्यायाम और कुछ देर मैडिटेशन भी करता हूँ, किंतु कोई प्रभाव नहीं हो रहा। कृपया मुझे कोई दवा बतायें, जिससे मेरा वज़न जल्दी कम हो जाये। मोटा होने से बहुत निराशा होती है क्योंकि मैं अपने दोस्तों में सबसे अलग दिखाई देता हूँ। मोटापे के कारण कोई भी रिश्ता पूरे आत्म–विश्वास के साथ नहीं निभा पाता। मैं बचपन से ही मोटा हूँ, और सच तो यह है कि मेरा कोई दोस्त नहीं है। कृपया कोई ऐसी दवा बताएँ, जिसका कोई दुष्प्रभाव न हो और कोई व्यायाम बतायें, ताकि मैं 2–3 महीनों में 20 किग्रा वज़न घटा सकूँ।

उ. मैं आपकी चिंता और भावनाओं को समझता हूँ। चिंता करने या निराश होने से आपकी समस्या का समाधान नहीं होगा, बल्कि इससे यह अधिक बढ़ेगी। यदि आपको लगता है कि आप पूरे मनोयोग से काफ़ी मात्रा में डायटिंग और व्यायाम का प्रयोग कर चुके हैं और इसके अच्छे परिणाम पाने में असफल रहे हैं, तो मेरी राय में आपको किसी चिकित्सक से मिलना चाहिए और अपनी पूरी जाँच करा लेनी चाहिए। कभी-कभी हॉर्मोन असंतुलन या थॉयराइड असंतुलन से भी किशोरों में मोटापा हो जाता है। इस दौरान, निम्नलिखित आहार-प्रणाली का प्रयोग करें:

- प्रातःकाल – एक कप कॉफ़ी या चाय (चीनी रहित)
- नाश्ता – 1 गिलास दूध या 1 कप चाय, 2 टोस्ट किए हुए स्लाइस या सैंडविच जिसमें सब्ज़ियाँ, जैसे खीरा, टमाटर, बंदगोभी, पनीर, हरी चटनी, इत्यादि (मक्खन, चीज़ या सैंडविच ड्रैसिंग का प्रयोग न करें) हों, या 1 भरवाँ (आलू के सिवा किसी भी सब्ज़ी की) चपाती;
- दोपहर का भोजन – 2 चपाती, 1 कटोरी दाल या पनीर, 1 कटोरी सब्ज़ी, 1/2 कटोरी दही या सब्ज़ियों का रायता (आलू का रायता या मीठा रायता न लें);
- शाम की चाय – 1 कप चाय, 2 बिस्कुट या अंकुरित अनाज या फल (केला, चीकू, अंगूर और आम न लें);
- रात का भोजन – 1 चपाती, 1 कटोरी दाल या पनीर या चिकन के 2 टुकड़े या मछली, सलाद।

यहाँ आहार संबंधी कुछ दिशानिर्देश दिए गए हैं जिनसे आपको वज़न कम करने और अपनी आहार योजना के लिए भोजन का चुनाव करने में मदद मिलेगी:

- भोजन में सलाद के रूप में ताज़े फल और सब्ज़ियाँ अधिक मात्रा में लें;
- भोजन खाना छोड़े नहीं;
- आपका रात का भोजन दोपहर के भोजन से हल्का हो;
- चिकनाई युक्त और तले हुए भोज्य पदार्थ, जैसे – पकौड़े, पूरी, पराँठा, समोसा, कटलेट, इत्यादि न लें।
- मीठे पदार्थों, जैसे – चीनी, बरफ़ी, गुलाबजामुन, रसगुल्ला, पेस्ट्री केक, इत्यादि की मात्रा कम कर दें।
- कोक या सोडा के स्थान पर ताज़ा नींबू-पानी लें।
- अधिक पानी पियें (6–8 गिलास प्रतिदिन)
- व्यायाम का एक कार्यक्रम बनाएँ, जिसमें प्रांरभ में प्रतिदिन 20 मिनट व्यायाम करें और धीरे-धीरे इस समय को बढ़ाएँ। यह बहुत महत्त्वपूर्ण होता है क्योंकि ऐसा करके आप व्यायाम के द्वारा ग्रहण की गई कैलोरी और दैनिक कार्यों में ख़र्च की गई कैलोरी की मात्रा में संतुलन रख सकते हैं।

107. अपनी कलाइयों की हड्डियाँ मज़बूत बनाने के लिए मैं क्या करूँ ?

प्र. मेरी कलाइयाँ बहुत पतली हैं। मेरी आयु 17 वर्ष है; मैं अपनी कलाइयों की हड्डियाँ मज़बूत बनाने और इनमें सुधार लाने के लिए क्या करूँ?

उ. उँगलियों का प्रयोग करने पर कलाई की मांसपेशियाँ भी काम करती हैं और उनका स्वयं व्यायाम होता रहता है। उदाहरण के लिए, पकड़ने पर, कलाई के प्रसारक (एक्सटेंसर) भी क्रिया करते हैं। विशेष रूप से कलाई के लिए व्यायाम करते समय उँगलियों के व्यायाम और क्रिया का प्रयोग करना चाहिए। निम्नलिखित व्यायाम करने का प्रयास करें:

कलाई के एक्सटेंसर पेशियाँ मज़बूत बनाने का व्यायाम

प्रारंभिक

1. बैठकर हथेलियाँ नीचे की ओर रखें, उँगलियों और कलाई को ढीला छोड़ें, कलाइयों को एक-एक करके या दोनों को एकसाथ तानें। अब इसी स्थिति में उँगलियों को फैलाकर कलाइयों को तानें।

मध्यम व्यायाम

1. खड़े हो जाएँ, हथेलियाँ पीछे की ओर रखते हुए, एक छड़ी को आगे की ओर से तिरछा करके पकड़ें, और इसका दूसरा सिरा ज़मीन पर रखें। छड़ी को कुछ दूर रखकर अगले सिरे से पकड़ें; कलाइयों को एक-एक करके तानें।
2. खड़े हों, हथेलियों को नीचे की ओर रखें, छड़ी को आड़ा पकड़ें; कलाई को तानें।

उन्नत व्यायाम

1. मध्यम व्यायाम के क्रमांक 1 के समान करें, किंतु हाथों से छड़ी के निकट वाले सिरे को कसकर पकड़ें।

कलाई की लैक्सर और एक्सटेंसर मांसपेशियाँ मज़बूत बनाने का व्यायाम

प्राथमिक

1. बैठें (हथेलियों और हाथों को मेज़ पर रखें, हथेलियाँ भीतर की ओर रखें और उँगलियाँ ढीली छोड़ दें); एक या दोनों कलाइयों को फैलाएँ और पहली स्थिति पर लौट आयें।
2. खड़े होकर या बैठकर (हथेली को नीचे की ओर करें, उँगलियाँ और कलाइयाँ ढीली छोड़ें); दोनों कलाइयों को हिलाते हुए बारी-बारी से तानें और फैलाएँ।
3. खड़े होकर या बैठकर (उँगलियों को एक-दूसरे में फँसाएँ, कोहनियों को झुकाकर बाँहें दोनों ओर रखें। कलाइयों को बारी-बारी से तानें और फैलाएँ।

कलाई की सर्कमडक्टर मांसपेशियाँ मज़बूत बनाने के व्यायाम

1. खड़े हो जाएँ – डम्बलों को हाथ में पकड़ें और कोहनी को 90 डिग्री के कोण पर मोड़कर, डम्बलों को बाहर और भीतर की ओर घुमाएँ।
2. खड़े हो जाएँ – डम्बलों को हाथ में पकड़ें, बाजू को आगे की ओर ले जाकर डम्बल को गोल-गोल घुमाएँ।

पकड़ मज़बूत बनाने के व्यायाम

1. बैठकर हाथों में रबड़ की गेंद लेकर ज़ोर से दबाएँ।
2. बैठकर, दूसरे हाथ की सहायता के बिना, एक कागज़ लेकर हथेली में दबाकर उसका गोला बनाएँ।
3. क्रेप-पट्टी लेकर, उपरिलिखित विधि से गोला बनाएँ।
4. "O" (ओ) बनाएँ (प्रत्येक उँगली के सिरे को बारी-बारी से अँगूठे के सिरे से मिलाएँ)।
5. बैठें, एक या दोनों अँगूठों से गोलाकार बनाएँ।

स्वास्थ्य/चिकित्सा

108. एलर्जी के कारण गले में खराश होना।

प्र. मैं 18 साल का एक लड़का हूँ। जन्म से ही मुझे श्वसनरोध (ब्रांकाइटिस) की समस्या है। जब भी मैं कोई ठंडी वस्तु, जैसे आइसक्रीम या शीतल पेय लेता हूँ, मेरे गले में दर्द शुरू हो जाता है और मुझे बुरी तरह जुकाम और खाँसी हो जाती है। मेरे गले में सूजन आ जाती है और मेरे कानों और नाक से पानी बहने लगता है। चिकित्सक की सलाह पर मैंने ठंडा खाना छोड़ दिया, किंतु तब भी यह समस्या एक सप्ताह से लेकर लगभग एक महीने तक जारी रहती है। एक ईएनटी (कान, नाक, गला) विशेषज्ञ से इस बारे में सलाह ली, उसका कहना था कि एलर्जी होने के कारण मुझे टॉन्सिलों का ऑपरेशन नहीं कराना चाहिए। कृपया उचित सलाह दें। इस समय मैं रॉक्सिड (Roxid) ले रहा हूँ।

उ. आपके द्वारा दिए गए विवरण से पता चलता है कि आपकी समस्या एलर्जी के कारण ही है जो टॉन्सिलों के ऑपरेशन से ठीक नहीं होगी। अब एलर्जी का तीव्र आक्रमण होने पर, कोई दवा खाने से पहले, यदि आप किसी ईएनटी (कान, नाक, गला) विशेषज्ञ को दिखा देंगे, तो इसका उचित कारण पता चल सकेगा। इस दौरान, आप तीन सप्ताह तक दिन में एक बार लोराटेडीन (Loratadine) की एक गोली ले सकते हैं और दिए गए निर्देशों के अनुसार, बीटाडीन (Betadine) के गरारे कर सकते हैं। आपको अपने चिकित्सक के परामर्श के अनुसार, नेज़ल स्प्रे तथा/अथवा इनहेलर के माध्यम से स्टीरॉयड चिकित्सा का भी प्रयोग करना होगा।

109. क्या धूम्रपान करने से इसिनोफ़िलिया हो सकता है?

प्र. मेरी आयु 18 वर्ष है। मेरे कॉलेज में मेरी क्लिनिकल जाँच हुई और पाया गया कि

मुझे गंभीर ईसिनोफ़िलिया (eosinophilia) है। मेरे श्वेत रक्त कणों की संख्या 11000/सीएमएम है। मुझे मालूम नहीं कि यह क्या होता है। मैं धूम्रपान करता हूँ और एक दिन में लगभग 8 सिगरेट पीता हूँ। क्या यह समस्या अत्यधिक धूम्रपान के कारण है? क्या मुझे किसी प्रकार का ख़तरा है? मुझे क्या सावधानियाँ बरतनी चाहिए?

उ. व्यक्ति के रक्त में आयु के अनुसार श्वेत रक्त कणों की कुल सामान्य संख्या भिन्न-भिन्न होती है। इसका एक दैनिक चक्र होता है, अर्थात् इनकी संख्या में 24 घंटों में परिवर्तन होता रहता है। सामान्य रूप से, एक वयस्क में इनकी संख्या 4000 से लेकर 10000/सीएमएम तक होती है। ल्यूकोसाइटोसिस (leucocytosis) में श्वेत रक्त कणों की संख्या कुल ल्यूकोसाइटों की सामान्य सीमा से अधिक हो जाती है। प्रायः, इस वृद्धि के लिए केवल एक ही प्रकार की कोशिकाएँ उत्तरदायी होती हैं, किंतु इसके साथ-साथ कई प्रकार की कोशिकाओं में वृद्धि हो सकती है। यदि ल्यूकोसाइट्स की कुल संख्या न्यूट्रोफिल्स (neutrophils) की संख्या में वृद्धि होने के कारण बढ़ जाती है तो इस स्थिति को न्यूट्रोफिलिया (neutrophilia) कहा जाता है। इसी प्रकार लिम्फोसाइट्स (lymphocytes) में वृद्धि होने के कारण लिम्फोसाइटोसिस (lymphocytosis), मोनोसाइट्स (monocytes) में वृद्धि के कारण मोनोसाइटोसिस (monocytosis) और ईसिनोफिल्स (eosinophils) में वृद्धि के कारण ईसिनोफिलिया (eosinophilia) और बेसोफिल्स (basophils) में वृद्धि होने से बेसोफिलिया (basophilia) हो जाता है। विभिन्न प्रकार के श्वेत रक्त कणों की संख्या को ल्यूकोसाइट्स की विभेदीय गणना द्वारा सुनिश्चित किया जा सकता है। इन कोशिकाओं की संख्या भी व्यक्ति की आयु के अनुसार भिन्न-भिन्न होती है। इनकी संख्या बढ़ने के अनेक कारण हो सकते हैं। ल्यूकोसाइटोसिस (leucocytosis) की मात्रा कई कारणों पर निर्भर करती है, जैसे – इसका कारण, संक्रमण की गंभीरता, शरीर की प्रतिरोधक क्षमता और उपचार के कारण होने वाले परिवर्तन, इत्यादि।

अस्थि-मज्जा (बोन मैरो) में निर्मित होने वाले ईसिनोफिल, जो एक प्रकार के श्वेत रक्त कण हैं, में एक प्रकार का प्रोटीन होता है, जो संक्रमणकारी एजेंटों तथा एलर्जी और स्वप्रतिरक्षित (ऑटोइम्यून) रोगों में ऊतकों की क्षति के प्रति प्रतिरोधक प्रतिक्रिया दर्शाता है। सामान्य रूप से, रक्त में ईसिनोफिल की सम्पूर्ण संख्या प्रति माइक्रोलीटर 350 कोशिकाओं से कम होती है, किंतु एलर्जी होने (दमा, एलर्जिक राइनाइटिस, औषधियों की प्रतिक्रिया), संक्रमण रोगों (विशेष रूप से कृमि संक्रमण में), कुछ संयोजी ऊतकों के रोगों और सांघातिक रोगों (मैलिग्नेंसी), इत्यादि में यह बढ़ सकती है।

आपने यह नहीं बताया कि आपके रक्त में ईसिनोफिलों की गणना क्या है। आपको अपने ईसिनोफिलिया के कारण का पता लगाने के लिए किसी चिकित्सक की देखभाल में रहकर इलाज कराना होगा। कोई भी एलर्जी होने से ईसिनोफिलों की संख्या में वृद्धि हो जाती है। हो सकता है कि आपको सिगरेट के धुएँ से एलर्जी हो जिसे आप श्वास के साथ अंदर खींचते हैं। धूम्रपान से आपके फेफड़े ख़राब हो सकते हैं, और दमा तथा कैंसर सहित, फेफड़ों के कई जटिल रोग हो सकते हैं। इससे शरीर में विभिन्न रक्त कोशिकाएँ संकुचित हो जाती हैं, जिससे हृदधमनी रोग हो सकता है।

110. क्या मुझे उच्च रक्त दाब के लिए जीवनभर दवाएँ लेनी पड़ेंगी?

प्र. मैं 20 वर्ष की एक भारतीय लड़की हूँ और 17 वर्ष की आयु से उच्च रक्त दाब से पीड़ित हूँ। मेरी सभी जाँच रिपोर्टें सामान्य हैं और मैं मोटी भी नहीं हूँ। मेरा रक्त दाब सामान्यतया 170/120 एमएमएचजी रहता है। क्या मुझे पूरी उम्र दवाओं के सहारे जीना होगा?

उ. इतनी कम आयु में उच्च रक्त दाब होना असामान्य बात है। मुझे आशा है कि आपके चिकित्सक ने रोग का सम्भावित कारण जानने के लिए पूरी छानबीन और जाँच की होगी। मेरा सुझाव है कि आप किसी दूसरे चिकित्सक की राय लेने के लिए किसी बड़े यूनिवर्सिटी अस्पताल में जायें। यदि अन्वेषणों के बाद भी इसके मूल कारण का पता न चले, जिसका इलाज किया जा सकता हो, तो दुर्भाग्य से आपको जीवन भर दवाएँ लेनी पड़ेंगी। सबसे ज़रूरी यह सुनिश्चित करना है कि आपका रक्त दाब नियंत्रण में (130/90 एमएमएचजी से कम) रहे, ताकि उच्च रक्त दाब के साथ होने वाले जटिल रोगों से बचा जा सके। बहुत पुराने और अनियंत्रित उच्च रक्त दाब से हृदय, गुर्दे, आँखें ख़राब हो सकते हैं और दिल का दौरा भी पड़ सकता है। आपको निरंतर चिकित्सक की देखरेख में रहकर उपचार कराना होगा।

111. क्या ब्रेसिज़ या क्लिप लगाने के लिए दाँत निकाल देने के कोई दुष्प्रभाव हो सकते हैं?

प्र. मेरी बेटी की आयु 18 वर्ष है। उसके दोनों अगले दाँत थोड़ा बाहर निकले हुए हैं। हमने सोचा कि क्लिप लगाने से उसके दाँत ठीक हो जायेंगे। हमने एक दंतचिकित्सक से परामर्श लिया जिसने हमें परामर्श दिया कि दाँतों के बीच में कोई खाली स्थान नहीं होने के कारण, क्लिप लगाने के लिए उसके दो दाँत ऊपरी जबड़े में से और दो दाँत निचले जबड़े में से निकालने पड़ेंगे। इसके बाद हमने अपने पारिवारिक चिकित्सक से सलाह ली। उसने कहा कि दाँतों की तंत्रिकाएँ आँख, कान, मस्तिष्क, इत्यादि विभिन्न अंगों के साथ परस्पर जुड़ी हुई होती हैं, इसलिए स्वस्थ दाँतों को निकलवाना उचित नहीं होगा। बाद में इससे पाचन संबंधी या कोई अन्य रोग हो सकते हैं। उसने हमसे कहा कि यदि उसका चेहरा अधिक भर जायेगा जो सुंदर दिखेगा। अब हम उलझन में पड़ गए हैं, क्योंकि सुंदरता से स्वास्थ्य अधिक महत्त्वपूर्ण है। कृपया हमारा मार्गदर्शन करें।

उ. दाँतों की सुंदरता के लिए किए जाने वाले उपचार में अक्सर प्रीमोलर दाँतों को उखाड़ दिया जाता है और इससे शरीर के किसी अन्य भाग पर किसी भी प्रकार का कोई दुष्प्रभाव नहीं होता है। तथापि, कुछ मामलों में, जब दाँत बाहर की ओर बहुत कम निकले हुए हों, तो दाँत उखाड़ने की आवश्यकता नहीं होती। कृपया अपनी बेटी के इलाज के लिए अपने पारिवारिक चिकित्सक से सलाह लेने के स्थान पर, किसी अच्छे दंतचिकित्सक की सलाह लें।

112. सोरिएसिस (Psoriasis) का क्या इलाज है?

प्र. मेरे 16–वर्षीय बेटे के सिर पर कुछ पपड़ीदार चकत्ते हैं। इन चकत्तों में खुज़ली भी होती है। पहले वहाँ एक या दो चकत्ते थे, किंतु अब उसके सिर में सात–आठ चकत्ते हो गए हैं। हम इसके लिए 10% सैलिसिलिक एसिड जैल, कोल तार और इमोसिन मलहम का प्रयोग कर रहे हैं। किंतु इसका कोई लाभ नहीं हो रहा है। अब, उसके घुटने के नीचे, पैर पर एक काला और खुरदुरा धब्बा दिखाई देने लगा है। जब यह पहली बार हुआ था, तो यह सुई की नोक के बराबर था, किंतु अब यह एक रुपये के सिक्के के बराबर बड़ा हो गया है। कृपया सलाह दें कि हम इस रोग का उपचार कैसे करें, और हमें इस संदर्भ में क्या सावधानियाँ बरतनी चाहिए?

उ. लगता है कि आपके बेटे को सोरिएसिस (Psoriasis) है। इसकी पुष्टि के लिए इसके क्लिनिकल लक्षणों को सुनिश्चित करने और कभी-कभी त्वचा की बायोप्सी कराने की आवश्यकता होती है। क्योंकि इस रोग का कोई पूर्वानुमान नहीं लगाया जा सकता। इसके बार-बार होने की सम्भावना होने और कई बार तो वर्षों तक समाप्त न होने के कारण, आपके पुत्र को किसी अच्छे त्वचा चिकित्सक की देखरेख में रहकर इलाज कराना होगा। यह असंक्रामक रोग है। आप इस पर तेल और वैसलीन लगा सकती हैं। धूप में रहने से लाभ होता है। ऐसी दवाएँ या तेल न लगायें जिनसे जलन हो, क्योंकि ऐसा होने पर रोग बढ़ भी सकता है।

113. मेरी जाँघ के भीतरी हिस्से में खुजली क्यों होती है?

प्र. मेरी आयु 18 वर्ष है और मेरी जाँघों के भीतरी हिस्से का रंग काला है। इसमें बहुत खुजली होती है और जब मैं नहाती हूँ और इस स्थान पर पानी लगता है, तो बहुत जलन होती है। इसे फैलने से रोकने के लिए मैं क्या करूँ? काले रंग और खुजली से मैं कैसे मुक्ति पा सकती हूँ?

उ. आपके द्वारा दिए गए विवरण से लगता है कि आप थोड़ी मोटी हैं। भारी होने के कारण आपकी जाँघों में आपस में रगड़ लगती है, जिससे रंग काला पड़ जाता है, खुजली और जलन होती है, सूजन आ जाती है, तथा बैक्टीरिया और कवक संक्रमण हो जाता है। मेरा सुझाव है कि आप सबसे पहले अपना वज़न कम करने की कोशिश करें। जाँघों को सूखा रखें और उन पर टैल्कम पाउडर लगा कर रखें। अपने चिकित्सक द्वारा बताई गई, कवकरोधी (एंटीफंगल) क्रीम लगायें।

114. मुझे किस प्रकार का थॉयराइड रोग है?

प्र. मेरी आयु 16 वर्ष है और मुझे थॉयराइड की समस्या है। मेरी जाँच रिपोर्ट में टी3:152, टी4:7.4 और टीएसएच:14.63 आया है। मैं कभी–कभी चिड़चिड़ापन

महसूस करती हूँ। मेरे वक्ष में एक गाँठ है। मेरा वज़न 65 किग्रा. है ओर मेरी खुराक काफ़ी अधिक है। इसके अतिरिक्त, मैं स्वस्थ हूँ। मुझे किस उपचार की आवश्यकता होगी? मेरी जाँच के परिणामों और उपरिलिखित लक्षणों के संबंध में मुझे उचित सुझाव दें।

उ. आपने जिस प्रयोगशाला में परीक्षण कराए हैं, वहाँ टी4 और टी5 के लिए निर्धारित सामान्य यूनिटों या सीमा का उल्लेख नहीं किया है। टीएसएच परिणामों से हाइपोथॉयराइडिज़्म (Hypothyroidism) के प्रारंभिक लक्षण मौजूद होने का पता चलता है। इसके उपचार के लिए थाइरॉक्सिन (Thyroxine) दी जाती है। आपको किसी एण्डोक्रिनॉलॉजी विशेषज्ञ अथवा किसी ऐसे चिकित्सक से जाँच करानी होगी जिसे एण्डोक्रिनॉलाजी के क्षेत्र में व्यापक अनुभव प्राप्त हो। आपके द्वारा बताई गई दूसरी समस्या, अर्थात् वक्ष में गाँठ के लिए भी क्लिनिकल परीक्षण कराना ज़रूरी होगा।

115. मेरी अण्डग्रंथियों के ऊपर सूजन है जिसमें दर्द नहीं होता, इसका कारण क्या है?

प्र. मेरी आयु 16 वर्ष है। पिछले आठ महीनों से, मैं अपनी दाहिनी अण्डग्रंथि के ऊपर (अण्डग्रंथि में नहीं) एक गाँठ या सूजन देख रहा हूँ जिसमें दर्द नहीं होता। इसके कारण मेरी दाहिनी अण्डग्रंथि थोड़ी बाईं ओर खिसक गई है। मुझे किसी भी प्रकार का दर्द या पेशाब करते अथवा वीर्यस्खलन करते समय कोई कठिनाई नहीं होती। मैं स्वभाव से शर्मीला हूँ, इसलिए मैंने इस बारे में अपने माता–पिता या किसी अन्य व्यक्ति को कुछ नहीं बताया। मुझे समझ नहीं आ रहा कि मुझे क्या करना चाहिए। क्या यह कोई गंभीर समस्या है?

उ. अण्डग्रंथि से ऊपर और इससे अलग स्थान पर होने वाली सूजन शुक्राणु नलिका (स्पर्मेटिक कॉर्ड) से निकलने वाले ऊतकों से उत्पन्न हो सकती है, जो अण्डग्रंथि को शरीर के साथ जोड़ते हैं। अक्सर, इस स्थान पर मौजूद सूजन वैरिकोसील (varicocele) अर्थात् शिराओं में सूजन, स्पर्मेटोसील (spermatocele) अर्थात् शुक्राणुओं के जमाव, लिपोमा (lipoma) अर्थात् वसा के जमाव), हाइड्रोसील (hydrocele) अर्थात् द्रव्य के जमाव, अथवा एपिडिडिमल सिस्ट (epididymal cysts) अर्थात् जन्म के समय शोथ में पानी भरा होने का दोष, के लक्षण दर्शाती है। कुछ शोथ द्रव्य से भरे होने के कारण फूल जाते हैं और छूने से सख्त लगते हैं। कुछ पुराने जलनकारी शोथ, जैसे क्षयरोग के कारण होने वाले शोथ में, प्रारंभ में कोई लक्षण उत्पन्न नहीं होते। कोई निर्णय लेने से पहले आपको इसकी जाँच करानी होगी, जिसके बाद रोग की पहचान और उपचार के बारे में निर्णय के लिए अल्ट्रासाउंड कराना होगा।

116. क्या मैं दौरों के इलाज के दौरान धूम्रपान कर सकता हूँ?

प्र. मेरी आयु 18 वर्ष है और मुझे पिछले चार वर्ष में तीन बार सामान्य टॉनिक दौरे पड़े। एक दौरा दुर्घटना होने के कारण पड़ा। हर बार, एमआरआई और कैटस्कैन सामान्य थे। मैं टैग्रीटोल (Tegretol) ले रहा हूँ जो मुझे अगले तीन वर्ष तक लेनी होगी। क्या दवा लेने के दौरान धूम्रपान किया जा सकता है? क्या इससे दौरे पड़ सकते हैं? टेग्रीटोल के सह–प्रभाव क्या होते हैं?

उ. धूम्रपान करने, खाँसने इत्यादि से दौरे पड़ सकते हैं। अतः, धूम्रपान नहीं करना चाहिए। आजकल सामान्य टॉनिक-क्लोनिक दौरों के लिए वाल्प्रोइक एसिड (सोडियम वाल्प्रोएट) (valproic acid–sodium valproate) का प्रयोग किया जाता है जिसके बाद लैमोट्रिजाइन (lamotrigine) और अन्य दवाएँ दी जाती हैं। कार्बमज़ेपीन (Carbamazepine) के भी प्रतिकूल प्रभाव और अंतःक्रिया हो सकती है तथा इसे पूरी तरह तंत्रिका विज्ञानी विशेषज्ञ की देखरेख में ही लेना चाहिए। आपकी ईईजी परीक्षा में कोई प्रमुख लक्षण दिखाई दिया होगा, जिसके लिए आपको टेग्रीटोल (Tegretol) देना शुरू किया गया था। दवा में कोई परिवर्तन करने के लिए अपने तंत्रिकाविज्ञानी से परामर्श लेना चाहिए। धीमी/नियंत्रित-प्रक्रिया दर्शाने वाली दवाएँ लेना अच्छा रहेगा ताकि रक्त का उचित स्तर बना रहे और बार-बार दवा देने की आवश्यकता न रहे। एमआरआई या सीटी स्कैन बार-बार नहीं कराना चाहिए; यह परीक्षण प्रारंभ में ही ज़रूरी होते हैं ताकि मस्तिष्क में किसी जैविक कारण की आशंका को दूर किया जा सके। प्रारंभिक निदान के लिए ईईजी करना ज़रूरी होता है।

117. मैं अपने शरीर के प्रत्येक जोड़ को कैसे चटका लेता हूँ?

प्र. मैं 16–वर्षीय लड़का हूँ और मेरा वज़न 80 किग्रा है। मेरी समस्या यह है कि मैं अपने शरीर के लगभग प्रत्येक जोड़ को चटका सकता हूँ। मैं अपने कूल्हों, कंधों और कुछ उँगलियों को उनके स्थान से खिसका सकता हूँ। मैंने एक चीज़ और महसूस की है कि सर्दी होने पर मेरे जोड़ जम जाते हैं जिसके लिए उन्हें चटकाना पड़ता है। कभी–कभी मेरे जोड़ों में दर्द भी होता है। क्या आप मेरी समस्या पर कुछ प्रकाश डालेंगे?

उ. जोड़ों को चटकाना, विशेष रूप से हाथ और कभी-कभार पैरों के जोड़ों को चटकाना काफ़ी आम बात है। किंतु, मुझे यह जानकर सचमुच आश्चर्य हुआ है कि आप अपने कूल्हे, कंधों और कुछ उँगलियों के जोड़ों को उनके स्थान से खिसका सकते हो! यह बिल्कुल असामान्य बात है। कुछ रोगियों के जोड़ आवश्यकता से अधिक गतिशील होते हैं, क्योंकि उनके शरीर में कनेक्टिव ऊतक असामान्य प्रकार के होते हैं। ऐसे रोगियों में इलास्टिक प्रकार के ऊतक बहुत अधिक होते हैं जिसके कारण यह लोग अत्यधिक गतिशीलता दर्शाते है और कभी कभी अपने जोड़ों को खिसका लेते हैं। मेरी सलाह है कि आप तत्काल किसी अच्छे चिकित्सक या अस्थिरोग सर्जन से सलाह लें

जो आपके रोग के कारणों की जाँच करेगा और आपको उचित उपचार का सुझाव देगा। आपने अपनी ऊँचाई नहीं बताई। यदि आपकी ऊँचाई अधिक नहीं है, तो आपका 80 किग्रा. वज़न आवश्यकता से अधिक है। आपको वज़न घटाने के लिए अधिक व्यायाम करने और उचित आहार लेने की आवश्यकता होगी।

118. कमर दर्द का कारण क्या हो सकता है?

प्र. मेरी बेटी की आयु 16 वर्ष है और पिछले 2 वर्ष से उसे कभी–कभार पीठ में रीढ़ के निचले छोर पर दर्द होता है। जब मैंने उसे चिकित्सक को दिखाया तो उसने कहा कि शायद उसे कमर में झटका (Spasm) आ गया है और चिंता करने की कोई बात नहीं है। दर्द पूरी तरह ठीक नहीं होता और कभी–भी हो जाता है। विशेष रूप से व्यायाम करने पर अधिक दर्द हो जाता है। वह कोई दवा नहीं ले रही है। चिकित्सक का कहना है कि दर्द स्वयं मिट जायेगा। क्या वास्तव में इस बारे मे कोई चिंता करने की आवश्यकता नहीं है? मुझे आपके परामर्श की आवश्यकता है।

उ. यदि आपने अभी तक अस्थिरोग विशेषज्ञ से सलाह नहीं ली है तो तत्काल उसे दिखाएँ। कमर में दर्द होने के कई कारण हो सकते हैं और इसके लिए व्यापक जाँच की आवश्यकता होगी। कमर में दर्द होने के कारणों में, झटका आना, दबाव के कारण अस्थि में दरार आना या कोमल ऊतकों में शोथ होना शामिल है। यदि भौतिक-चिकित्सा से दर्द बढ़ रहा है, तो इसे बंद कर दें। गर्म पानी की बोतल से सिंकाई करने और बैठने की मुद्रा में बदलाव करने से आराम मिले, तो इनका प्रयोग करें।

119. क्या दमे के लिए प्रयोग किए जाने वाले इनहेलर से फेफड़ों पर विपरीत प्रभाव पड़ सकता है?

प्र. मेरी आयु 18 वर्ष है। मुझे पिछले 8 वर्ष से दमा है। मैंने कई प्रकार के इलाज किए, किंतु कोई लाभ नहीं हुआ। मैं नियमित रूप से दमा के लिए इनहेलर का प्रयोग करता हूँ। क्या इनहेलर का अधिक प्रयोग करने से फेफड़ों को क्षति पहुँच सकती है?

उ. अधिकांश मामलों में दमे को केवल नियंत्रित किया जा सकता है, पूरी तरह ठीक नहीं किया जा सकता। यदि आप इनहेलर का प्रयोग करके ठीक रहते हैं, तो इनहेलर के माध्यम से ली जाने वाली दवाओं से फेफड़ों की क्षति होने के बारे में कोई चिंता न करें। इनहेलर में दो प्रकार की दवाओं का प्रयोग किया जाता है: (1) रोग निरोधक (प्रोफाइलैक्टिक) दवाएँ, जो दमे का दौरा पड़ने से रोकती हैं; तथा (2) आरोग्यकर (थिरैप्यूटिक) दवाएँ, जो तीव्र दौरा पड़ने पर रोग के लक्षणों को नियंत्रित करती हैं, तथा इन्हें कम समय तक लेना पड़ता है। ध्यान रखें कि आप इन दोनों प्रकार की दवाओं को, चिकित्सक के परामर्श के अनुसार, सही मात्रा में ले रहे हैं। आपको औषधि की मात्रा के सही निर्धारण के लिए किसी चिकित्सक से परामर्श लेना चाहिए ताकि आप इनका

आवश्यकता से अधिक प्रयोग न करें, क्योंकि इनहेलरों द्वारा श्वास से ली जाने वाली दवाओं के दुष्प्रभाव भी हो सकते हैं। किंतु इनहेलर से प्रयोग से फेफड़ों को कोई क्षति नहीं होती।

120. लिपोसक्शन से कितनी चरबी कम होती है ?

प्र. मेरी आयु 19 वर्ष, ऊँचाई 5 फुट 6 इंच और वज़न 112 किग्रा है। मुझे अपना मोटापा घटाने के लिए लिपोसक्शन कराना है। क्या ऐसा कोई अस्पताल है जहाँ लिपोसक्शन के विशेषज्ञ डॉक्टर उपलब्ध हों? शल्यक्रिया के बाद कितनी चरबी कम हो जाती है? क्या इसके कोई दुष्प्रभाव भी होते हैं?

उ. आपने आपनी क्लिनिकल जाँच के बारे में कुछ नहीं बताया। आपका वज़न सामान्य से 45 किग्रा अधिक है। क्या आप अभी मोटे हुए हैं, या आपके वज़न में किशोरावस्था के समय वृद्धि हुई थी अथवा क्या आप बचपन से ही मोटे हैं। आप पुरुष हैं या स्त्री? क्या आपके परिवार में मोटापे, मधुमेह या हृदयरोग की प्रवृत्ति पाई जाती है? क्या आपको मोटापे के अतिरिक्त कोई अन्य रोग भी है?

यह जानना ज़रूरी है कि क्या आपको केवल साधारण प्रकार का मोटापा है, जिसे उपयुक्त आहार या व्यायाम से नियंत्रित किया जा सकता है अथवा यह अंतःस्रावी ग्रन्थि (एण्डोक्राइन) में किसी असामान्यता के कारण होने वाला मोटापा है जिसके लिए उपयुक्त उपचार की आवश्यकता होती है? यह जानने के लिए आपको विस्तृत क्लिनिकल जाँच और परीक्षण कराने होंगे। झटपट वज़न घटाने के लिए सर्जरी का मार्ग अपनाने का फ़ैसला न लें। यह गलत होगा। सर्जरी से पहले उचित आहार और व्यायाम के एक सुनियोजित कार्यक्रम अपनाने होंगे। वज़न घटाने के आपके सभी प्रयास असफल हो जाने के बाद ही, किसी अनुभवी चिकित्सक द्वारा सर्जरी कराने की सलाह दी जाती है। वज़न घटाने के लिए एक वीभत्स तरीके का भी प्रयोग किया जाता है, जिसमें अमाशय को सिलाई करके छोटा कर दिया जाता है ताकि व्यक्ति कम भोजन खाए।

लिपोसक्शन का प्रयोग केवल सौन्दर्यवृद्धि के लिए किया जाता है, जिसमें सुरक्षित रूप में केवल 3–5 लीटर वसा का चूषण किया जाता है, किंतु आप जैसे युवा व्यक्ति में लिपोसक्शन करने के छः महीने बाद ही वज़न दोबारा बढ़ जायेगा। कुछ भारतीय सर्जन अधिक मात्रा में वसा का चूषण करते हैं, (हालाँकि अंतर्राष्ट्रीय मानकों में इसकी अनुमति नहीं है) किंतु उनकी सुरक्षा के दावे संदेहजनक हैं।

लिपोसक्शन जैसी सौन्दर्य प्रक्रिया, यदि ज़रूरी ही हो तो, के बारे में सोचने से पहले आपको 35 किग्रा. वज़न घटाना होगा। अनुभवी चिकित्सकों द्वारा किए जाने पर सुरक्षित रहने के बावजूद, लिपोसक्शन के सह-प्रभाव हो सकते हैं, जैसे – वसा वाहिकाओं में अवरोध होना, त्वचा की तंत्रिकाओं में क्षति से संवेदना समाप्त होना, इत्यादि। कई बड़े निजी अस्पतालों में लिपोसक्शन किया जाता है।

121. मेरी बाँह के नीचे एक गाँठ है, इसका कारण क्या हो सकता है ?

प्र. मेरी आयु 19 वर्ष है। मेरी बाँह के नीचे एक बड़ी सी गाँठ है। इसका कारण क्या हो सकता है? चिकित्सक ने कहा कि शायद मुझे किसी कीड़े ने काटा होगा, जिसके कारण किसी ग्रन्थि में सूजन आ गई होगी। उसने मुझे एक एण्टीबायोटिक दी और दोबारा दिखाने पर कहा कि गाँठ समाप्त हो गई है, जबकि अब भी उसका आकार ज्यों का त्यों है। उसने कहा कि सूजन कुछ समय में समाप्त हो जायेगी, किंतु यह अभी भी वैसी ही है। क्या इस पर कोई मलहम लगानी चाहिए? क्या यह घुल सकती है?

उ. बाँह के नीचे बनने वाली गाँठ अक्सर लसीका ग्रंथि (लिम्फ नोड) होती है, किंतु इसके दूसरे कारण भी हो सकते हैं। यदि एण्टीबायोटिक लेने के बाद भी गाँठ ज्यों की त्यों है, तो इसके कारण का पता लगाने के लिए आपको विस्तृत परीक्षण कराने होंगे और आवश्यकता पड़ने पर बायोप्सी भी करानी पड़ सकती है। कृपया तत्काल किसी शल्य चिकित्सक से इस बारे में परामर्श लें।

संधिशोथ (आर्थराइटिस) एवं आमवातिक ज्वर (र्‍यूमैटिक फीवर)

122. क्या मुझे र्‍यूमैटिक आर्थ्राइटिस है?

प्र. मेरी आयु 19 वर्ष है और मैं एक एयरलाइन में क्रू के सदस्य के रूप में काम करता हूँ। मुझे बचपन से र्‍यूमैटिक आर्थ्राइटिस है। मेरे जोड़ तेज़ आवाज़ के साथ चटखते हैं और सोते समय मुझे साँस ठीक से लेने में कठिनाई होती है। मेरे चिकित्सक ने कहा कि मुझे 25 वर्ष का होने तक पैनिड्यूरा (Penidura) इंजेक्शन लेने होंगे। मैं जानना चाहता हूँ कि क्या मैं अपनी वर्तमान नौकरी जारी रख सकता हूँ? मेरे एयरलाइन चिकित्सक का कहना है कि मुझे नौकरी छोड़नी होगी क्योंकि आर्थराइटिस मेरे जोड़ों को चाट जायेगा और मेरे हृदय को खोखला कर देगा, और शायद आगे चलकर मुझे हृदय रोग भी हो सकता है। मैं यह नौकरी छोड़ना नहीं चाहता। कृपया मेरी सहायता करें।

उ. र्‍यूमैटिक आर्थ्राइटिस एक मिथ्या नाम है, क्योंकि ऐसा कोई रोग नहीं होता। बचपन में आमवातिक ज्वर या र्‍यूमैटिक फ़ीवर नामक रोग अवश्य होता है। इस रोग में 12 वर्ष से कम आयु के बच्चों के घुटनों और जोड़ों में सूजन आ जाती है और दर्द होता है तथा कुछ दिनों तक बुख़ार भी रहता है। घुटने शीघ्र ही सामान्य हो जाते हैं किंतु इसके बाद हृदय की गति बढ़ जाती है, और साँस फूलने लगती है। इसीलिए कहा जाता है कि आर्थराइटिस जोड़ों को चाट जाता है और हृदय को खोखला कर देता है। उस स्थिति में हृदय की जाँच (स्टैथसकोप द्वारा हृदय की धड़कन सुनकर) से हृदय की धड़कन असामान्य होने का पता चल जाता है। उच्च संवेदनशील इकोकार्डियाग्राम मशीन द्वारा हम र्‍यूमैटिक फ़ीवर होने के प्रारंभिक 7–10 दिनों में हृदय में होने वाले परिवर्तनों का पता लगा सकते हैं। रक्त के कुछ परीक्षणों द्वारा भी इस रोग का पता लगाने में मदद मिलती है। यदि आप में इनमें से कोई लक्षण मौजूद नहीं हैं और इनके लिए अभी तक कोई

परीक्षण भी नहीं किए गए हैं, तो आपको र्‍यूमैटिक फीवर होने की कोई सम्भावना नहीं है। किसी योग्य चिकित्सक से रोग का निदान कराने के बाद ही, लम्बे समय तक पैनीड्यूरा (Penidura) इंजेक्शन लेने की सलाह दी जा सकती है, ताकि हृदय अधिक क्षतिग्रस्त न हो। दूसरी ओर, पुराने संधिवात् (क्रॉनिक आर्थराइटिस) में जोड़ों में लगातार सूजन बनी रहती है, जोड़ दबाने पर तेज़ दर्द होता है और जोड़ों में सूजन रहती है (जोड़ लाल और गर्म रहते हैं), जो लगातार 6 सप्ताह से अधिक समय तक बनी रहती है। इसके बाद उँगलियों, कलाइयों, कोहनियों, घुटनों और पैरों के जोड़ इतने अधिक विकृत हो जाते हैं कि ठीक ढंग से इलाज न होने पर व्यक्ति बिस्तर पकड़ लेता है। इस रोग का नाम "र्‍यूमैटॉइड आर्थराइटिस" या आमवातिक संधिरोग है। इसका उचित इलाज न होने पर रोगी का वज़न तेज़ी से घटता है, भूख मर जाती है और व्यक्ति अत्यधिक थकान महसूस करता है। (वह उठ नहीं पाता और अपने दैनिक कार्य भी नहीं कर सकता)। स्पष्ट रूप से, आपको यह रोग नहीं है, क्योंकि आपके द्वारा दिए गए विवरण में इस रोग का कोई लक्षण नहीं है।

जहाँ तक आपकी समस्या का प्रश्न है, तो कुछ व्यक्तियों के जोड़ सामान्य होने पर भी तेज़ आवाज़ के साथ चटखते है, जो सामान्य बात है। इसका कोई रोग-विषयक महत्त्व नहीं होता। आपके जोड़ सामान्य हैं जिसके लिए किसी प्रकार की कोई चिंता करने की आवश्यकता नहीं है। आपको सामान्य जीवन जीना चाहिए। रात को ठीक से साँस न ले पाने की समस्या के लिए किसी योग्य चिकित्सक से जाँच कराएँ।

123. क्या आमवातिक हृदय रोग (र्‍यूमैटिक हार्ट) से बचाव के लिए पेनिसिलिन इंजेक्शन जारी रखने की आवश्यकता होती है?

प्र. मेरा छोटा भाई र्‍यूमैटिक हृदय रोग से बचाव के लिए पैनिड्योर एलए 12 पेनिसिलिनि (Penidure LA12 penicillin) **इंजेक्शन लेता है। यह इंजेक्शन अब बाज़ार में उपलब्ध नहीं है। क्या इसके स्थान पर वह कोई अन्य इंजेक्शन ले सकता है? वह 6 वर्ष की आयु से यह इंजेक्शन ले रहा है और अब उसकी आयु 19 वर्ष है। उसके चिकित्सक ने इसे 21 वर्ष की आयु तक लेने की सलाह दी है। मगर अब उसे कोई समस्या (जोड़ों में दर्द) नहीं है, तो क्या हमें तब भी यह इलाज जारी रखना चाहिए या एक बार उसकी पूरी जाँच कराने के लिए किसी चिकित्सक से परामर्श लेना चाहिए?**

उ. पैनिड्योर एलए 12 (Penidure LA12) एक ब्राण्ड का नाम है। जिस औषधि को इंजेक्शन के ज़रिए शरीर में डाला जाता है, उसका नाम बेंज़ाथिन पेनिसिलिन जी (Benzathine penicillin G) 1.2 मिलियन यूनिट है। इस औषधि को पेनकोम (Pencom) (1.2 मिलियन यूनिट) ब्राण्ड के नाम से भी बेचा जाता है। पैनिड्योर एलए और पेनकोम में कोई अंतर नहीं है। आपके चिकित्सक ने आपको सही सलाह दी है।

पैनिड्योर का प्रयोग रोग प्रतिरोधक के रूप में किया जाता है ताकि आमवातिक ज़्वर या र्‍यूमैटिक फ़ीवर से पीड़ित रोगियों के हृदय में भविष्य में कोई ख़राबी न हो। इसीलिए, जोड़ों का दर्द न होने पर भी इसे 21–25 वर्ष की आयु तक दिया जाता है।

124. एएसओ टाइटर को कैसे कम किया जा सकता है ?

प्र. मेरी बेटी की आयु 17 वर्ष है और उसका एएसओ टाइटर 750 आईयू/मिली है। उसका इलाज करने वाले चिकित्सक ने पेण्टिड–400 (Pentid-400) लेने की सलाह दी थी। उसने यह दवा 1 वर्ष तक ली और अब उसका एएसओ टाइटर 550 आईयू/मिली तक गिर गया है। किंतु, लगातार पेण्टिड–400 लेते रहने से उसके यकृत (लिवर) में लगातार समस्याएँ रहने लगी हैं। कृपया बतायें कि हमें क्या करना चाहिए?

उ. रक्त में एएसओ **(anti-streptolysin O)** टाइटर की उच्च मात्रा (200 आईयू/मिली से अधिक) होने पर स्ट्रैप्टोकॉकस पायोजीन्स **(Streptococcus pyogenes)** नामक बैक्टीरिया का संक्रमण होने का पता चलता है। आपने यह नहीं बताया कि क्या आपने अपनी पुत्री को किसी विशेषज्ञ को दिखाया है ताकि आमवातिक ज्वर होने की सम्भावना को दूर किया जा सके। यह रोगाणु हृदय के वॉल्व पर हानिकारक प्रभाव डालते हैं, अतः तीन सप्ताह में एक बार दीर्घकालिक सक्रियता दर्शाने वाले 1.2 मिलियन पेनिसिलिन इंजेक्शन (जिन्हें पेनकोम एलए के नाम से बेचा जाता है) लगाए जाते हैं। खाने वाली पेण्टिड-400 **(Pentid-400)** अधिक प्रभावकारी नहीं रहती, क्योंकि सक्रिय घटक ठीक तरह अवशोषित नहीं हो पाते और यह घटक अमाशय में ही क्षतिग्रस्त हो जाते हैं। आपने यह स्पष्ट नहीं किया है कि आपकी पुत्री को दीर्घ-सक्रिय पेनिसिलिन क्यों नहीं दी गई। पेनकोम **(Pencom)** अधिक प्रभावकारी होने के साथ-साथ, यकृत पर कोई हानिकारक प्रभाव नहीं डालता।

स्त्री रोग/प्रसूति

125. क्या टैम्पून का नियमित प्रयोग करना सुरक्षित रहता है ?

प्र. मेरी आयु 17 वर्ष है और मैं विदेश में रहती हूँ। मैं टैम्पून का प्रयोग करती हूँ क्योंकि मुझे लगता है कि इन्हें प्रयोग करना अधिक सुविधाजनक होता है। भारत में मेरी कोई चचेरी–ममेरी बहनें नहीं जानतीं कि टैम्पून क्या होते हैं। मैं शीघ्र ही भारत आकर रहने वाली हूँ, किंतु मुझे संदेह है कि टैम्पून भारत में भी मिलते हैं या नहीं। अभी मैं टैम्पैक्स और लिलेट्स का प्रयोग करती हूँ। मेरी अनेक मित्रों का कहना है कि टैम्पून सुरक्षित नहीं होते और मुझे उनका प्रयोग नहीं करना चाहिए। क्या यह सच है?

उ. भारत में टैम्पून बहुतायत में उपलब्ध हैं। दिए गए निर्देशों के अनुसार प्रयोग करने पर वह पूरी तरह सुरक्षित रहते हैं। सामान्य सैनिटरी पैड्स की तरह टैम्पूनों को भी रक्तस्राव की मात्रा के आधार पर जल्दी-जल्दी बदलने की आवश्यकता होती है। कभी-कभी लड़कियाँ टैम्पून बदलना या निकालना भूल जाती हैं और वे रात भर या चौबीस घंटे तक शरीर में पड़े रहते हैं। इससे गंभीर समस्या उत्पन्न हो जाती है जिसे "टॉक्सिक शॉक सिण्ड्रोम" कहा जाता है। टॉक्सिक शॉक सिण्ड्रोम एक ऐसी अवस्था है जो माहवारी के दौरान टैम्पून का प्रयोग करने वाली महिलाओं में उत्पन्न होती है। यदि टैम्पून को योनि में छोड़ दिया जाए, तो इसमें संक्रमण हो जाता है। इससे ग्रस्त महिला की योनि से बदबूदार स्राव होता है, तेज़ बुखार आता है, पेट दर्द और ऐंठन होती है। वह तभी चिकित्सक के पास जाती हैं, जब उन्हें सैप्टिक हो जाता है, जो काफ़ी गंभीर स्थिति होती है। उपचार के लिए, टैम्पून निकाला जाता है, खाने और लगाने के लिए एण्टीबायोटिक दवायें दी जाती हैं और रोगी को टैम्पून प्रयोग करने के सही तरीके की जानकारी तथा मासिक धर्म के दौरान सफ़ाई रखने के बारे में बताया जाता है।

126. क्या प्रोलैक्टिन का उच्च स्तर हानिकारक होता है ?

प्र. मेरी आयु 18 वर्ष है और पिछले दो वर्ष से मेरा प्रोलैक्टिन (prolactin) का स्तर काफ़ी अधिक है। मुझे अक्सर तेज़ सिरदर्द होता है। मैं कुछ दिन पहले जाँच कराने गई थी, तब मेरा प्रोलैक्टिन स्तर 29 था। मैं अभी भी दवाएँ ले रही हूँ। क्या प्रोलैक्टिन का उच्च स्तर भविष्य में हानिकारक हो सकता है? क्या इसका अर्थ है कि मैं आसानी से गर्भवती हो सकती हूँ ?

उ. रक्त में प्रोलैक्टिन हॉर्मोन का स्तर अधिक होने की अवस्था को हाइपरप्रोलैक्टिनीमिया (hyperprolactinaemia) कहा जाता है। मस्तिष्क में मौजूद पिट्यूटरी ग्रन्थि से स्रवित होने वाला यह हॉर्मोन गर्भावस्था के दौरान वक्ष के विकास और दुग्ध स्राव के लिए उत्तरदायी होता है। यह अंडोत्सर्ग को रोकता है। प्रोलैक्टिन का सामान्य स्तर, प्रायः 30 से कम होता है, किंतु यह मूल्य प्रत्येक प्रयोगशाला में भिन्न हो सकता है। प्रोलैक्टिन का स्तर शारीरिक अवस्थाओं, जैसे – गर्भावस्था में, कठोर व्यायाम करने के बाद, या खाना खाने के बाद रक्त का नमूना लेने पर भी अधिक होता है। इसका स्तर थॉयराइड रोग में कुछ दवाएँ लेने से तथा पिट्यूटरी ट्यूमर होने, इत्यादि अवस्थाओं में भी अधिक हो जाता है। आपको मस्तिष्क में किसी घाव का पता लगाने के लिए सीटी स्कैन/एमआरआई जाँच करानी होगी और थॉयराइड के स्तर का पता लगाने के लिए रक्त की जाँच करानी होगी। आपको एण्डोक्रिनालॉजी विशेषज्ञ और तंत्रिका विज्ञानी, दोनों से परामर्श लेने की आवश्यकता होगी, जो आपकी जाँच करके आपको यथोचित परामर्श देंगे। प्रोलैक्टिन हॉर्मोन से गर्भ नहीं ठहरता, अपितु महिलाओं में इसका निस्राव गर्भवती होने के बाद होता है; यह स्तनपान के दौरान दूध के स्राव और निर्माण में मदद करता है। अतः, यह "आसानी से गर्भवती" होने से संबंधित नहीं है।

127. क्या गर्भाशय का प्रत्यारोपण संभव है ?

प्र. मेरी आयु 19 वर्ष है। 3 वर्ष पहले मुझे गर्भाशय में कार्सिनोमा नामक रोग हुआ था और मेरा गर्भाशय तथा दोनों अण्डाशय निकाल दिए गए थे। मैंने अण्डाशय के प्रत्यारोपण के बारे में बहुत से लेख, इत्यादि पढ़ें हैं। क्या गर्भाशय का प्रत्यारोपण संभव है या क्या निकट भविष्य में ऐसा होने की कोई संभावना है?

उ. विश्व भर के अधिकांश प्रतिष्ठित अस्पतालों में गर्भाशय का प्रत्यारोपण नहीं किया जाता। किंतु, यह तकनीकी दृष्टि से कठिन नहीं है और ऐसा करने पर शरीर की प्रतिरक्षा प्रणाली शायद इसे अस्वीकार नहीं करेगी। शोधपत्रों के अनुसार, स्वीडिश वैज्ञानिकों के एक दल ने पशुओं में गर्भाशय के प्रत्यारोपण के सफल अनुसंधान किए हैं, जिसके बाद पशु में मासिक धर्म का चक्र सामान्य पाया गया। पशुओं पर किए गए प्रयोगों के अतिरिक्त, प्रमुख रूप से सउदी अरब में कुछ मनुष्यों पर भी अनुसंधान किए गए हैं जिनके परिणाम उत्साहवर्धक रहे हैं और प्रत्यारोपण के बाद मासिक धर्म भी आरंभ हुआ है।

अण्डाशय का प्रत्यारोपण वास्तव में बहुत कठिन होता है। मुम्बई में एक लड़की में स्ट्रीक अण्डाशय (streak ovaries) होने के कारण अण्डाशय का प्रत्यारोपण किए जाने की सूचना है।

128. क्या गर्भावस्था के दौरान प्यूबरजन (Pubergen) लेना उचित रहता है ?

प्र. मेरी बहन की आयु 19 वर्ष है। उसे गर्भावस्था के पाँचवें माह तक, प्रति सप्ताह प्यूबरजन–500 (Pubergen-500) के अंत:गर्भाशयी इंजेक्शन लेने का परामर्श दिया गया है। उसे उच्च रक्तचाप, इत्यादि की कोई समस्या नहीं है। क्या अंत:गर्भाशयी इंजेक्शन देना उचित होता है। क्या यह इंजेक्शन उच्च रक्तचाप होने पर दिया जाता है?

उ. यदि आपकी बहन को गर्भावस्था के दौरान कोई समस्या नहीं हो रही है, तो प्यूबरजन देना उचित नहीं है। प्यूबरजन एक औषधि के ब्राण्ड का नाम है जिसे ह्यूमन कोरियोनिक गोनैडोट्रोफिन या एचसीजी (human chorionic gonadotrophin–hCG) कहा जाता है। इसे केवल ऐसे रोगियों को दिया जाता है जिनमें प्रजनन क्षमता की कमी होती है या जिनमें बार-बार गर्भपात हो जाता है (अर्थात् ऐसे मामले जिनमें पहले भी गर्भपात हुआ हो)। इसे महिलाओं में कॉर्पस ल्यूटियम (corpus luteum) की कमी सिद्ध हो जाने पर, गर्भधारण में मदद के लिए (अर्थात् गर्भवती होने के लिए) भी दिया जाता है। दूसरे शब्दों में, गर्भधारण के बाद, इसे देने की कोई आवश्यकता नहीं होती। अमरीका में, गर्भावस्था के दौरान इसका प्रयोग निषिद्ध है। यह औषधि X श्रेणी में आती है, अर्थात् पशुओं और मनुष्यों पर किए गए अध्ययनों से पता चला है कि इसे देने पर भ्रूण में असामान्यताएँ या विषाक्तता उत्पन्न होने की संभावना रहती है, और इसके ख़तरे इसके फ़ायदों से कहीं अधिक हैं। हम एचसीजी को 13 सप्ताह के गर्भ के बाद लेने की सलाह नहीं देते, क्योंकि इस समय प्लसेंटा स्वयं प्रोजेस्टिरोन नामक हॉर्मोन उत्पन्न करना शुरू कर देता है।

129. क्या कम आयु की लड़कियों में अनियमित मासिक धर्म चिंता का विषय है ?

प्र. मेरी बेटी की आयु 19 वर्ष है और उसने 13 वर्ष की आयु में यौवनावस्था में प्रवेश किया था। उस समय से अब तक, उसे मासिक धर्म कभी–भी नियमित समय पर नहीं हुआ। मैंने यहाँ के लगभग सभी चिकित्सकों से इस बारे में परामर्श किया और सभी ने केवल यही कहा कि 25 वर्ष की होने तक अथवा विवाह होने तक ऐसा ही रहेगा। पहले उसे प्रिमोल्युट–एन (Primolut-n) और बाद में नोवेलोन (Novelon) दी गई थी, जिसे वह पिछले 6 वर्ष से ले रही है। क्या इस दवा को इतने लम्बे समय तक लेना उचित है? यह गोली खाने से उसका मासिक धर्म समय पर होता है। किंतु जब यह गोली नहीं लेती तो मासिक धर्म अनियमित हो जाता है। इस दौरान उसे रक्त के

बड़े थक्के आते हैं और असहनीय पीड़ा होती है। प्रतिदिन उसे कम–से–कम 10 पैड प्रयोग करने पड़ते हैं। कृपया इस समस्या के लिए किसी स्थायी इलाज का सुझाव दें।

उ. आपको तत्काल उसके अण्डाशय और गर्भाशय का अल्ट्रासाउंड कराना चाहिए। सबसे पहले यह देखना होगा कि उसमें पॉलिसिस्टिक ओवरी या थॉयराइड संबंधी कोई विकार तो नहीं है। इसके अतिरिक्त, उसके स्कंदन (कोएगुलेशन) स्तर की भी जाँच करनी होगी, जिसमें रक्त में मौजूद प्लेटलेट कणों की गणना की जाँच की जाती है। इनमें से किसी रोग का पता लगने पर रोग के अनुसार विशेष उपचार करना होगा। प्रति माह 10 दिनों तक साइक्लिक प्रोजैस्टोजन (रेजेस्ट्रोन या प्रिमोल्युट-एन) [cyclic progestogens (Regestrone or Primolut-N)] देने में कोई हानि नहीं है – इससे रक्तस्राव में कमी होती है और मासिक चक्र नियमित होने में मदद मिलती है। आश्चर्य की बात है कि नोवेलोन (Novelon) देने के बाद भी उसे बहुत अधिक रक्तस्राव और दर्द क्यों होता है? अण्डाशय और गर्भाशय का अल्ट्रासाउंड कराना बहुत ज़रूरी है। चिंता न करें, इस समस्या का कोई अनुभवी स्त्रीरोग विशेषज्ञ समाधान कर सकती है।

कान/आँख के रोग

130. मेरे बेटे की सुनने की क्षमता अचानक समाप्त क्यों हो गई ?

प्र. **मेरे 17 वर्षीय बेटे को बाएँ कान से अचानक सुनाई देना बंद हो गया। उसके दाहिने कान से सुनने की क्षमता 8–10 वर्ष पहले पूरी तरह समाप्त हो गई थी। इसका कारण क्या हो सकता है? उसे वायरल बुख़ार भी नहीं हुआ और उसने ऐसी कोई दवा भी नहीं ली जो कान के लिए विषाक्त हो। कार्बोजन चिकित्सा से क्या होता है? क्या इसके सही कारणों का पता लगाने के लिए सीटी स्कैन/एमआरआई जाँच कराने की आवश्यकता है?**

उ. अपने बेटे की श्रवण क्षमता अचानक समाप्त हो जाने के लिए आपको किसी ईएनटी विशेषज्ञ और तंत्रिका विज्ञानी से सावधानीपूर्वक जाँच कराने की आवश्यकता होगी। चिकित्सक आपको सीटी स्कैन/एमआरआई जाँच सहित सभी अनिवार्य परीक्षण कराने का परामर्श देंगे। कार्बोजन चिकित्सा लाभदायक होने का दावा किया जाता है, किंतु अध्ययनों से इसकी पुष्टि नहीं हुई है। यदि बधिरता मध्यम/बहुत अधिक/अत्यधिक गंभीर श्रेणी की होगी तो कान में उसी के अनुसार श्रवण यंत्र लगाया जा सकता है तथा कॉक्लिया इम्प्लांट के बारे में भी सोचा जा सकता है।

131. रैटिना या दृष्टिपटल की सर्जरी के बाद भी मेरी बेटी को धुँधला क्यों दिखाई देता है ?

प्र. **मेरी बेटी की आयु 16 वर्ष है। पिछले सप्ताह उसे अपनी बाईं आँख की परिधीय दृष्टि के पार एक परछाईं/परदा महसूस हुआ। जाँच करने पर दृष्टिपटल के पृथक्करण (पैरिफरल रैटिनल डिटैचमेंट) का पता चला। उसकी आँख की स्क्लेरल बकल सर्जरी (श्वेतपटल आकुंचन शल्यक्रिया) की गई (विट्रेक्टोमी नहीं)। अब वह ठीक हो रही है।**

हालाँकि परछाईं/परदा कम हो गया है, किंतु पूरी तरह दूर नहीं हुआ है। उसकी दृष्टि दोबारा सामान्य होने में कितना समय लगेगा। क्या यह परछाईं/परदा हमेशा दिखाई देता रहेगा?

उ. रैटिनल डिटैचमेंट या दृष्टिपटल का पृथक्करण काफ़ी गंभीर समस्या है। आप भाग्यशाली हैं कि इसका समय पर पता लग गया और सही उपचार हो गया। परिधीय परछाईं कई महीनों तक बनी रह सकती है, किंतु उसकी दृष्टि, ऑपरेशन के बाद डाली जाने वाली आई ड्रॉप डालना बंद करने के बाद सामान्य हो जायेगी। आपको उसकी दूसरी आँख का बहुत ध्यान रखना होगा। शायद उसे मायोपिया हो या आँख में कोई कुंठित या ब्लंट चोट लगी हो। यह भी हो सकता है कि उसके रैटिना की बाह्य सतह जन्म से कमज़ोर हो।

132. क्या किरेटाइटिस होने पर धीरे-धीरे दृष्टि खो जाने की सम्भावना रहती है ?

प्र. मेर 17 वर्षीय बेटे को बाईं आँख में पैरिफरल किरेटाइटिस (peripheral keratitis) **है। हमने उसे एक नेत्र विशेषज्ञ को दिखाया, जिसने रोग दूर करने के लिए पिछले कुछ महीनों में कई दवाएँ बदली हैं। चिकित्सक का कहना है कि यह समस्या बार-बार उत्पन्न हो सकती है तथा वयस्क होने पर उसकी यह बीमारी स्वयं दूर हो जायेगी। हाल ही में, उसने उसे वीगामॉक्स** (Vigamox), **एक्यूलर** (Acular), **ऑप्टीलोन** (Optilone) **आईड्राप्स के साथ टोबरेक्स** (Tobrex) **मलहम लगाने और निओडे** (Neoday) **की गोलियाँ खाने के लिए दी हैं। हालाँकि चिकित्सक का कहना है कि दृष्टि खोने का कोई ख़तरा नहीं है, किंतु मुझे चिंता हो रही है और मुझे डर है कि इस समस्या का कोई स्थायी समाधान है या नहीं। क्या इसके लिए किसी अधिक उन्नत उपचार/सर्जरी की आवश्यकता होगी?**

उ. लगता है कि आपके पुत्र को स्प्रिंग कैटराह (spring catarrah) है, जिससे किरेटाइटिस हो सकती है जो उसके बड़े होते-होते स्वयं ठीक हो जाना चाहिए। ऐसे रोगों पर दवाओं का शीघ्र प्रभाव नहीं पड़ता। इससे दृष्टि पर भी कोई प्रभाव नहीं पड़ता। इस रोग की दीर्घकालीन प्रवृत्ति रोगी के लिए परेशानी उत्पन्न कर सकती है। यह रोग अक्सर किसी पदार्थ के प्रति एलर्जी से होता है, जैसे – घास या परागकण, जिससे दोनों आँखों पर प्रभाव पड़ता है। लगता है कि उसका आवश्यकता से अधिक इलाज किया जा रहा है। यदि उसे केवल एक ही आँख में पैरिफेरल किरेटाइटिस है तो सबसे पहले इसके कारण का पता लगायें। यदि इस इलाज से कोई अंतर नहीं पड़ रहा हो तो किसी दूसरे चिकित्सक की भी राय लें।

अब, आँखों में डालने की कुछ नई आधुनिक दवाइयाँ भी आ गई हैं जिन्हें दिन में केवल दो बार आँखों में डाला जाता है और यह बहुत शक्तिशाली और असरदार हैं। यह दवाएँ रोगनिरोधक के रूप में काम करने के साथ-साथ एलर्जी का भी इलाज करती हैं (दोहरी क्रिया दर्शाने वाली आई ड्रॉप)।

133. आँख के पक्षाघात का क्या उपचार है?

प्र. मेरी आयु 19 वर्ष है और 4 महीने पहले मैंने एक शिशु को जन्म दिया है। जब मैं 2 वर्ष की थी, तो मुझे बहुत तीव्र जुकाम और बुख़ार हुआ था, जिससे मेरे चेहरे का बायाँ भाग कमज़ोर हो गया था और मुझे आंशिक पक्षाघात हो गया था। मेरा उपचार हुआ और मेरा चेहरा 95% तक ठीक हो गया। मगर पिछले 1 माह से मेरी दृष्टि में कुछ समस्या आ रही है। मुझे लगता है कि मैं जो भी वस्तु या फर्श आदि देखती हूँ, वह कुछ इंच ऊपर उठ जाता है और फिर पीछे चला जाता है। मैंने एक नेत्ररोग विशेषज्ञ को दिखाया जिसने कहा कि मेरी दृष्टि और दृष्टिपटल (रेटिना) बिल्कुल ठीक हैं और मुझे चश्मे की भी कोई आवश्यकता नहीं है। उसने मेरी बाई आँख में भैंगापन और असामान्य पुतली होने तथा पेशी की गति असामान्य होने के कारण मस्तिष्क का एमआरआई परीक्षण कराने की सलाह दी। उसकी क्लिनिकल जाँच में "लेटरल रैक्टस पैरेसिस और VII नर्व पाल्सी" (lateral rectus paresis and VII nerve palsy) लिखा हुआ है। क्या मुझे एमआरआई कराने से पहले तंत्रिकारोग विशेषज्ञ से परामर्श लेना चाहिए?

उ. अक्सर चेहरे की तंत्रिकाओं के पक्षाघात या बैल पाल्सी (Bell palsy) के कारणों का पता नहीं चलता। चेहरे की तंत्रिकाओं के तीव्र पक्षाघात से केवल एक ओर का चेहरा प्रभावित होता है और यह 80%–90% रोगियों में समय बीतने के साथ स्वयं ठीक हो जाता है। आँख की "लेटरल रैक्टस" पेशी के आंशिक पक्षाघात का कारण क्रेनियल नर्व का पक्षाघात होता है। इसका कारण ब्रेनस्टैम में कोई घाव या चोट भी हो सकता है। इससे आँख में भैंगापन हो जाता है और व्यक्ति को प्रत्येक वस्तु के दो प्रतिबिंब दिखाई देते हैं। लेटरल रैक्टस पाल्सी का प्रभाव मंद होने पर दृष्टि सुधारने के लिए प्रिज़्म पहनना और पार्श्वीय रैक्टस पाल्सी में बोटुलिनम टॉक्सिन (Botulinum toxin) के इंजेक्शन लेना लाभदायक हो सकता है। गंभीर रोगों में अथवा ऐसे मंद रोगों में, जिनमें उपचार करने के छः महीने बाद भी कोई लाभ न हुआ हो, शल्य चिकित्सा की जाती है। किसी तंत्रिका विज्ञानी से परामर्श लेना उचित होगा और आप को एमआरआई परीक्षण भी कराना होगा।

134. क्या सर्जरी से मेरे कॉण्टैक्ट लैंस उतर सकते हैं?

प्र. मेरी आयु 18 वर्ष है और मेरी आँखों का नंबर –8 है। मैं ऑपरेशन के लिए एक डॉक्टर के पास गया, किंतु उसने मेरी आँखों का नंबर बढ़ने से रोकने के लिए 6 महीने तक एक दवाई लने के लिए कहा। उसने मुझे सुझाव दिया कि मैं अपनी आँखों का ऑपरेशन 6 महीने बाद करा लूँ। क्या तब मैं कॉण्टैक्ट लैंस से छुटकारा पा सकूँगा?

उ. कोई भी दवा चश्मे/कॉण्टैक्ट लैंस का नंबर बढ़ने से नहीं रोक सकती। लासिक सर्जरी के लिए कुछ दिशानिर्देश निर्धारित किए गए हैं: (1) आपका नंबर स्थिर हो, (2) आपकी आयु 18 वर्ष से

अधिक हो, (3) आपके श्वेतपटल या कॉर्निया की मोटाई उपयुक्त हो, (4) दृष्टिपटल या रैटिना में कोई छिद्र/दरार न हो, (5) आपको शुष्क आँखों की समस्या न हो, तथा (6) आपका नेत्र दाब सामान्य हो। आपको सर्जरी से दो से चार सप्ताह पहले कॉण्टैक्ट लैंस पहनना छोड़ना होगा। यदि रोगी का चुनाव सही हो तो लासिक सर्जरी लगभग 99% मामलों में सफल रहती है। यदि इस ऑपरेशन से दृष्टि ठीक नहीं होती तो एक वर्ष के भीतर इस प्रक्रिया को दोहराया जा सकता है जिसमें, यंत्रों की सहायता से रैटिना के लैप को हटा दिया जाता है। एक वर्ष के बाद, दोबारा आवश्यकता पड़ने पर एक नया लैप लगाया जा सकता है।

135. क्या भारतीयों में दृष्टिदोष सुधारने के लिए लेज़र सर्जरी कराना सुरक्षित होता है ?

प्र. मेरी आयु 17 वर्ष है और मेरी समस्या मेरी आँखों से संबंधित है। मेरी दृष्टि बहुत ख़राब है और मुझे मायोपिया है। मेरा नंबर लगभग –5 है और यह बहुत तेज़ी से बढ़ रहा है। कृपया बतायें कि मैं अपनी दृष्टि में तेज़ी से होने वाले इस क्षय को कैसे रोक सकता हूँ ? क्या मैं अपनी आँखों का लेज़र ऑपरेशन करा सकता हूँ ? कहा जाता है कि भारतीय लोगों में लेज़र ऑपरेशन सफल नहीं रहता और इसके दुष्प्रभाव भी होते हैं। कृपया इस समस्या से छुटकारा दिलाने में मेरी सहायता करें।

उ. सामान्य रूप से, दृष्टि सुधारने के लिए लेज़र सर्जरी व्यक्ति की आयु 21 वर्ष होने के बाद ही की जाती है क्योंकि 21 वर्ष की आयु तक व्यक्ति का विकास जारी रहता है और नंबर बढ़ने की सम्भावना रहती है। अक्सर, 20 वर्ष के बाद प्रारंभिक वर्षों में यह स्थिर हो जाता है। नंबर स्थिर हो जाने तक इंतजार करना उचित होगा। इसका तात्पर्य है कि कम-से-कम एक वर्ष तक आँख के नंबर में कोई परिवर्तन नहीं होना चाहिए।

वास्तव में निकटदृष्टि ख़राब होने से रोकने या इसकी प्रगति को धीमा करने के लिए कुछ नहीं किया जा सकता। हाँ, आपको स्वस्थ जीवन शैली अपनानी चाहिए – अर्थात् पर्याप्त विटामिनों से भरपूर संतुलित आहार लें, पढ़ते समय उचित प्रकाश का प्रयोग करें, हाल ही में दिए गए उचित नंबर का चश्मा पहनें, ताकि आप आराम से देख सकें। इनसे या अन्य उपायों, जैसे आँखों के व्यायाम इत्यादि से भी निकटदृष्टि का नंबर बढ़ने से नहीं रोका जा सकता।

यह सच है कि भारतीयों का दृष्टिपटल पश्चिमी देशों के लोगों की तुलना में छोटा होता है, किन्तु यह कहना गलत है कि लेज़र ऑपरेशन द्वारा दृष्टि-दोष को सुधारना भारतीय लोगों के नेत्रों के लिए अनुकूल नहीं होता। आँखों की विस्तृत जाँच, दृष्टिपटल की मोटाई का माप और प्रयोग की जाने वाली वांछित प्रक्रिया, इत्यादि सभी बातों पर एकसाथ विचार करके ही यह निर्णय लिया जाता है कि व्यक्ति के लिए सर्जरी उपयुक्त रहेगी या नहीं। कोई भी ऐसी प्रजाति – भारतीय या अन्य – नहीं है जिसमें किसी सामान्य नियम के आधार पर, लेज़र सर्जरी द्वारा दृष्टि-दोष को सुधारा नहीं जा सकता।

अध्ययन संबंधी समस्याएँ/इंटरनेट

136. मैं अपनी पढ़ाई पर कैसे अधिक ध्यान केंद्रित कर सकता हूँ और ध्यान बँटने से कैसे रोक सकता हूँ ?

प्र. मैं 17 वर्षीय नवयुवक हूँ और ग्यारहवीं कक्षा का छात्र हूँ। मुझे पढ़ना हमेशा अच्छा लगता रहा है और मेरा शैक्षिक रिकॉर्ड भी बहुत अच्छा है, मैंने बोर्ड की पिछली परीक्षाओं में 93% अंक प्राप्त किए थे। मेरे माता–पिता और अध्यापक मुझे प्रतिभाशाली समझते हैं और मैं भी जानता हूँ कि मैं भविष्य में अच्छे अंक प्राप्त कर सकता हूँ। किंतु, इन दिनों मैं अधिक समय तक ध्यान केंद्रित नहीं कर पाता, हालाँकि मैं कुछ घंटे पढ़कर भी अच्छे अंक प्राप्त कर लेता हूँ। वास्तव में, मैं अधिक पढ़ने का कठिन प्रयास कर रहा हूँ और यह भी समझता हूँ कि अच्छे कैरियर के लिए मुझे अधिक मेहनत करनी चाहिए। मेरी एक गर्लफ्रेण्ड है और हम प्रतिदिन नियमित रूप से आधे घंटे तक बात करते हैं। मैं सारा दिन उसके बारे में नहीं सोचता, किंतु मेरे 10% विचार उसी के बारे में होते हैं। मुझे इंटरनेट का भी शौक है। जब भी खाली होता हूँ या बोर हो रहा होता हूँ, तो मैं इंटरनेट पर गेम्स खेलता हूँ या चैटिंग करता हूँ और अपना समय बर्बाद करता हूँ। मैं कभी–कभी हस्तमैथुन भी करता हूँ। क्या इन सब बातों का मेरे दिमाग और पढ़ाई पर असर पड़ रहा है? मैं इस परिस्थिति का सामना कैसे करूँ? कृपया मुझसे गर्लफ्रेण्ड छोड़ने के लिए न कहें। मैं दोबारा उसी लगन से अपनी पढ़ाई कैसे कर सकता हूँ और साथ ही अपनी गर्लफ्रेण्ड के साथ संबंधों को कैसे बनाए रख सकता हूँ ?

उ. आपने कहा है कि आप पहले अच्छी तरह पढ़ते रहे हैं और आपके परिणाम भी अच्छे रहे हैं। अब आपको ध्यान केंद्रित करने में कठिनाई हो रही है और आपने ध्यान भंग करने वाली सम्भावित परिस्थितियों का स्वयं ही विश्लेषण कर लिया है – गर्लफ्रेण्ड, इंटरनेट का शौक और हस्तमैथुन। किशोरावस्था एक ऐसा समय है जब आप अपने कैरियर और लक्ष्यों

को प्राप्त करने के लिए कठोर प्रयास करते हैं तथा इसके साथ विकास के इस चरण का आनंद भी लेना चाहते हैं, जो जीवन में केवल एक बार ही आता है। गलफ्रेण्ड होने से आपको मानसिक प्रोत्साहन मिलता है। वास्तव में आप दोनों एक-दूसरे का सहारा बन सकते हैं और एक-दूसरे को अधिक पढ़ने के लिए प्रेरित कर सकते हैं। इंटरनेट का प्रयोग छोड़ देने का भी कोई कारण नहीं है। हाँ, इसके प्रयोग का समय सीमित करना होगा। यह सीमा आपको स्वयं तय करनी होगी। हस्तमैथुन भी मानसिक-लैंगिक विकास की एक स्वस्थ और सामान्य प्रक्रिया है, और इसलिए इसे छोड़ देने की सलाह देना भी उचित नहीं होगा। अतः, जिन कामों को आपने ध्यान भंग होने का संभावित कारण बताया है, वे वास्तव में अधिक महत्त्वपूर्ण नहीं हैं। अतः, आपको अपनी समस्या के दूसरे कारणों को ढूँढ़ना होगा। आपने कहा है कि आप कम समय तक ध्यान से पढ़कर भी अच्छे अंक ला सकते हो और आप अधिक समय तक ध्यान केंद्रित नहीं कर पाते। आपकी समस्या का समाधान इसी में निहित है। यदि आपकी शारीरिक और मानसिक कार्यप्रणाली इसी प्रकार कार्य कर सकती है तो स्वयं को विभिन्न प्रक्रिया अपनाने के लिए मजबूर क्यों करते हैं? आपको अपनी पढ़ाई के समय को दोबारा सुनियोजित करना होगा। आप उतनी ही देर पढ़ें, जितनी देर आप पूरा ध्यान केंद्रित कर सकते हैं। उसके बाद विराम लें और कुछ देर बाद दोबारा पढ़ने बैठ जायें। लगता है कि आप प्राचीन विचारधारा से प्रभावित हो रहे हैं कि हमें लम्बे समय तक पढ़ते रहना चाहिए और ध्यान भंग करने वाली वस्तुओं से दूर रहना चाहिए। इन विचारों को अपने मन से निकाल दें। सबसे अधिक ज़रूरी है कि आप अपनी आवश्यकताओं को पहचानें। यदि आप जानते हैं कि आपको अधिक समय तक पढ़ने की ज़रूरत है, तो इस अवधि के बीच थोड़े समय बाद, बीच-बीच में विराम लेते रहें। आपके परिणाम पहले भी अच्छे रहे हैं तो इस पर संदेह करने का कोई कारण नहीं है कि आप भविष्य में ऐसा नहीं कर पायेंगे। जो समय आप इंटरनेट पर बिताते हैं उस समय में कुछ व्यायाम कर सकते हैं या घर से बाहर जाकर कोई खेल भी खेल सकते हैं।

व्यायाम करने से आप स्वस्थ रहेंगे, आपके शरीर में प्रसन्नता महसूस कराने वाले अच्छे हॉर्मोनों का स्राव होगा, जिन्हें एण्डोर्फिन कहा जाता है, और आपकी ध्यान लगाने की क्षमता में भी सुधार होगा। इस समय नेट का प्रयोग केवल पढ़ाई से संबंधित जानकारी प्राप्त करने के लिए करें। हस्तमैथुन इस आयु की शारीरिक आवश्यकता है और उसके लिए अपराधबोध महसूस न करें। ध्यान भंग होने से, निश्चित रूप से पढ़ाई में रुकावट आती है। निम्नलिखित को अपनाने से आपको मदद मिलेगी: पढ़ने का समय निर्धारित करें। इस समय के दौरान, आप कम्प्यूटर से दूर रहें और ध्यान बँटाने वाली अन्य वस्तुएँ भी हटा दें। आप अपना फोन भी बंद कर सकते हैं। पढ़ते समय, विशेष रूप से ऐसे विषय से प्रारंभ करें, जो आपको पसंद हो। याद रखें कि ऐसा करने से आपको एक बार में एक काम पर ध्यान लगाने में मदद मिलेगी। यदि आपको लगे कि आपका ध्यान भटक रहा है, तो कुछ देर के लिए विराम लें – एक गिलास पानी पिएँ, कोई स्वास्थ्यवर्द्धक पोषक अल्पाहार लें, 10 मिनट थोड़ा व्यायाम करें या ट्रेडमिल पर चलें या खड़े होकर जॉगिंग करें, अपने माता–पिता या भाई-बहन से बात करें और इसके बाद दोबारा पढ़ने बैठ जायें। ऐसे छोटे विराम आपको दोबारा स्फूर्ति से भर देंगे और आपका ध्यान केंद्रित करने में मदद करेंगे।

137. मैं पढ़ते समय नींद को कैसे दूर रख सकती हूँ?

प्र. जब भी मैं पढ़ने बैठती हूँ, मुझे नींद आने लगती है। मैं मानव संसाधन प्रबंधन में स्नातकोत्तर की पढ़ाई कर रही हूँ। सभी विषय बहुत अधिक व्याख्यात्मक हैं और मुझे बहुत परिश्रम करना पड़ता है। साथ ही मैं नौकरी भी कर रही हूँ। मेरे कार्यालय का समय प्रातः 9.30 बजे से सायं 6.30 तक है। इतनी भाग–दौड़ के बाद मेरे लिए बैठकर लगातार पढ़ पाना पूरी तरह असंभव हो जाता है। मेरे दो बच्चे हैं और आवश्यकता पड़ने पर मुझे उनकी पढ़ाई में भी मदद करनी पड़ती है। सामान्यतया, मैं रात को 11.30 बजे या 12.30 बजे तक पढ़ती हूँ, किंतु उसके बाद मैं नहीं पढ़ पाती। मैं यह कोर्स हर हालत में पूरा करना चाहती हूँ, क्योंकि इससे मेरे कैरियर में मदद मिलेगी। मैं किस प्रकार अधिक समय तक पढ़ाई कर सकती हूँ। मेरा बड़ा बेटा, जो 12 वर्ष का है, उसकी भी यही समस्या है। यदि हम सुबह पढ़ने बैठते हैं तो हमें अपनी आँखें खोले रखना बहुत कठिन लगता है। तब हमें अपने ऊपर गुस्सा आने लगता है। ऐसा, नींद में होने के कारण नहीं, बल्कि अपने–आप होता है। ऐसा क्यों होता है और पढ़ते समय हम अपनी आँखें खुली क्यों नहीं रख पाते?

उ. हम सभी के लिए औसतन 7–8 घंटे की नींद ज़रूरी होती है। प्रत्येक व्यक्ति में नींद की आवश्यकता भिन्न हो सकती है। हो सकता है कि आप आवश्यकता से कम नींद लेती हों, जिसके कारण आपमें "नींद के अभाव" (स्लीप डेप्रिविएशन सिंड्रोम) के लक्षण उत्पन्न होते हैं और आपको पढ़ते समय नींद आने लगती है, आप ध्यान केंद्रित नही कर पातीं और चिड़चिड़ाने लगती हैं। ध्यान रखें कि आप और आपका बेटा रात को कम-से-कम 8 घंटे की अच्छी नींद अवश्य लेते हैं। यदि रात में 8 घंटे की पूरी नींद लेने के बाद भी आपको दिन में नींद आती है तो आपको अपनी जाँच करानी होगी कि कहीं आप श्वासरोध के कारण होने वाले निद्रादोष "ऑब्सट्रक्टिव स्लीप एपनिया" (obstructive sleep apnaea) से तो ग्रस्त नहीं हैं। इसके अतिरिक्त, आपको यह भी देखना होगा कि कहीं आपने अपने जीवन को अधिक तनावपूर्ण तो नहीं बना लिया है? आपने 13 वर्ष के अंतराल के बाद दोबारा पढ़ना शुरू किया है और शायद अपने ऊपर आवश्यकता से अधिक बोझ लाद लिया है। लगता है कि आप अपने लिए कुछ सिद्ध करने का प्रयास कर रही हैं।

हो सकता है कि आप अपने जीवन में जो कुछ करना चाहती हैं, वह ज़रूरी हो, किंतु इसके लिए अपने जीवन को दाँव पर लगा देना ठीक नहीं है। यदि आप स्वयं को पूरी तरह नष्ट कर लेंगी तथा अपने जीवन और अपने बच्चों के बचपन का कोई आनंद नहीं ले पाएँगी तो उस पढ़ाई का क्या महत्त्व रह जायेगा? आपको अपने बेटे की समस्या अपने जैसी ही प्रतीत हो रही है, किंतु वह शायद आपसे भिन्न हो। हो सकता है कि आपके बेटे ने यह पद्धति आपसे सीखी हो। एक 12 साल के बच्चे को पढ़ते समय नींद आना सामान्य बात है, किंतु अपने ऊपर गुस्सा आना अच्छा लक्षण नहीं है। शायद वह इसलिए चिड़चिड़ाता है कि उसने अपने लिए कुछ मानदंड तैयार कर लिए हैं जिन्हें वह पूरा नहीं कर पा रहा है। इन्हें पूरा करने में उसकी मदद करें और इसके बाद, खुद को कोसने के स्थान पर इन लक्ष्यों को बदलने का प्रयत्न करें।

138. क्या नेट पर मित्र बनाने में कोई हानि है?

प्र. मैं एक 19 वर्षीया लड़की हूँ। मैंने अपने मित्रों के कहने पर नेट पर मित्र बनाना शुरू कर दिया और अब मेरे 2 नेट मित्र हैं। एक को मैंने अपना फोन नम्बर दे दिया, उसने मेरे सामने प्रेम-प्रस्ताव रखा और फिर हम दो बार मिले। उसने मुझसे कभी कोई घटिया बात नहीं की। मैंने उसका प्रस्ताव स्वीकार नहीं किया, किंतु मेरे मन में उसके लिए प्रेम की भावना थी जिसे वह भी जानता था। उसके बाद किसी गलतफ़हमी के कारण हमारा सम्पर्क टूट गया। इस घटना के बाद मुझे इस मित्रता पर शर्म आने लगी, क्योंकि मेरी सहेलियाँ नेट पर की गई मित्रता को ओछा समझती हैं और उन्होंने मुझे इससे दूर रहने की सलाह भी दी है। उसके बाद मैंने नेट पर मित्रता न करने का निर्णय लिया, किंतु दूसरा लड़का जो मेरा नेट मित्र है, इस मित्रता को तोड़ने के लिए तैयार नहीं है। हम एक-दूसरे को डेढ़ साल से ई-मेल भेजते हैं और मैंने उससे चार बार फ़ोन पर बात भी की है। उसके मन में भी मेरे लिए प्रेम भाव है, किंतु मैं उसे अनदेखा करती हूँ। उसके बहुत अधिक अनुरोध करने पर मैंने इस शर्त पर ई-मेल लिखना शुरू कर दिया कि मैं उसे अपना फोन नम्बर नहीं दूँगी और न ही उससे मिलूँगी। वह इसी बात से खुश है कि मैं उसे मेल लिखती हूँ किंतु अपने मित्रों के सामने मुझे बहुत संकोच है। क्या नेट पर मित्र बनाना बुरा काम है? मैं इसे कैसे छोड़ सकती हूँ? मैं इस बारे में किसी के साथ बात नहीं कर सकती। मुझे हर बार सामाजिक स्वीकृति की आवश्यकता क्यों होती है? मैं अपने निर्णय अपनी इच्छा से क्यों नहीं ले सकती?

उ. नेट पर मित्र बनाना अच्छा या बुरा नहीं होता। हालाँकि हमें ऐसी सूचनाएँ और लोग मिलते हैं जो हमें इससे डराते हैं, किंतु इसके कुछ फायदे भी हैं। इसके कारण अनेक लाग अपने अकेलेपन से छुटकारा पा सकते हैं, दोस्त बना सकते हैं, अपने विचारों और मतों को दूसरों के साथ बाँट सकते हैं, दूसरों से स्वीकृति या अस्वीकृति प्राप्त करते हैं, और यहाँ तक कि अपनी समस्याओं और पीड़ाओं के लिए मदद प्राप्त कर सकते हैं। तथापि, सावधान रहना और अपनी आँखें खुली रखना महत्त्वपूर्ण होता है। हमें यह मालूम होना चाहिए कि व्यक्तिगत सम्पर्क के बिना संबंधों की सम्पूर्णता को परखा नहीं जा सकता। नेट पर चैटिंग करने या फ़ोन पर बात करने पर आप व्यक्ति को देख नहीं पाते। वयस्क के रूप में हमें अपने व्यक्तिगत निर्णय स्वयं लेने चाहिए, हमें दूसरों की राय को सुनना और समझना चाहिए किंतु उसे आँख बंद करके मान नहीं लेना चाहिए।

अपने वास्तविक जीवन के संबंधों पर ऑनलाइन संबंधों का प्रभाव नहीं पड़ने दें। आपने समाचार पत्रों में नेट पर होने वाली मित्रता के ख़तरों के बारे में पढ़ा होगा। अनेक लोग नेट पर स्वयं को बताते कुछ और हैं, जबकि वास्तव में वे होते कुछ और हैं। आपको यह कैसे पता चलेगा कि आपका नेट मित्र 50 वर्ष की आयु का विवाहित पुरुष है या कोई और, जिसे इंटरनेट पर आपसे बात करके उत्तेजना महसूस होती है। आपके लिए सबसे महत्त्वपूर्ण यह समझना है कि आपको इस संबंध से क्या अपेक्षाएँ हैं। किसी संबंध को उसके वर्तमान रूप में बनाए रखने और

किसी अपेक्षा के बिना जारी रखने के लिए बहुत अधिक परिपक्वता की आवश्यकता होती है। एक बार इन पहलुओं पर विचार कर लेने के बाद, आप स्वयं यह निर्णय ले सकेंगी कि आप के लिए क्या ठीक है और क्या नहीं। अपने निर्णय स्वयं लें। इस बात से परेशान या प्रभावित न हों कि आपके बारे में दूसरे लोग क्या सोचते हैं।

स्रोत

American Academy of Pediatrics (AAP) – Parenting Corner

(अमेरिकन अकेडमी ऑफ पीडियट्रिक्स (एएपी) – पेरेन्टिंग कॉर्नर)

htpp://www.aap.org/parents.html

एएपी वेबसाइट में व्यावसायिकों के लिए सूचनाएँ उपलब्ध होने के साथ-साथ, पालन-पोषण से संबंधित एक भाग भी है।

CDC/National Center on Birth Defects and Developmental Disabilities (NCBDDD)

(सीडीसी/नेशनल सेंटर ऑन बर्थ डिफेक्ट्स एंड डेवेलपमेंटल डिसेबिलिटीज़ (एनसीबीडीडीडी))

htpp://www.cdc.gov/ncbddd

शिशुओं के विकास पर सीडीसी के प्रमाणित दिशानिर्देशों में विकास के दौरान होने वाली अपंगता, जन्म के समय होने वाले दोषों, एडीएचडी, पालन-पोषण से संबंधित सुझाव, इत्यादि उपलब्ध कराए गए हैं।

IndiaParenting

(इंडियापेरेंटिंग)

htpp://www.indiaparenting.com

इस भारतीय वेबसाइट में, समुदायों के बीच पालन-पोषण के संबंध में पारस्परिक अनुभवों, सम्पर्क साधनों, संदेश बोर्डों, इत्यादि के साथ-साथ आचरण-दोष पर सूचनाएँ दी गई हैं।

KidsHealth

(किड्सहैल्थ)

htpp://www.kidshealth.com

"चिल्ड्रन्स हेल्थ मीडिया" के "नेमर्स फाउंडेशंस सेंटर" की इस वेबसाइट में जन्म लेने से पहले से लेकर किशोरावस्था तक के बच्चों की स्वास्थ्य संबंधी सूचनाएँ उपलब्ध हैं।

MedicineNet

(मेडिसिननेट)

htpp://www.medicinenet.com/healthy_kids/focus.htm

WebMD की इस वेबसाइट में गर्भ में आने से लेकर किशोरावस्था तक बच्चों के स्वास्थ्य से संबंधित विषयों पर सूचनाएँ उपलब्ध हैं जिनमें बच्चों की वृद्धि और विकास के सभी पहलुओं को शामिल किया गया है।

National Institute of Child Health and Human Development

(नेशनल इंस्टीट्यूट ऑफ चाइल्ड हैल्थ एंड ह्यूमन डेवेलपमेंट)

htpp://www.nichd.nih.gov/

नेशनल इंस्टीट्यूट ऑफ चाइल्ड की इस वेबसाइट में विकास के दौरान होने वाली विकलांगता के बारे में सूचनाएँ उपलब्ध हैं जिनमें बुद्धि के मंद विकास और गर्भावस्था के दौरान होने वाली घटनाएँ शामिल हैं। इस वेबसाइट में गर्भ धारण करने से पूर्व से लेकर युवा होने तक मानव के विकास की सभी अवस्थाओं पर अनुसंधान आयोजित किए जाते हैं और उन्हें सहयोग दिया जाता है।

Positive Parenting

(पॉज़ीटिव पेरेंटिंग)

htpp://www.parenting.org.uk/

अभिभावकों और उनके साथ काम करने वाले व्यक्तियों के लिए सूचनाएँ उपलब्ध हैं – वे समुदाय में पालन-पोषण के स्रोत, प्रशिक्षण तथा सहायता उपलब्ध कराते हैं।

Ministry of Child and Women Development – Food and Nutrition Board

(मिनिस्ट्री ऑफ चाइल्ड एंड विमैन डेवेलपमेंट – फूड एंड न्यूट्रीशन बोर्ड)

http://wcd.nic.in/fnbweb.htm

भारत सरकार की इस वेबसाइट में पोषण संबंधी सूचनाओं के स्रोत दिए गए हैं।

Bhave's Textbook of Adolescent Medicine, First edition

(एडोलेसेंट मेडिसिन पर भावे की पाठ्य पुस्तक, प्रथम संस्करण)

प्रमुख सम्पादकः स्वाति वाई भावे, नई दिल्लीः जेपी ब्रदर्स, 2006

यदि आप ऐसे ही कुछ प्रश्नों के उत्तर पाना चाहते हैं, तो कृपया हमारी वेबसाइट (http://www.DoctorNDTV.com) पर लॉग ऑन कीजिए। हमारे पैनल में 290 से अधिक विशेषज्ञ शामिल हैं और उनका विवरण हमारी वेबसाइट पर देखा जा सकता है।